TRAITE

DES

PRINCIPES D'INDEMNITÉS.

EN MATIÈRE
D'ASSURANCES MARITIMES.

***

TOME I.

TRAITÉ

DES

PRINCIPES D'INDEMNITÉS

EN MATIÈRE D'ASSURANCES MARITIMES, ET DE GROSSE AVENTURE

SUR NAVIRES ET MARCHANDISES,

ET DE LEUR APPLICATION USUELLE A L'EXÉCUTION DES CONTRATS DE CETTE NATURE, ET AU RÉGLEMENT DE TOUS LES DROITS QUI PEUVENT EN RÉSULTER ;

Par WILLIAM BENECKE, de Lloyd's.
(LONDRES 1824.)

Traduit et augmenté d'un Commentaire, où le système de l'auteur est analysé et appliqué aux dispositions du Code de commerce, et aux usages établis en France ;

PAR DUBERNAD, ANCIEN NÉGOCIANT,
Chargé de la Correspondance et du Contentieux à la Compagnie d'Assurances générales.

« S'attacher à la lettre de lois faites dans des temps où les objets auxquels elles se rapportent étaient entièrement méconnus, c'est agir contre l'esprit de ces lois, et perpétuer des erreurs. » BENECKE, ch. 8.

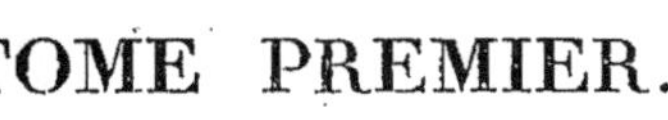

TOME PREMIER.

PARIS.

Chez L'AUTEUR, rue de Richelieu, N° 97,

ET A LA LIBRAIRIE DU COMMERCE,

Chez RENARD, Libraire, rue Sainte-Anne, N° 71.

1825.

IMPRIMERIE ET FONDERIE DE J. PINARD,
rue d'Anjou-Dauphine, n° 8.

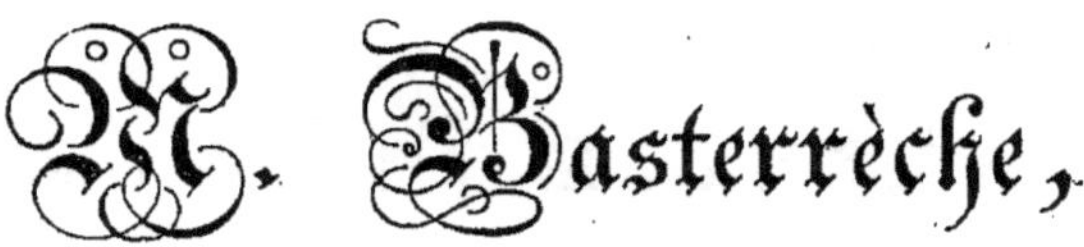

A

M. Basterrèche,

Membre de la Chambre des Députés et de la Légion-d'Honneur, Président du Conseil d'Administration de la Compagnie d'Assurances générales.

Monsieur,

L'Ouvrage que je publie a pour objet d'expliquer les améliorations dont est susceptible la partie du droit commercial relative aux assurances maritimes, et d'indiquer les changemens qui sont à faire dans plusieurs des dispositions de notre Code, pour parvenir à ces améliorations dont le commerce éprouve le besoin.

A qui pourrais-je plus convenablement l'offrir, qu'au Fondateur de l'Etablissement d'Assurances le plus considérable qui existe aujourd'hui en France; au Député dont le zèle et les lumières furent toujours consacrés à la défense des intérêts commerciaux? S'il obtient votre suffrage, il me sera sans doute permis d'en attendre quelque succès.

Agréez, je vous prie, Monsieur, l'expression des sentimens de considération et d'attachement avec lesquels je suis

Votre bien dévoué

et affectionné serviteur

Dubernad.

PRÉFACE DE L'AUTEUR.

Mon dessein, en composant l'ouvrage que j'offre aujourd'hui au public,
a été de développer les vrais principes
de l'indemnité, en matières d'assurances maritimes et de grosse aventure sur
navires et sur marchandises, en les pui-
sant dans la nature même du sujet; de
les comparer aux lois et aux usages actuellement existans, et de déduire, de
ces deux sources combinées, les règles
les plus claires et les plus propres à
concilier, dans la rédaction de ces sortes de contrats, les véritables intérêts
des parties, et le réglement de tous les
droits qui en dérivent.

Une recherche exacte de la nature
des transactions qui furent l'origine de
ces contrats, est indispensablement nécessaire pour établir, d'une manière

générale, les principes sur lesquels ils
ont été ou auraient dû être fondés, et
plus particulièrement ceux de l'indemnité dans le sens le plus précis ; ou pour
déterminer les pertes contre lesquelles
l'assuré, le prêteur à la grosse, etc.,
devraient être garantis dans chacun
des événemens fâcheux prévus par l'assurance, et le mode d'évaluation, dans
tous les cas, du dommage éprouvé.
Cette vérité a toujours été reconnue
par les juges de la plus haute distinction, et les décisions de nos Cours de
justice, en pareilles matières, n'ont acquis l'honneur de faire autorité, que
parce qu'elles ont été basées sur un
examen approfondi de la nature des
transactions sur lesquelles s'appuyent
les contrats d'assurance et de grosse
aventure.

Il ne faut cependant pas s'imaginer
que les cas qui ont été soumis aux jugemens de nos Cours en différens temps

et par devant des juges différens, sur des questions d'indemnité, aient été tous résolus avec la même habileté et la même profondeur de jugement, et de manière à présenter une parfaite concordance. Beaucoup de points, se rattachant à la doctrine de l'indemnité, n'ont même jamais donné lieu à une discussion légale. La connaissance des cas résolus ne peut donc suffire à elle seule pour dissiper tous les doutes, faire cesser toute incertitude, et servir de base à un système parfait sur cette branche importante de la législation; et de nouvelles recherches sur les principes dérivant de la nature même du sujet, devront, je l'espère, être bien accueillies par les membres de la magistrature.

Il me semble inutile d'ajouter qu'un semblable travail doit être de la plus grande utilité pour les négocians, les propriétaires de navires et les assureurs.

Les transactions mercantiles et toutes
les conséquences qu'elles amènent, sont
habituellement si compliquées, qu'il
faut beaucoup de connaissances et de
circonspection pour bien établir, dans
les contrats destinés à les faciliter et à
les garantir, tous les intérêts et les intentions réelles des parties ; et l'on peut
même avancer qu'il n'est pas d'expérience, quelqu'étendue qu'elle soit,
qui soit capable de prévoir toutes les
circonstances dans lesquelles ces parties
peuvent se trouver. En effet, il n'arrive que trop souvent que les intentions
réelles des contractans sont frustrées,
parce qu'on n'a point donné assez d'attention à la nature du cas, et que les
stipulations du contrat ne l'ont pas suffisamment prévu et expliqué. De plus,
la formule ordinaire de nos polices d'assurances et de nos contrats de grosse,
maintenue sans altération, malgré que
l'insuffisance en soit généralement re-

connue, surtout en ce qui a trait à l'ancien *Memorandum*, démontre, sans que cela puisse être contredit, qu'il reste beaucoup à faire sous ce rapport.

L'homme d'affaires a besoin de connaître, indépendamment des lois de son pays, celles des autres Etats, auxquelles il peut être occasionellement obligé de se conformer, et l'on ne saurait disconvenir qu'il ne soit en cela beaucoup aidé par les ouvrages estimables qui ont été publiés sur la législation des assurances. Mais il faut bien reconnaître en même temps, qu'il n'est pas toujours possible à ceux qui sont habitués à considérer cette matière plus particulièrement sous le point de vue légal, d'appliquer leurs travaux à tous les besoins immédiats de l'homme d'affaires. J'ai donc l'espoir que cette entreprise que j'ai conçue, ne sera pas trouvée inutile.

Le plan de l'ouvrage étant suffisamment expliqué dans la table des matières, il ne me reste que peu d'observations à ajouter, pour diriger l'attention du lecteur sur quelques-uns des points les plus importans qui y sont traités.

Les deux principaux sujets de l'assurance sont : d'une part, les marchandises; de l'autre, le navire et le fret. Les intérêts des négocians sont tellement distincts de ceux du propriétaire du navire, que leurs propriétés respectives peuvent souvent être atteintes différemment par les mêmes accidens de la navigation. Il est donc nécessaire de rechercher séparément les principes d'indemnité, applicables à l'assurance de chacune de ces sortes de propriétés. Ce que je dis sur les deux manières d'envisager les assurances sur marchandises, était indispensable pour faire apprécier celle actuellement en usage, et les moyens que je propose pour remédier aux inconvéniens qu'elle présente. J'espère donc que le temps donné à la lecture du petit nombre de pages consacrées au développement de la première manière, ne sera pas regretté par ceux même qui n'auraient pas la même opinion que moi sur l'application usuelle que l'on pourrait en faire dans quelques circonstances particulières. La même remarque s'applique aux différens modes d'assurances sur navires et frets, détaillés au chapitre II. La considération du rapport existant entre le navire et le fret, conduit à leur évaluation particulière, et à la solution de cette question aussi difficile qu'intéressante : dans quels cas l'abandon du fret doit-il accompagner celui du navire?

Le chapitre III contient une théorie entièrement neuve sur les contrats de grosse sur corps et sur marchandises, et sur l'assurance de l'argent levé en cours du voyage et pour son utilité; et je me flatte d'avoir éclairci cette ma-

tière obscure et importante, de manière
à ne laisser lieu à aucun doute, ni à aucunes difficultés. Le chapitre VI est in-
timement lié au troisième, et expose
avec les plus grands détails, les divers
moyens de lever de l'argent en cours de
voyage, et les relations et obligations
dans lesquelles ces sortes de contrats
placent les parties.

Dans le chapitre des avaries, j'ai cherché à expliquer les causes des différences qui existent dans les lois et les usages,
relativement aux avaries communes, et
à éclaircir plusieurs points difficiles qui
m'ont paru en avoir particulièrement
besoin. Le chapitre VII traite de l'estimation des objets sacrifiés en différentes circonstances du voyage; des
diverses contributions que le même objet peut être appelé à payer, en raison des sacrifices faits et des débours;
de la contribution du fret dans les divers cas qui peuvent se présenter; en-

fin de la manière dont se règlent, à l'étranger, les avaries communes : j'espère qu'il sera trouvé intéressant et d'une utilité générale.

Relativement à l'abandon, je prends la liberté d'appeler l'attention du lecteur sur ce que je dis de la convenance et de la possibilité de restreindre le droit d'abandon; sur la détermination des cas dans lesquels une marchandise, assurée en franchise d'avaries particulières, doit être rangée dans celui de perte totale, et sur ce qui a rapport au fret, alors que son abandon suit celui du navire. Au chapitre du réglement des avaries particulières, je me flatte d'avoir réfuté successivement et en peu de mots, les différentes méthodes défectueuses, et d'avoir développé et clairement expliqué les vrais principes qui sont suivis aujourd'hui. Les idées que j'expose à la fin du dernier chapitre, pour introduire, au lieu du *Me-*

morandum anciennement usité, une clause bien plus efficace, seront, je pense, jugées propres à conduire, ou au moins à guider vers ce but si désiré.

En matière de législation étrangère, j'ai fait mention de toutes les lois qui présentent quelqu'intérêt sous le double rapport des avaries communes et des contrats de grosse, parce que nos négocians et propriétaires de navires sont souvent obligés de se conformer aux premières, et de combiner avec les dernières les contrats auxquels ils ont occasion de participer en pays étrangers. Je n'ai dit des lois relatives aux autres sujets, que ce qui m'a paru nécessaire pour bien comprendre l'esprit des législations étrangères, et pour prévenir toute fausse interprétation ou application de diverses lois isolées, et de quelques passages d'auteurs étrangers qui en ont parlé.

Il m'a paru indispensable, dans un

ouvrage de cette nature, de faire un fréquent usage des calculs et des exemples : ceux-ci expliquent, dans beaucoup de cas, de la manière la plus claire, la loi qui, par elle-même, n'est pas conçue en termes assez précis.

En un mot, mon livre est le résultat et le fruit de plusieurs années d'étude, de recherches et d'expérience. Je n'ai pas la prétention de le croire exempt d'imperfections, mais je pense néanmoins que, tel qu'il est, il sera trouvé utile.

WILLIAM BENECKE.

Lewisham road, 4 mai 1824.

PRÉFACE DU TRADUCTEUR.

Publier un nouveau Traité des contrats de grosse et d'assurance, dans un pays qui possède, sur cette matière, un grand nombre d'ouvrages justement célèbres, c'est une entreprise qui paraîtra téméraire, sans doute, et dont je n'ose même beaucoup me flatter de voir apprécier immédiatement l'utilité. Mon but n'est point, en effet, de grossir la liste des commentateurs qui, raisonnant sur les dispositions toujours incontestées de nos anciennes ordonnances et de notre nouveau code, se sont bornés à en donner l'interprétation, et à expliquer leurs rapports avec les différens cas auxquels elles sont applicables. Mes efforts tendent à introduire en France un système nouveau : à faire connaître des principes jusqu'à

présent inaperçus ; à les développer ;
à les appliquer à notre législation ancienne et à nos besoins actuels, et à en
faire sortir les améliorations que ceux-
ci réclament, et la solution des questions restées douteuses malgré les nombreuses controverses dont elles ont été
l'objet. Toute innovation, dans ce qui
est du domaine de l'intelligence et de
l'esprit, est périlleux pour celui qui la
tente ; car, pour l'admettre, il faut d'a-
bord convenir ou qu'on a mal vu, ou
qu'on n'a pas tout compris, et l'amour
propre est là, qui s'oppose à un pareil
aveu, et repousse avec dédain l'homme
assez maladroit pour vouloir le lui arracher. Ce n'est point dans la patrie des
arts et des sciences, et dans un siècle où
tout tend au perfectionnement de ce qui
est bon et utile, qu'une pareille crainte
doit arrêter. L'homme véritablement
instruit ne considère la perfection en
toutes choses que comme une illusion,

et dit avec Sénèque : *Multum adhuc restat operis, multumque restabit, nec ulli nato post mille sæcula præcludetur occasio aliquid adhuc adjiciendi*[1]. Trop de découvertes successives et récentes dans tous les genres de connaissances, attestent cette vérité, pour qu'il ne soit pas permis à chacun de s'en prévaloir pour rendre raison des erreurs dans lesquelles il a pu tomber ; et, en ayant recours de bonne foi à ce moyen qui sauve toutes les vanités, il n'y aura plus d'innovation utile qui ne puisse être tentée, et dont l'admission ne doive même être protégée par ceux auxquels leur rang et leurs talens donnent autant d'influence que d'autorité.

S'il est une matière intéressante et digne d'appeler la constante sollicitude du gouvernement et les méditations des législateurs, c'est bien sûrement celle

---

[1] Epist. LXIV.

qui se rattache au contrat d'assurance,
*soutien du commerce maritime , de ce
commerce source abondante de prospérité privée et publique pour les états
où il fleurit , et médiateur des nations
qui , rapprochées par lui, se donnent
en quelque sorte la main d'un bout du
monde à l'autre* [1]. Il serait plus que su-
perflu de prétendre ajouter quelque
chose à ce qui a déjà été dit si souvent
sur l'importance et sur l'utilité du commerce maritime. L'histoire des peuples qui lui durent successivement leur
puissance dans les siècles qui nous ont
précédés, est un monument impéris-
sable auquel les plus incrédules n'auraient rien à opposer, si le doute était
encore permis de nos jours, et si la
prospérité croissante des Etats-Unis
d'Amérique, et celle prodigieuse de
l'Angleterre, n'achevaient pas de por-

---

[1] Estrangin, Discours préliminaire, p. xj.

ter cette vérité jusques à la plus complète évidence. Il n'entre pas dans mon
plan de m'arrêter à l'examen de cette
haute question politique, et il me suffit
de l'avoir rappelée pour faire sentir la
nécessité d'encourager et d'aider, par
des dispositions sages et mûrement combinées, le contrat qui sert de base et
d'appui aux spéculations commerciales
d'où naissent d'aussi grands résultats.
Pour que ces dispositions soient appropriées à la nature même du contrat, à
son but réel et à tous les risques qu'il
peut et doit garantir, sous les seules
restrictions que commandent la morale
et l'ordre public, des changemens notables sont à faire dans plusieurs parties essentielles de notre code de commerce; et il est évident qu'avant d'avoir
droit à réclamer une semblable réformation, il faut pouvoir en démontrer
clairement la nécessité, et en indiquer
les heureux effets. Cette entreprise eût

été trop hardie pour un individu obscur, n'ayant en jurisprudence aucune des connaissances propres à en rendre l'exécution facile, et je dois avouer que je n'eusse jamais osé la concevoir s'il m'avait fallu en supporter le fardeau et la responsabilité. Tel n'a point été, heureusement, le travail auquel j'ai eu à me livrer ; et si j'aspire aujourd'hui à introduire un système nouveau, à l'invention duquel je n'ai aucunement concouru, toute mon inquiétude est de lui avoir été plus nuisible qu'utile, en ne le présentant pas comme il eût pu l'être par toute personne plus habituée que je ne le suis aux travaux et aux discussions de cette nature. Quant au mérite de l'ouvrage, l'accueil distingué qu'il a reçu en Angleterre, où ces matières sont si universellement connues et appréciées, justifie assez l'opinion que je m'en suis formée, et l'espoir que j'ai conçu de la faire partager. Il me reste, toutefois, à rendre compte des circonstances et des motifs qui m'ont amené à entreprendre cette traduction, et à y joindre mes propres observations.

Le livre de M. Benecke parut à Londres au mois de juin de l'année dernière, et me fut apporté à Paris, vers le milieu du mois suivant, par un intime ami de l'auteur, membre, comme lui, du célèbre comité de Lloyd's. Remplissant à la Compagnie d'assurances générales des fonctions qui me mettaient dans la nécessité de m'occuper chaque jour de l'examen de presque toutes les questions du droit commercial maritime, je m'étais livré à l'étude de cette partie de notre code, de la célèbre ordonnance de 1681, qui longtemps en tint lieu, et des explications qu'ont données, de l'un et de l'autre, nos plus habiles commentateurs. Un ouvrage nouveau ayant pour objet les intérêts du commerce et de la navigation, et écrit dans un pays qu'ils ont rendu si riche et si florissant, était un trésor dont j'étais avide de me procurer la jouissance. Plus j'avançais dans sa lecture, plus j'y trouvais d'éclaircissemens sur des points qui m'avaient toujours paru obscurs, insuffisans, ou même vicieux dans notre législation, et plus aussi je me sentais porté à ratifier les éloges qui m'en avaient été faits. Je ne tardai point à comprendre que je pouvais peut-être me rendre utile en en donnant une traduction, et ayant été encouragé dans ce dessein, je me déterminai à l'exécuter. Bientôt il me fallut reconnaître que je n'avais pas assez calculé les difficultés et l'étendue de la tâche que je m'étais imposée. Ce n'était pas seulement un ouvrage nouveau qu'il s'agissait de mettre à la portée de ceux qui n'eussent pu le lire dans sa langue originale. Des principes également neufs et conduisant à des conséquences nouvelles, exigeaient, dans leur application à nos lois et à nos usages, des éclaircissemens autres que ceux donnés par l'auteur anglais écrivant pour un pays où aucune loi écrite ne s'oppose à la libre admission de ses idées, parce qu'il en est chez nous tout autrement, et parce que les règles qu'il propose, et dont il démontre l'utilité de la manière la plus claire et la plus satisfaisante, ont été jusqu'ici écartées, quelques-unes même formellement interdites par les dispositions expresses de notre législation.

Ces considérations auxquelles je ne m'étais pas assez arrêté dans les premiers momens, étaient peu propres à m'enhardir, car je concevais que la simple traduction d'un ouvrage éminemment utile, contrariée dans son but par des obstacles aussi puissans, pouvait passer inaperçue et n'être d'aucune utilité. Je sentais la nécessité d'y joindre un commentaire, ou des notes explicatives au moyen desquelles les innovations salutaires que prescrivent des principes plus naturels et un système plus parfait, seraient mises en harmonie avec l'esprit, sinon avec la lettre de nos institutions, et je ne pouvais me dissimuler que ce travail était plus de la compétence d'un jurisconsulte que de celle d'un homme ayant fait, du commerce, l'occupation presque exclusive de sa vie entière. D'un autre côté, plus je trouvais de différence entre quelques principes essentiels de l'auteur anglais, et les stipulations formelles qui s'y rapportent dans notre législation, plus je craignais que la nécessité où tout jurisconsulte est placé de se renfermer dans les règles que celle-ci a tracées, ne fît repousser, comme une innovation illégale, des changemens dont l'utilité, pour être bien sentie, a peut-être besoin des

connaissances pratiques qui ne s'acquièrent que par un long séjour dans
les ports, par la fréquentation des marins, et par l'habitude des armemens
et des affaires commerciales. Pendant
un court séjour fait à Paris, M. Benecke, sachant que je m'occupais de la
traduction de son livre, vint me voir
et me déclara, dans les termes les plus
obligeans, qu'il verrait avec plaisir
que je contribuasse à le répandre et à
en faire apprécier et adopter les idées.
Ces fonctions, bien que remplies im-
parfaitement, pouvaient néanmoins
être utiles, et je n'hésitai plus à m'en
charger. J'ose espérer que l'intention,
au défaut de la capacité, me vaudra
quelque indulgence, et qu'on ne me
jugera pas trop sévèrement. Ecrire
pour le public, et surtout sur des matières qui sont plus spécialement du
ressort des personnes éclairées, est
une rude épreuve pour qui ne songea

jamais à la tenter ; et aussi ma seule
ambition a dû être de m'expliquer en
termes assez clairs pour me faire bien
comprendre : si j'y suis parvenu, je
passe d'avance condamnation sur les
défauts de style qu'on sera en droit de
me reprocher. En un mot, c'est le
fond, et non l'exécution de cet ouvrage
qui doit le recommander, car il ne me
semble pas difficile de démontrer qu'il
est devenu nécessaire et même indispensable. Il me suffira, pour cela, de
remonter aux sources où ont été pui-
sées les principales dispositions qui régissent aujourd'hui les contrats de
grosse et d'assurance, ou plutôt même
notre droit maritime tout entier, et
d'en donner sommairement la filiation.

Aucune trace ne nous est restée des
lois, ou au moins des réglemens que
durent avoir les Phéniciens et les Car-
thaginois, les premiers peuples que
l'histoire nous présente comme s'étant

enrichis et rendus puissans par le commerce et la navigation, et c'est chez les Rhodiens, dont l'illustration remonte à la même époque que celle de Carthage, que l'on place généralement le berceau de la jurisprudence nautique [1]. Lors de la première guerre punique, les Romains, devenus navigateurs et commerçans, adoptèrent les lois rhodiennes, dont il ne nous reste que quelques dispositions qui passèrent successivement et se conservèrent dans les divers titres du Droit romain, à mesure que celui-ci se forma. Ce recueil précieux tomba lui-même dans l'oubli lors de l'invasion des peuples du Nord; mais lorsque, au 11ᵉ siècle, et par l'ordre et les soins des rois d'Aragon, une nouvelle législation maritime fut créée sous le nom de *Consulat de la mer*, ce furent encore les lois ro-

---

[1] Valin, Préface, pag. viij.

maines, ou du moins ce que la tradition en avait conservé, qui servirent à la formation de ce nouveau code qu'adoptèrent successivement tous les peuples chrétiens, et dans lequel on fit entrer les lois maritimes et les ordonnances particulières, même les décisions privées du moyen âge et des siècles peu éclairés [1]. Les *jugemens d'Oléron*, qui datent à peu près du même temps, devinrent plus particulièrement la règle des Anglais, des peuples de la Guienne et de la Normandie, qui leur étaient soumis, et des Bretons Armoricains, dont les ducs étaient étroitement liés avec les rois d'Angleterre, par des traités d'alliance et de commerce qui se renouvelaient presqu'à chaque règne [2]. Les

____

[1] Emérigon, Préface, pag. vij.

[2] On trouve dans les *Mémoires pour servir de preuves à l'histoire de Bretagne*, par dom Morice, tom. 1,

ordonnances de Wisby, celles de Lu-
beck et des villes Hanséatiques, d'An-

---

pag. 786, une copie de ces *Jugemens d'Oléron*, prise
d'un manuscrit *daté du jour de mardi après la fête Saint
André, 1286, dont le langage n'est pas de la date, et
qui ne peut étre lui-même qu'une copie;* opinion conforme
à celle de Valin, qui leur donne une date bien antérieure.

Ce monument ancien porte pour titre : *Cy commen-
cent les coutúmes de la mer : c'est l'établissement des
rolles d'Oléron, faits du jugement de la mer.* Il se compose de vingt-huit articles, dont deux semblent indiquer que ces réglemens étaient particulièrement applicables aux Anglais, aux peuples qui leur étaient soumis,
et aux Bretons armoricains leurs alliés.

L'article XIV est relatif aux pilotages *sur les côtes
d'Angleterre, d'Ecosse, de Normandie, de Flandre et
de Bretagne* seulement.

L'article XIX, qui règle la nourriture des équipages,
y comprend spécialement les Bretons, et dit : *Les mariniers de Bretagne ne debvent avoir le jour que une
quesine, par la raison qu'ils ont, allant et venant, bre-
vage.*

L'article XXVI est curieux en ce qu'il montre qu'en
ces temps-là les pilotes étaient chargés d'une grande
responsabilité, et que la justice n'était pas soumise à
de longues formalités. *Un locman,* dit-il, *prend une*

I.   3

vers, d'Amsterdam, etc., faisaient autorité dans les mers du Nord. Chaque peuple maritime, enfin, eut ses lois, ses réglemens et ses recueils de décisions ou d'usages relatifs au commerce et à la navigation; mais ce nouveau droit européen ne naquit, à bien dire, que des lois romaines, remises en vigueur dans ces mêmes temps, et qui contribuèrent à le grossir et à le confirmer sur divers points[1]. Le *Guidon de la mer*, que Rouen s'honore d'avoir produit, fut le premier de tous ces re-

---

neff à mener à Saint-Malo ou ailleurs; s'il fault et s'il ne la saiche conduire, et la neff s'empire par sa faute et les marchands ayent dommage, il est tenu à rendre le dommage, s'il a par quoy. Et s'il y a d'eux qui la prennent sur leurs têtes à conduire et à mener, et ils la perdent et la périllent, si le maistre ou aucun des mariniers, ou aucun des marchands soit qui leur coupe les têtes, ils ne sont pas tenus à en poyer point d'amendement; mais toutesfois l'on doit bien savoir avant l'occire s'il a par quoy amender.

[1] Estrangin, Discours préliminaire, pag. xvij à xix.

cueils qui renferma quelque chose de complet et de satisfaisant sur les contrats maritimes, et dans lequel furent exposées, d'une manière claire, les règles du contrat d'assurance, telles qu'on les observait alors.

Ces matériaux, mis en œuvre avec plus d'ordre et d'habileté, servirent à la formation de l'ordonnance de la marine, de 1681, laquelle fut *un composé de lois et de doctrines anciennes, dont plusieurs actuellement hors d'usage, sont cependant le fondement de celles en vigueur aujourd'hui*[1] : et si l'autorité du célèbre commentateur dont j'emprunte les propres expressions, n'était pas suffisante pour en convaincre, j'y pourrais joindre celle des conseillers d'état, rédacteurs de notre code de commerce. *C'est à ces sources ri-*

---

[1] Emérigon, ub. sup., pag. xv.

ches et fécondes, disent-ils [1], *que les rédacteurs de l'ordonnance de 1681 ont puisé les principes d'équité et de sagesse qui caractérisent leurs ouvrages*. Cette ordonnance, que le siècle de Louis XIV doit citer avec orgueil comme un de ses monumens les plus beaux et les plus utiles, devint, presque au moment de sa promulgation, le droit commun de l'Europe, et fut prise pour règle ou pour modèle, même chez les peuples les moins amis de la France [2]. L'obligation de s'y conformer rigoureusement dut bientôt faire sentir que plusieurs de ses dispositions étaient difficiles à comprendre, même à concilier, et de nombreuses discussions ne durent pas tarder à naître sur la manière de les interpréter. C'est le sort que toute loi doit subir, si parfaite

---

[1] Discours de M. Begouen, sur le livre II, tit. I à VIII.
[2] Estrangin, ub. sup., p. xx.

qu'elle soit, et il n'est besoin d'aucune preuve pour montrer que celle-ci ne dut pas en être exempte. Ce ne fut, cependant, qu'en 1714, que parurent à Paris les premières notes qui aient été faites sur l'ordonnance de 1681. Je ne connais rien de cet ouvrage, réimprimé en 1756, et dont l'auteur est resté anonyme. Valin, dont le *nouveau Commentaire* parut en 1760, en faisait fort peu de cas, et il n'est pas jugé plus favorablement par le commentateur, également anonyme et qualifié d'avocat en parlement, qui publia en 1780, à Paris et à Marseille, un *nouveau Commentaire sur l'ordonnance de la marine*. Ce petit Traité, qui se borne à des notes explicatives et généralement assez courtes sur chaque article de l'ordonnance, n'est pas sans mérite, et il arrive quelquefois à l'auteur de réfuter l'opinion de Valin avec assez d'avantage. Quelque temps avant lui, mais après Valin, Pothier publia ses *Traités du contrat d'assurances et des autres contrats et quasi-contrats maritimes*, et enfin parut, en 1783, le *Traité des assurances et des contrats à la grosse*, d'Emérigon.

Il n'est pas permis de citer des noms aussi recommandables, sans payer le tribut de reconnaissance et même d'admiration qui est dû à leurs utiles et savans travaux. La réputation dont ils jouissent en France et dans les pays étrangers ne saurait être contestée, et s'il est vrai de dire qu'ils ont laissé des erreurs à rectifier, des difficultés à résoudre et des opinions contradictoires à concilier, cette observation ne peut nuire à leur mérite réel, et ne tend qu'à prouver que l'ouvrage même qu'ils commentaient, n'avait ni expliqué ni prévu tous les doutes et toutes les discussions qui devaient en naître, et que beaucoup de matières importantes y étaient restées inaperçues, ou n'avaient point été développées d'une manière satisfaisante. Du reste, et c'est à quoi je m'attache principalement, ces trois écrivains se bornèrent à commenter l'ordonnance qui formait, avec quelques édits, et entre autres avec la *déclaration de* 1779, le droit maritime français. Leur unique objet fut d'en éclaircir, par leurs observations, les dispositions expresses et rigoureuses, et nous ne voyons pas que leur critique ait été jusqu'à proposer d'y faire les améliorations et les changemens essentiels qu'il eût été permis d'attendre de l'étendue de leurs connaissances en matières de droit, et de leur sagacité, s'ils eussent été plus versés dans la pratique et dans les usages du commerce et de la navigation. Il faut donc bien dire qu'ils répandirent de grandes lumières sur la science sans lui faire faire aucun pas, et qu'ils la laissèrent au point où ils l'avaient trouvée.

A une époque dont, en écartant et en déplorant les excès, il doit au moins être permis de rappeler les belles institutions, quelques-unes des imperfections et même des lacunes de l'ancienne ordonnance, furent reconnues, et le livre II du code de commerce fut destiné à raffermir plutôt qu'à réformer le droit maritime français, et à le rendre commun à tous les peuples que quinze années de victoires et de prodiges avaient soumis à la même domination. Une législation nouvelle venait d'être créée, et il fallait ranger celle du commerce maritime dans un ordre conforme au système général[1]. Dire qu'aucun changement notable ne fut fait à l'ancienne ordonnance, c'est répéter les propres aveux des orateurs du con-

---

[1] Estrangin, ub. sup., pag. xxv.

seil d'état, qui présentèrent la nouvelle loi.

Ce livre, déclarait M. Begouen [1], *comprend toutes les transactions ma-ritimes, et remplace, sous ce rap-port, l'ordonnance de 1681. Vous annoncer que nous avons conservé tous les principes qu'elle a consacrés, en quelque sorte, en ce qui touche les contrats maritimes; que nous ne nous sommes permis qu'un petit nombre de changemens qui nous paraissent jus-tifiés par ceux-mêmes qu'ont éprouvés le commerce et la navigation dans le laps d'un siècle, ou par la justice la plus évidente, c'est vous dire que l'a-mour de l'ordre, le respect dû à la sagesse de nos ancétres, et une juste circonspection, ont dirigé nos travaux, et que si c'est avec confiance que nous venons soumettre ce projet de loi à*

---

[1] Exposé des motifs du livre II, tit. I à VIII.

votre examen, cette confiance nous est inspirée par notre admiration même pour l'ordonnance sur laquelle nous nous appuyons............ C'est justifier en grande partie le projet qui vous est présenté, que de dire que nous avons suivi presque toujours l'ordonnance de 1681.

Ici encore, disait M. Corvetto [1], *l'ordonnance de 1681 a éclairé nos travaux, et nous nous bornerons à vous indiquer avec soin les cas extrémement rares dans lesquels il nous a paru nécessaire d'en suppléer ou d'en changer les dispositions............ En traçant les dispositions qui concernent le contrat d'assurances, avec combien de plaisir nous nous sommes renfermés dans le beau système de l'ordonnance. Elle forme presque, sous ce rapport, le droit commun des nations:*

---

[1] Exposé des motifs du livre II, tit. IX et X.

peu de modifications nous ont paru nécessaires.

M. Maret ajoutait de son côté [1] : *Vous reconnaîtrez l'esprit, et le plus souvent les termes de l'ordonnance de 1681. Elle est devenue la législation maritime de l'Europe ; elle n'a dû éprouver, dans la loi que nous vous présentons, que de légers changemens et quelques additions réclamées par l'expérience. C'est donc en quelque sorte plutôt une nouvelle rédaction de l'ordonnance qu'une loi nouvelle.*

La législation commerciale n'a jamais éprouvé de versatilité, dit M. Pardessus [2]. *Telle encore, après plus de trente siècles qu'on la vit aux premiers momens où les négociations du commerce ont commencé, elle est demeurée*

____

[1] Exposé des motifs, tit. XI à XIV.

[2] Discours sur l'Origine, etc., tom. I, pag. 48.

immuable au milieu du bouleversement de toutes les sociétés.

De semblables déclarations sont trop formelles, sans doute, pour qu'il soit besoin d'y ajouter quelque chose, et il en résulte évidemment que notre code est, à quelques modifications près, la même ordonnance qui fut rédigée il y a plus de 140 ans, et que constituèrent, ainsi que je viens de l'expliquer, des matériaux que nous ne regarderions plus aujourd'hui qu'avec dédain, s'ils nous étaient présentés isolement. *Des changemens éprouvés par le commerce et la navigation dans le laps d'un siècle,* en nécessitent, dit-on, un petit nombre dans la législation qui les régit : mais ne serait-il pas beaucoup plus juste de dire que des changemens bien plus importans sont justifiés et même nécessités par les progrès que ces sciences et toutes les connaissances dont s'honore l'esprit humain, ont faits dans une longue suite de siècles? Des innovations utiles et salutaires seraient repoussées en France, parce qu'elles ne seraient pas nées sur le sol national, et la raison ne serait point écoutée, parce qu'elle s'exprime dans une langue naguère ennemie ! Je ne saurais m'arrêter à cette idée, ni m'attendre à une semblable détermination qu'on pourrait, sinon excuser, au moins concevoir, si elle provenait d'un sentiment fondé d'amour propre blessé. Mais il n'en est point ainsi, et tout ce dont il nous faut convenir, c'est qu'une aveugle admiration nous a toujours détournés jusqu'ici des recherches qui eussent pu seules nous conduire aux améliorations dont le commerce éprouve le besoin. Cet aveu ne doit pas être très pénible à faire, car il n'est que l'expression d'une vérité palpable qu'on chercherait en vain à contester.

Il est suffisamment démontré, ce me

semble, que, lors de la formation du nouveau code, *tous les principes de l'ancienne ordonnance furent conservés ; qu'on se renferma dans ce beau système, et qu'on s'occupa moins de créer une loi nouvelle que de donner une nouvelle rédaction de l'ancienne.* On fit, en un mot, ce qu'avaient fait les commentateurs de cette ordonnance : on ne porta point l'œil de la critique sur les principes qu'il avait fallu admettre avant d'en établir les dispositions ; on respecta ces principes comme une arche sainte à laquelle il n'était pas permis de toucher, et l'on se borna à argumenter sur les conséquences à en tirer, et sur l'application à en faire dans les différens cas. Il n'était guère possible qu'il en fût autrement. Je l'ai déjà dit, et je crois pouvoir le répéter, de semblables matières demandent, pour être convenablement appréciées, des connaissances prati-

ques qui ne s'acquièrent que par une
longue habitude des affaires commerciales et des armemens. Au temps où
le code s'élaborait, comme encore aujourd'hui, nos hommes d'état étaient
peu enclins à accorder au commerce
la considération dont il devrait jouir :
alors, comme encore aujourd'hui, on
voulait bien profiter de ses richesses,
sans lui accorder l'influence et l'appui
qui sont les alimens indispensables de
cette source où l'on n'est jamais las de
puiser ; et quand on semblait vouloir
faire quelque chose pour sa prospérité,
ceux-là seuls étaient appelés à donner
leur avis, qui n'en avaient fait aucune
étude, et qui regardaient peut-être
avec mépris les élémens dont il se compose. Ce n'est pas que l'on puisse, ni
que je veuille mettre en doute la haute
capacité et les talens des hommes justement célèbres qui travaillèrent à la
rédaction du code ; mais il sera tou-

jours permis de regretter qu'on n'y ait pas appelé un plus grand nombre de négocians habiles, dont les lumières eussent été plus propres à répandre sur cette discussion le vrai jour qui devait l'éclairer. A la vérité, des tribunaux et des chambres de commerce furent consultés; mais un long état de guerre avait anéanti et presque fait oublier le commerce maritime : il était difficile de bien juger des besoins de la navigation, puisqu'il n'en existait pas, et à peu près inutile de s'occuper des contrats de grosse et d'assurance, dans un pays où l'on n'eût trouvé ni prêteurs ni assureurs. On fit donc ce qui avait été fait de tous les temps; on se borna à combiner les dispositions de l'ancienne ordonnance, et le meilleur rapport fut celui où l'on réussit le mieux à concilier les opinions, souvent contradictoires, des commentateurs, qu'on jugeait avoir tout dit et tout prévu.

En a-t-il été autrement depuis? Parmi les nombreux ouvrages qui ont paru depuis l'introduction du code de commerce, il en est quatre que je dois principalement citer. Le premier, publié par M. Sanfourche-Laporte, en 1809, sous le titre de *Nouveau Valin, ou Code commercial maritime*, est l'application au code de commerce, des doctrines de Valin et d'Emérigon sur les dispositions de l'ancienne ordonnance : l'auteur y a peu mis du sien. Il parut en 1810, à Marseille, sous le titre de *Traité du contrat d'assurance de Pothier, avec discours préliminaire, notes et supplément*, un ouvrage dû à M. Estrangin, avocat, duquel on peut dire qu'il n'est pas assez connu, et, comme lui-même l'a dit d'Emérigon, qu'il n'a pas encore toute la réputation qu'il mérite [1]. Les opinions de Valin,

---

[1] Discours préliminaire, pag. xxxij.

de Pothier et d'Emérigon y sont jugées avec autant de clarté que d'habileté ; beaucoup de points restés obscurs y sont éclaircis, et son étude fait naître le regret que l'auteur n'ait pas étendu son travail jusqu'aux autres parties du droit maritime. En 1811, M. Locré donna son *Esprit du code de commerce*, ouvrage précieux en ce qu'il nous fait connaître les procès-verbaux du conseil d'état, dont l'auteur était secrétaire général, l'exposé des motifs ayant déterminé la rédaction de chaque article, les discours prononcés à l'appui, les observations du tribunat, des cours d'appel, des tribunaux et des chambres de commerce, et, en un mot, l'ensemble des discussions. Enfin est venu, en 1816, M. Pardessus, dont le *Cours de droit commercial*, réimprimé en 1821, se distingue de tous les ouvrages qui l'ont précédé relativement à la matière dont nous traitons, le but de l'au-

teur ayant été, ainsi que ses fonctions
l'y appelaient et que le titre de son
livre l'indique, d'expliquer les principes du droit maritime, et la manière
dont ils doivent être entendus et appliqués dans notre législation actuelle.
C'est aux jurisconsultes, bien plus qu'à
moi, qu'il appartient d'apprécier digne-
ment le mérite de cet important ouvrage qui répond à ce que l'on était en
droit d'attendre du savant magistrat
auquel il est dû; mais on concevra aisément que ce cours ayant été professé
dans une chaire publique instituée par
ordonnance spéciale, et ayant été mis
au rang des cours obligés pour la li-
cence [1], l'auteur a dû se renfermer dans
le cercle des dispositions tracées par
nos lois, et se borner à rectifier les idées
erronées qu'on pouvait en avoir, sans
se livrer à l'examen critique des prin-

_____

[1] Discours sur l'Origine, etc., pag. 2 et 42.

cipes et des motifs qui ont dicté ces dispositions, et sans pouvoir s'arrêter à proposer des améliorations. Tout y est d'ailleurs traité théoriquement, et dans un ordre tel que la matière l'exigeait, considérée sous le rapport du droit : c'est, en un mot, le développement le plus complet que nous ayons de la jurisprudence, telle qu'elle existe; mais si celle-ci n'est pas de nature à satisfaire à toutes les difficultés qui se rencontrent chaque jour dans la pratique, il faut bien dire que ce but, auquel il est si essentiel de parvenir, ne saurait être atteint par le commentaire le plus parfait.

Je dois m'attendre à voir qualifier de téméraire, d'absurde même, peut-être, l'opinion que j'émets sur l'insuffisance et l'imperfection de plusieurs des dispositions les plus essentielles de notre législation maritime. Je ne me le dissimule pas, et je conçois même les

objections qui peuvent m'être faites de
bonne foi, par des légistes que leur profession oblige à se renfermer dans le
sens étroit. Aussi est-ce plus particulièrement aux négocians, aux armateurs et aux assureurs, que j'appelle
d'avance du jugement à porter sur
cette question importante qui les touche de si près. J'oserais presque dire
qu'elle est déjà résolue par les besoins
et par le vœu général du commerce,
aux yeux duquel cette insuffisance et
cette imperfection que je combats, sont
démontrées de plus en plus par les différences, et même par les contradictions que l'on remarque entre des jugemens rendus, sur des matières absolument semblables, par des arbitres, des
tribunaux de commerce ou des cours
d'appel. Ce sont là des faits que personne ne saurait contester : or, à quelle
autre cause peut-on les attribuer qu'à
la défectuosité de la loi elle-même, s'il

est juste de reconnaître qu'il n'est aucune de ses dispositions qui n'ait été développée par chacun des savans commentateurs que j'ai cités? Et ne sont-ce pas, conséquemment, les principes mêmes dont ces dispositions émanent, qu'il faut accuser de leur ambiguité? Si nous nous arrêtons aux seuls cas qu'elles ont prévus, quelle autre raison pourrons-nous donner des difficultés nouvelles qu'ils présentent encore, quoiqu'ils aient été si souvent et si bien expliqués? Et quels embarras plus grands les cas nouveaux et nombreux offerts par la pratique de tous les jours, ne doivent-ils pas nécessairement occasioner? Aucunes dispositions spéciales n'y ayant rapport, on se trouve forcé à en raisonner par analogie et par induction; mais les principes généraux devant toujours être pris pour base, sans autre examen, on part d'une idée fausse, et l'on arrive malgré soi à une conséquence qui ne peut manquer de l'être également, et qui a pour résultat de confondre tous les intérêts, de favoriser les uns en blessant les autres, de motiver de justes réclamations, et d'éterniser ainsi des procès dont la conclusion ne saurait être plus favorable à la partie lésée, parce que le vice est dans la législation elle-même, et parce que, tout en l'y reconnaissant, les juges sont sans qualité pour la réformer, et sont contraints d'en faire l'application.

Pour corriger de semblables défauts, il était nécessaire de remonter aux principes sur lesquels la loi doit s'appuyer, et qui en sont les seuls et véritables élémens, et conséquemment aux intérêts divers qu'elle a eu pour objet de défendre, et auxquels elle doit une juste et égale protection. Ce n'est, en effet, qu'en se faisant de ceux-ci une idée saine, et en sachant apprécier tous les rapports qu'ils ont ensemble, et les droits et les devoirs qui en résultent, qu'on peut se flatter d'arriver à des principes certains. Ces principes étant une fois posés, les conséquences à en déduire offrent déjà moins de difficultés, et ces difficultés disparaissent elles-mêmes dans la rédaction de la loi et dans son application, si l'on ne perd jamais de vue qu'aucune disposition n'est ce qu'elle doit être, qu'autant qu'elle a pour effet de conserver à chacun des intérêts auxquels elle se rapporte, toute la plénitude des droits que réclament la nature des choses, les besoins du commerce et l'équité, et que n'interdisent ni la morale, ni l'ordre public. Il est facile de comprendre que si les lumières du jurisconsulte sont indispensables pour parvenir à un semblable résultat, les connaissances pratiques et l'expérience du négociant ne le sont pas moins, puisque lui seul est habile à bien juger des intérêts qu'il manie chaque jour, et de la protection dont il a besoin, et que la loi doit lui offrir en toutes cir-constances.

Tel est le travail auquel M. Benecke s'est livré, et plus la matière était neuve et importante, plus nous devons re-connaître l'habileté avec laquelle il l'a traitée. L'ordre qu'il a suivi étant plus que suffisamment indiqué dans sa pré-face et par le sommaire mis en tête de chaque chapitre, je n'ai besoin de m'ar-rêter à en parler, que pour expliquer celui que j'ai cru devoir moi-même adopter.

Mon but étant d'expliquer les prin-cipes nouveaux développés par l'au-teur anglais, et les conséquences qu'ils entraînent, il m'a semblé que, pour être plus clair, il me convenait de le suivre pas à pas, et de faire de chaque chapitre la matière d'une note distincte qui en fût le commentaire. Laissant à côté, dans chacune de ces notes, tout ce qui a trait à des objets sur lesquels les dispositions de notre code sont conformes à celles que prescrivent la nature même et l'essence des contrats, j'ai cherché à montrer l'utilité des changemens que l'adoption du système nouveau nécessiterait, et que réclament les véritables intérêts du commerce. Pour cela, il m'a fallu me livrer à l'examen de celles des dispositions du code qui m'ont paru blesser ces intérêts, soit par leur rédaction formelle, soit par l'interprétation qu'on leur donne, alors que l'esprit de cette rédaction n'est pas suffisamment éclairci. Plusieurs cas particuliers à nos réglemens et à nos usages, n'ayant pu trouver place dans l'ouvrage original, écrit plus spécialement pour l'Angleterre, j'ai dû les mettre en harmonie avec le système général, en les y appliquant conformément aux principes immuables que celui-ci établit. Enfin, mon opinion, en diverses circonstances, n'étant pas la même que celle de M. Benecke, je n'ai pas hésité à le combattre, malgré mon respect pour la supériorité de ses lumières et de son expérience, et à faire abnégation de tout amour propre en entrant avec lui dans cette lutte inégale. Pénétré, ainsi que lui, du seul désir d'être utile, j'ai cru que cette discussion ne pouvait que nous y aider l'un et l'autre plus sûrement, parce qu'elle provoquerait de sa part, sur les points où je pourrais m'être égaré en abandonnant ses traces, des éclaircissemens propres à dissiper tous les doutes. Au surplus, toujours d'accord sur les principes fondamentaux, nous ne différons jamais que sur l'application à en faire dans le réglement de quelques cas. Cette difficulté ne saurait long-temps en être une, et disparaîtra aussitôt que des personnes éclairées auront entrepris de la résoudre.

J'ai consacré un dernier chapitre, indépendant de ceux de l'auteur anglais, à l'examen de différentes matières dont il n'a point eu à s'occuper et qui m'ont paru n'être pas sans utilité.

Je ne puis terminer cette préface, déjà trop longue peut-être, sans y joindre une dernière observation. Pour que le travail de M. Benecke puisse rapporter en France les fruits qu'on en doit attendre, il faut que notre législation maritime soit refondue et presque recréée en entier ; car il est plus qu'évident que la modification des principes jugés jusqu'ici les plus essentiels, conduit à un système général nouveau. Notre code, tel qu'il est, renferme déjà un si grand nombre de beaux et utiles matériaux, qu'il n'est assurément aucun pays qui soit aussi propre que le nôtre à combiner toutes les parties de ce système, et à le porter au degré de perfection, qui forcerait toutes les nations commerçantes à l'adopter. La gloire attachée à un pareil succès est assez belle pour dédommager du sacrifice à faire de toute prévention, pour satisfaire l'orgueil national, et pour abandonner, sans envie, le mérite de l'invention à celui à qui elle appartient.

TRAITÉ

DES

PRINCIPES D'INDEMNITÉS

EN MATIÈRE

D'ASSURANCES MARITIMES.

CHAPITRE PREMIER.

Principes de l'indemnité relative aux assurances sur marchandises.

Il y a deux sortes d'indemnités, page 64. — La valeur d'une marchandise se compose de trois parties distinctes, 67. — Explication de la première sorte d'indemnité et de l'assurance qui y répond, 70. — Elle est parfaitement conforme au but de l'assurance et à la nature des transactions commerciales, 72. — Et présente, dans tous les cas, une juste indemnité, 73. — Comment elle doit être exprimée dans les polices, 78. — Deux objections à prévoir, 84. — Comment il convient de déterminer la valeur que des marchandises perdues eussent eue, si elles fussent arrivées au lieu de leur destination, 86. — Dans quel cas cette méthode d'assurance est principalement applicable, 90. — Elle est parfaitement légale, *ibid.* — Explication de la seconde sorte d'indemnité et de l'assurance qui y répond, 91. — Le contrat en usage

*Examen général des principes d'indemnité appli-
cables aux assurances sur marchandises.*

Il y a deux sor-
tes d'indemnités.

LE mot indemnité, appliqué au contrat
d'assurance maritime sur marchandises,
admet une double signification. Si un individu s'engage à en indemniser un autre,

de toutes les pertes auxquelles des marchandises appartenant à ce dernier sont
exposées pendant un certain voyage sur
mer; et si, dans ce contrat, il n'est fait aucune restriction qui ait rapport à des lois
ou usages déjà existans, ou s'il n'y est
donné aucune autre explication, il restera
douteux si le garant, en cas de perte des
marchandises ainsi assurées, est obligé d'en
rembourser la valeur suivant le prix auquel
elles eussent été vendues, si elles fussent
arrivées dans leur état primitif au lieu de
destination, ou s'il n'en doit le remboursement que sur le pied de leur coût réel primitif, augmenté des dépenses qu'elles ont
pu faire. Pour établir cette dernière proportion, l'assureur dira : Vous êtes indemnisé, puisque vous ne perdez rien; pour
soutenir la première, l'assuré répondra : Je
ne suis point indemnisé tant que vous ne
me payez pas ce que j'aurais effectivement
reçu si aucun accident ne fût arrivé.

La conséquence de cette double interprétation est, qu'il existe réellement deux
sortes d'assurances et d'indemnités : l'une,
par laquelle l'assuré est maintenu dans la

I.   5

même position que celle où il se fût trouvé si aucune perte ne fût survenue; l'autre, par laquelle il est replacé dans le même état que celui où il était avant d'entreprendre sa spéculation.

Cette distinction, bien que très simple et très naturelle, n'a jamais été considérée par les auteurs des Traités d'assurances maritimes, comme devant régler les principes de l'indemnité; et, cependant, elle est d'une grande importance, puisque la véritable doctrine de l'indemnité ne peut être bien comprise si l'on ne distingue pas les deux sortes d'assurances dont elle dérive. Un examen approfondi de la première, démontrera que, malgré qu'on n'en ait fait aucun usage jusqu'ici, il est certains cas particuliers où elle pourrait être pratiquée avec avantage, et servira en même temps à développer la seconde méthode, et à indiquer les moyens de la rendre plus parfaite. En étendant nos recherches sur l'une et l'autre avec la même exactitude, nous parviendrons à découvrir ce qu'il y a de défectueux dans les divers modes de réglement des pertes, et à établir une règle sûre et invariable, applicable à tous les cas, sans exception. Il est vrai que les lois et les usages de ce pays et de beaucoup d'autres, ont déjà tracé cette règle invariable, pour ce qui concerne le réglement des marchandises qui arrivent endommagées au lieu de leur destination ; et, sous ce rapport, mon travail se bornera à montrer que la règle suivie est fondée sur la nature du contrat. Mais cette même règle n'est pas toujours appliquée aux marchandises qui ne parviennent point au lieu de leur destination ; parce que, s'il en était ainsi, ce serait ne faire aucune différence, au réglement, entre les pertes par suite d'avaries, et celles par suite de sauvetage.

Avant de procéder aux recherches qui vont nous occuper, il importe de se bien pénétrer de ce principe : que la valeur de toute marchandise, au lieu de sa destination, se compose, relativement au propriétaire vendeur, de trois parties distinctes ; savoir : 1° sa valeur au lieu du départ, ou coût primitif, plus tous les frais payés dans ce même lieu et avant que le navire ait mis à la voile ; 2° le fret et les frais à payer au dieu de la livraison, 3o le profit ou la perte résultant de l'état du marché. Les deux premières natures de valeur sont bien connues au moment où se fait l'assurance, mais la dernière dépend des circonstances et de beaucoup de cas imprévus, et ne peut jamais être considérée comme ayant pu être connue au même moment.

Ces trois parties, constitutives du prix de vente, sont totalement indépendantes l'une de l'autre, et sont atteintes différemment par les dangers et les accidens du voyage. Si le navire se perd entièrement, le coût primitif, ou la valeur des marchandises au départ, est incontestablement perdu, ainsi que tous les frais qu'elles ont occasionnés avant ce départ; mais le fret, les droits et toutes les dépenses payables au port de déchargement, sont sauvés, et l'on ne peut dire qu'il y ait privation de profit, que dans le cas où il serait avéré que les marchandises, arrivant à bien, eussent rencontré un marché offrant du bénéfice. Au contraire, si le navire est forcé de retourner au port de départ, parce que celui de destination est bloqué ou tombé au pouvoir de l'ennemi; ou si les marchandises sont vendues dans un lieu peu distant de celui de destination, le fret entier étant acquis, il est clair que ces marchandises sont sauvées entièrement, mais que le fret est en perte totale [1].

---

[1] Voici les lois françaises sur cette matière : Code de commerce, livre 2, titre VIII, art. 299. « S'il arrive interdiction de commerce avec le pays « pour lequel le navire est en route, et qu'il soit obligé « de revenir avec son chargement, il n'est dû au capi- « taine que le fret de l'aller, quoique le vaisseau ait été « affrété pour l'aller et le retour. » Valin, tome 1, page 657 ; Pothier, Charte partie, n° 69, et les commenta- teurs de cet article, reconnaissent que le fret est dû si le navire n'a été affrété que pour l'aller. Même Code, art. 296. « Si le capitaine est contraint de faire radouber le « navire pendant le voyage, l'affréteur est tenu d'at- « tendre ou de payer le fret en entier. Dans le cas où le « navire ne pourrait être radoubé, le capitaine est tenu « d'en louer un autre. Si le capitaine n'a pu louer un « autre navire, le fret n'est dû qu'à proportion de ce « que le voyage est avancé. » Même code, art. 303. « Si le navire et les marchandises sont rachetés, ou si « les marchandises sont sauvées du naufrage, le capi- « taine est payé du fret jusqu'au lieu de la prise ou du « naufrage, etc. »

Les lois des autres pays étrangers se taisent sur le

Explication de la première sorte d'indemnité et de l'assurance qui y répond.

Maintenant, supposons, d'abord, que par les stipulations du contrat d'assurance,

premier de ces cas, mais elles s'accordent toutes avec les lois françaises sur la portion de fret due dans les cas de naufrage, etc.

Les principes adoptés en Angleterre, relativement au fret, quand le voyage n'a point été achevé, diffèrent sensiblement de ceux des pays étrangers. La règle générale est que le fret n'est dû qu'autant que le voyage s'accomplit, mais il est cependant des cas où, sans qu'il soit achevé, le fret doit être payé. Le chapitre du fret *pro ratâ itineris*, est un des plus compliqués des lois commerciales anglaises. Il n'entre pas dans mon plan de m'arrêter aux diverses circonstances de ce sujet important, et je me borne à renvoyer le lecteur à l'excellent ouvrage du lord grand juge Abbott, sur les lois relatives aux navires marchands, etc., part. 3, chap. VII. Et à celui de M. Holt, sur les lois de la navigation, part. 3, chap. VI. C'est assez pour moi de faire observer qu'il peut s'offrir des cas où, en Angleterre comme dans les pays étrangers, le négociant est exposé à supporter une perte sur le fret, indépendamment de celle qu'il peut éprouver ou ne pas éprouver sur les marchandises. *Voy.* Baillie, au mot *Modigliani*, ci-dessous page 431 ; Barker, au mot *Blakes*, ci-dessous au commencement du chapitre IX ; Luke, au mot *Lyde* ; Osgood, au mot *Groning* ; le cas du navire *les Amis*, et d'autres cités par les auteurs que je viens de nommer.

l'assureur a placé l'assuré dans la même situation que celle où il se serait trouvé si
les marchandises fussent arrivées à bien au
lieu de leur destination; ou, en d'autres
termes, qu'il lui a garanti, soit qu'elles arrivent endommagées, soit, même, qu'elles
n'arrivent pas, le même net produit qu'elles
eussent rendu en arrivant saines. Il est évident que les trois parties distinctes dont se
compose la valeur de l'objet assuré, sont
comprises dans cette assurance, et que la
hausse ou la baisse du prix du marché y a
été prise en considération. Il faut cependant bien remarquer que ce n'est pas là
une assurance faite sur l'état du marché;
car l'assureur ne s'engage, par ce contrat,
qu'à indemniser l'assuré de la perte réelle
qu'il éprouvera sur les marchandises, le
fret et le profit; mais il ne garantit pas que
le prix ou la valeur des marchandises sera
tel que le négociant peut l'espérer. L'état
du marché n'est pris d'avance en considération, que pour déterminer, également d'a-
vance, le montant de la perte réelle, et les
trois parties constitutives de la valeur des
marchandises ne sont assurées en masse,

et sans distinction , qu'afin de prévenir toute évaluation nuisible aux parties. Supposons, par exemple, que le montant d'un envoi de certaines marchandises soit de 9,000 l.; le fret, de 1,000 l.; les droits et frais au lieu de décharge, 1,000 l.; et convenons d'un bénéfice de 1,000 l., le montant de la prime faisant partie de l'évaluation donnée aux marchandises. Si on les fait assurer pour 12,000 l., par contrat tel que celui dont nous parlons, cette assurance renferme en soi la déclaration que, si les marchandises valent 15,000 l. au lieu de destination , ou si elles y eussent eu cette valeur en cas d'heureuse arrivée ; l'assuré a été son propre assureur pour 3,000 l.; et que si, au contraire, la valeur est moindre que celle assurée, comme , par exemple, de 10,000 l. seulement, la police ne conserve de force que pour cette dernière somme, de manière à ce que, dans tous les cas, la valeur assurée et celle réelle soient exactement les mêmes.

Elle est parfaitement conforme au but de l'assurance et à la nature des tran- Cette méthode s'accorde on ne peut mieux avec la nature réelle de l'assurance maritime, laquelle, rigoureusement parlant, a pour but de mettre l'assuré à l'abri des pertes provenant de fortune de mer, et non d'annuller une spéculation déjà entreprise. Tout négociant instruit et qui conduit ses affaires avec sagesse et discernement, doit être considéré comme ne désirant voir arriver aucun des événemens qui porteraient obstacle à la réalisation de sa spéculation, et il doit être beaucoup plus avantageux pour lui que l'assureur gagne sa prime, que de voir son entreprise manquée et de recouvrer son capital primitif. Il s'ensuit nécessairement qu'une assurance qui, après un dommage survenu par fortune de mer, place l'assuré dans la même situation que celle où il se fût trouvé si sa marchandise était arrivée saine au lieu de destination, est beaucoup plus conforme à la nature des transactions commerciales, que celle qui le laisse dans le même état que celui où il était avant d'entreprendre sa spéculation.

Les exemples suivans, appliqués à tous les cas qui peuvent s'offrir, prouveront que, dans tous, ce principe entraîne une juste indemnité. Nous calculons ces exemples sur une assurance de 12,000, l. portant sur 7,800 l., coût primitif des marchandises, prime non comprise.

1,000, fret à payer au port de déchargement.

1,000, droits et frais dans le même lieu.

____

9,800 l., ensemble, plus la prime à 10 p.

____

cent. Or, dans le cas de perte totale des marchandises, supposons :

Premier exemple. Que si elles fussent arrivées saines, elles eussent exactement valu la somme assurée; les marchandises sont, dans ce cas, assurées pour leur véritable valeur [1], et si nous ajoutons à la somme que nous venons

____

[1] Je suppose ici que l'assuré est lui-même le vendeur de ses marchandises, et ne paie aucune commission, et j'omets également le courtage, afin de simplifier le calcul. Je suppose également, dans les exemples suivans, que les droits sont dus en entier, que la marchandise arrive saine ou avariée. La note, page 80, explique les changemens qui deviendraient nécessaires, s'il en était autrement.

de porter à.........................,............   9,800 l.

    La prime à 10 p. cent sur
12,000, l. montant de l'assu-
rance...   1,200

    Le bénéfice de l'assuré, en
cas d'heureuse arrivée, eût
été de..   1,000

                  Ensemble   12,000 l.

    Par l'effet de la perte totale, le fret, les droits, etc., montant à 2,000 l., sont sauvés, et doivent être considérés comme un sauvetage au profit de l'assureur, qui, par conséquent, devra rembourser, 10,000 l., au moyen de quoi l'assuré sera replacé exactement dans la même situation que celle où il se fût trouvé si ses marchandises fussent arrivées saines [1].

---

[1] L'assureur reçoit ainsi une prime pour le fret, les droits et les frais, pour lesquels il ne paie rien dans le cas de perte totale, et il ne court réellement le risque de perte totale sur le fret, que dans quelques cas extraordinaires, et alors que celui-ci est dû par le négociant, et totalement perdu pour lui. Dans tous les autres cas, il ne court que le risque d'une perte partielle, et il semble-

Second exemple.

Si les marchandises, arrivées saines, eussent eu une valeur plus forte que celle assurée, comme, par exemple, de 15,000 l.,

---

rait juste que la prime sur le fret, les droits, etc., payables au port de décharge, fût ristournée lorsque les marchandises sont entièrement perdues. Mais, s'il en était ainsi, la condition de l'assuré serait meilleure dans le cas de perte totale qu'elle ne l'eût été dans le cas d'heureuse arrivée. Par exemple, dans le cas expliqué ci-dessus, où l'assuré reçoit 10,000 liv., somme qu'il eût également reçue de son acheteur pour une vente effectuée à 12,000 liv., déduction faite des 2,000 liv. de fret, droits, etc.; s'il avait droit à 200 liv. de plus, à titre de ristourne de la prime de ces 2,000 liv., il est évident qu'il gagnerait 200 liv. par le seul fait du sinistre, ce qui est contraire à la nature de l'assurance. C'est pour cette raison que la prime ne doit point être ristournée, mais l'assureur a dû diminuer le taux de sa prime en proportion de la diminution de ses risques, et de manière à ce qu'il n'y ait de désavantage d'aucun côté : cette observation s'applique également aux cas suivans.

Si les droits sur les marchandises avariées ne sont payables qu'en proportion de leur valeur réduite, ou si les marchandises sont destinées à la réexportation, il conviendra toujours mieux d'établir l'évaluation sur la valeur entière, et sans détail, des parties constitutives, ou sur le prix du marché, déduction faite des droits, et de l'exprimer positivement dans la police.

l'assuré a été son propre assureur pour 3,000 l., ou pour 1 cinquième ; dans ce cas, l'assureur doit déduire 1,600 l. formant les 4 cinquièmes des 2,000 l. sauvées, et rembourser 10,400 l. qui sont également les 4 cinquièmes des 13,000 l. de perte.

Si, au contraire, les marchandises arrivant saines eussent eu une valeur moindre que celle assurée, comme, par exemple, de 10,000 l., l'assureur ristourne la prime de 2,000 l. et en rembourse 8,000, formant le net produit que les marchandises eussent rendu, après déduction du fret, des droits et des frais. Cette même ristourne de prime eût eu lieu en cas d'heureuse arrivée, de manière à rendre la position de l'assuré égale dans l'un et dans l'autre cas : sa perte est, en effet, toujours dé 800 l., résultat de la baisse du marché. *(Troisième exemple.)*

Supposons maintenant que les marchandises, arrivant avariées au lieu de leur destination, y sont vendues 6,000 l. de moins qu'elles l'eussent été en état sain.

Si leur valeur, dans cet état sain, avait dû être égale à celle assurée, l'assureur doit le remboursement des 6,000 l. *(Quatrième exemple.)*

Si cette valeur avait dû être plus forte que celle assurée, et s'élever à 15,000 l., l'assuré a couru lui-même les risques de 3,000 l., ou du cinquième, et l'assureur ne lui doit que le remboursement de 4,800 l., formant les 4 cinquièmes de la perte, ou 40 p. cent du capital assuré.

Enfin, si cette valeur avait dû être moindre que celle assurée, et être réduite à 10,000 l., l'assureur doit le remboursement des 6,000 l. et la ristourne de la prime sur 2,000. l.

Dans chacun de ces cas, le but de l'assurance est pleinement atteint, et il est évident que cette méthode est également juste dans le cas où, par fortune de mer, les marchandises n'arrivent point au port de destination, et doivent être vendues dans tout autre lieu.

Lorsqu'il est dans l'intention des parties de faire usage de cette sorte d'assurance, elles doivent l'exprimer dans les polices, en y insérant la clause suivante : « L'évaluation est soumise au plus ou moins de valeur des marchandises au port de déchar-

gement [1] ». Cette clause explique que le
coût primitif des marchandises et le bénéfice, aussi bien que le frêt et les frais, sont
compris dans l'évaluation, et que l'assureur,
qui reçoit une prime sur toutes ces parties
constitutives, s'engage à indemniser de la
perte survenant sur toutes ou sur chacune.
Il n'est pas nécessaire que le coût primitif
et le bénéfice soient mentionnés séparément ou considérés comme deux objets
distincts, car il est indifférent pour l'assureur que le coût primitif seulement, ou le
bénéfice avec lui, soit compris dans la
somme pour laquelle il perçoit une prime.
Mais le fret et le montant des droits et des
autres frais payables au port de livraison,
doivent être séparément exprimés, parce
qu'ils sont soumis à des risques différens,
ainsi que nous l'avons déjà démontré. Le
montant du fret et des droits, ainsi exprimé
dans la police, ne doit point comprendre

---

[1] Il importe aussi d'expliquer si, par le prix du marché, on entend ce prix avec ou sans les droits. *Voy.*
la note, page 76.

la prime [1]. La stipulation que les marchandises doivent être évaluées suivant le prix du marché pour lequel elles sont destinées, ne peut blesser les intérêts de l'assureur, plus que celle en usage aujourd'hui,

---

[1] Si les marchandises sont expédiées en commission, de manière à ce qu'il y ait des frais de commission et de courtage à déduire de leur produit, le montant de ces frais ne doit point être compris dans l'assurance. La même remarque s'applique aux droits, s'il y a lieu, sur ceux-ci, à une réduction proportionnelle dans le cas d'arrivée avec avaries, ainsi que c'est aujourd'hui l'usage dans beaucoup de pays. Dans cette double hypothèse, si les droits sont de 10 pour cent, la commission et le courtage de 5 pour cent, la clause de la police doit porter : « l'évaluation est soumise au plus ou moins de valeur des marchandises au port de déchargement, moins 15 pour cent. »

Si des marchandises ont été ainsi assurées pour 12,000 l., ayant à payer 1,000 l. de fret, et 400 l. de frais, etc., et obtiennent à leur arrivée un prix brut de 12,000 l. Il y a à en déduire

    1,800 l. pour les 15 pour cent, et la somme assurée se trouvant ainsi réduite

à 10,200 l., il y a lieu à ristourne de la prime sur 1,800 l. Or, ces marchandises, arrivant saines, sont

qu'elles seront évaluées ultérieurement. Chacune d'elles renferme la possibilité de

---

vendues.		12,000 l.
Mais il faut déduire de ce produit		
brut, le fret	1,000 l.	
les frais.	400	
les droits, 10 p. 100 sur 12,000 l.	1,200	
commission et courtage, 5 p. 100.	600	3,200

Le net produit des marchandises est donc de. . . . . 8,800 l.

et l'assuré reçoit de plus la ristourne de prime sur 1,800 l. . . . . , ... 180

de sorte que l'heureuse arrivée lui produit. 8,980 l.

Si les marchandises sont perdues totalement, l'assureur déduit de la somme assurée, qui est de . . . . 10,200 l.

le montant, sauvé, du fret et des frais. . 1,400

et rembourse la perte, qui est de. 8,800

en ristournant, comme ci-dessus, la prime sur 1,800 180

8,980 l.

Si les marchandises arrivent avariées, et de manière à n'être vendues que 6,000 l., auquel cas leur perte est de 50 pour cent, le négociant reçoit de son ache-

ristourne d'une portion de la prime ; mais, dans aucun cas, cette ristourne n'est laissée

teur. . . . , ...		6,000 l.
Sur quoi il paie, pour fret et frais. 1,400 l.		
pour droits, à 10 p. 100 sur 6,000. 400		
commission, etc., 5 p. 100 *id.* 300		2,300
Net.		3,700 l.
L'assureur remb. 50 p. 100 sur 10,200 l.		5,100
et ristourne la prime de 10 p. 100		
sur . . . . 1,800 l.		180 l.
		8,980 l.

de sorte que, dans tous les cas, la situation de l'assuré est absolument la même.

Si, toutes circonstances restant les mêmes, les marchandises, arrivées à bien, obtiennent un prix

de		15,000 l.
les droits, commission et courtage, à 15		
p. 100, montent à.		2,250
et la valeur de la police est de.		12,750 l.

dont 12,000 à la charge de l'assureur, et 750, formant un dix-septième, non assurées.

Il y a à déduire du produit brut de. . .		15,000 l.
le fret et les frais. . . . . 1,400 l.		
les droits, commission, etc. . . 2,250		3,650
et le net produit est pour le négociant de.		11,350 l.

à la décision arbitraire de l'assuré. Celui-ci, dans la dernière, s'il réclame la ristourne du surplus de la prime, comme ayant assuré une somme plus forte que la

---

En cas de perte totale, il faudra déduire, de la somme
assurée, qui est de. . . . . 12,000 l.
pour fret et frais, $^{16}/_{17}$. . . . . . 1,317 $^{11}/_{17}$.
et de celle non assurée. qui est de   750 l.
pour fret et frais, $^{1}/_{17}$. . . . . .   82 $^{6}/_{17}$.

L'assureur paiera donc. . . . 10,682 l. $^{6}/_{17}$.
et l'assuré perdra. . . . .   667 $^{11}/_{17}$.

                                  667 l. $^{11}/_{17}$ perte non
remboursable,
                                  11,350 l.

Si les marchandises arrivent avariées de 50 pour
cent, et se vendent. . . . .   7,500 l.
dont à déduire, pour fret et frais. 1,400 l.
droits et commission, 15 p. 100
sur 7,500 l. 1,125   2,525

          NET PRODUIT. . . . .   4,975 l.
L'assureur paye 50 p. 100 sur 12,000 l.   6,000
L'assuré perd 50 p. 100 sur 750 l. non
assurées   375

                                  11,350 l.

de sorte que, dans toutes circonstances quelconques,
l'assuré est pleinement et également indemnisé.

valeur réelle, doit prouver que la somme assurée, excède la valeur des marchandises au lieu du départ, et des frais qu'elles y ont faits. Dans le cas de la première stipulation, il doit justifier que la somme assurée excède la valeur au port de livraison. Le risque de l'assureur est donc toujours dans une juste proportion avec la prime qu'il reçoit. S'il est constaté que la somme assurée est égale à la valeur au lieu de déchargement, il a couru le risque entier et conserve la prime entière; si la première de ces sommes excède la dernière, son risque a diminué, et la prime doit être moindre; si, au contraire, la valeur des marchandises excède celle assurée, il ne reçoit pas une plus forte prime, parce que c'est le négociant lui-même qui a couru le risque de l'excédant.

Deux objections seulement peuvent être faites à cette sorte d'assurance; savoir : la multitude de cas qu'elle entraîne, donnant lieu à ristourne de prime, et la nécessité où elle met de constater la valeur des marchandises au lieu de destination, soit qu'elles y arrivent saines ou avariées, ou même qu'elles n'y arrivent pas du tout.

La première de ces objections n'est pas d'un grand poids. Une ristourne de prime ne peut avoir lieu, ainsi que nous venons de le voir, que lorsque la somme assurée excède la valeur au lieu de destination, et il est facile de convenir qu'elle ne sera exigible, en cas d'heureuse arrivée, qu'autant que la différence s'élèverait à un tant pour cent déterminé. En conséquence de cette stipulation, si le négociant assure ses marchandises pour une somme plus forte qu'il n'eût dû le faire, l'assureur en est indemnisé, puisqu'il reçoit une prime sur l'évaluation du profit, qui, autrement, n'eût pas été couvert.

Quant à la seconde objection, il est indifférent que l'évaluation d'une marchandise arrivant saine, devienne nécessaire dans le seul cas où le prix du marché est tel que la somme assurée excède ce prix, ce qui donne lieu à la réclamation d'une ristourne de prime sur l'excédant; car il est clair que cette évaluation s'obtient facilement, lors même que la marchandise arrive avariée, et qu'il ne peut survenir de difficultés que si les marchandises n'atteignent

pas le lieu de leur destination. Or, ces difficultés sont également faciles à aplanir, ainsi
que nous allons l'expliquer.

Comment il con-
vient de déter-
miner la valeur
que des mar-
chandises per-
dues eussent eue,
si elles fussent ar-
rivées au lieu de
leur destination.

Pour déterminer la valeur que des marchandises capturées ou perdues eussent eue
si elles fussent arrivées à leur destination,
il convient d'observer que cette valeur dépend de la qualité des marchandises et de
l'époque à laquelle elles fussent arrivées.
Comme aucun moyen ne peut rester, après
la perte d'une marchandise, pour en reconnaître la qualité, on ne peut avoir recours
qu'à sa dénomination. Il sera donc nécessaire, en effectuant une assurance d'après
cette méthode, non seulement de spécifier
les marchandises, mais encore d'en exprimer les qualités dans la police, avec toute
l'attention possible; chose assurément très
praticable dans la majeure partie des circonstances [1]. Si l'assuré n'a reçu aucune facture au moment où il fait l'assurance, la
dénomination des marchandises peut être

[1] On dira, par exemple, 40 boucauts café Jamaïque,
première sorte; 30 boucauts, moyen, et 30 boucauts
ordinaires, et non pas, en termes généraux, 100 boucauts de café.

différée, ainsi qu'il arrive en pareils cas, relativement aux évaluations, dans le cours ordinaire des assurances, où il est d'usage d'insérer dans les polices que cette évaluation aura lieu ultérieurement. Maintenant, si, pour déterminer la valeur, on ne doit avoir égard qu'à la facture et aux dénominations qu'elle exprime, alors qu'il y a réclamation de perte totale ou de ristourne de prime, il est évident qu'aucune des parties ne peut être lésée, et que la prime conservera toujours une exacte proportion avec l'étendue du risque. Egalement, si l'on reconnaît une différence essentielle entre la dénomination et la qualité des marchandises; si, par exemple, par suite d'inadvertance ou de fraude d'un agent, la qualité des marchandises est considérablement inférieure à leur dénomination, on ne devra avoir égard qu'à cette dernière seulement, et l'assuré ne sera admis à réclamer aucune ristourne de prime pour ce motif; car l'assureur doit être appelé, en cas de perte totale, à rembourser d'après la dénomination, et ne doit être exposé à aucune perte résultant pour lui de la faute de l'agent de l'assuré. Quant à l'époque à laquelle un navire perdu eût dû arriver à sa destination, on préviendra toute discussion, par les stipulations expresses suivantes. Les navires dont la perte est connue, peuvent être considérés comme ayant dû arriver en même temps que la nouvelle de leur perte parvient au port pour lequel ils étaient chargés, soit que les marchandises aient été entièrement perdues, soit qu'elles aient dû être vendues ailleurs en conséquence de l'événement. Les navires dont on n'a reçu aucune nouvelle depuis leur départ [1], pourront être considérés comme ayant dû arriver à l'époque que les lois ou les usages établissent pour la présomption de leur perte. Les

---

[1] Dans beaucoup de législations étrangères, une époque est fixée, après laquelle un navire, dont on n'a reçu aucune nouvelle, est considéré comme perdu. Les lois anglaises ne fixent point une semblable époque ; mais l'usage a prévalu de considérer comme perdu tout navire dont on n'a aucune nouvelle dans les six mois de son départ, si ce départ a eu lieu pour un port d'Europe, et dans les douze mois si le voyage a eu lieu pour des pays plus éloignés. *Voyez* Park, *Lois d'Assurance*, 7e édition. 107.

navires capturés seront considérés comme arrivés à l'époque où la nouvelle de leur capture parviendra au lieu de leur destination, et cette nouvelle donnera à l'assuré le droit d'en faire abandon et d'appeler son assureur au remboursement de la perte. Si, après une détention, les marchandises sont restituées, mais que, par quelque motif, il y ait nécessité de les vendre au lieu de leur détention, l'arrivée de cette nouvelle déterminera l'époque à laquelle les marchandises seront censées avoir dû elles-mêmes arriver.

Le prix que les marchandises eussent obtenu à l'époque ainsi déterminée, doit toujours servir de base au réglement. Car, bien que la nouvelle de la perte d'une quantité de certaine marchandise puisse en faire hausser le prix, ce ne peut être le cas lorsqu'il s'agit d'une quantité peu importante, d'une marchandise courante sur les grandes places de commerce. Et si une forte quantité était détruite à la fois; si, par exemple, la totalité ou la majeure partie d'une flotte de la Jamaïque était perdue, l'assureur d'une seule cargaison ne pourrait se dire lésé, si elle était évaluée d'après l'augmentation de prix, qui serait la conséquence de ce désastre ; car cette cargaison particulière pouvait être une de celles sauvées, auquel cas l'assureur eût gagné la prime sur la même somme qu'il est obligé de payer; de sorte que, même dans ce cas, la prime et le risque conservent leur juste proportion.

Pour prévenir toute discussion pouvant naître d'une brusque altération dans les prix du marché, on peut déterminer que l'évaluation aura lieu un certain nombre de jours après l'arrivée du navire.

Dans quel cas cette méthode d'assurance est principalement applicable.

Il résulte de ce que nous venons de dire, que cette méthode d'assurance est surtout applicable aux envois de marchandises courantes entre des places de commerce du premier ordre. Elle n'exige aucun calcul exact au moment où l'assurance s'effectue, et n'est soumise qu'à l'estimation de la valeur probable au lieu du déchargement. On ne saurait non plus douter qu'elle ne soit légale, du moins dans tous les pays où l'on peut légalement assurer le profit ; et c'est

Elle est parfaitement légale.

sur quoi nous aurons occasion de revenir [1].

A présent supposons, en explication de
la seconde méthode, que, par convention
entre les parties contractantes, l'assureur
doit replacer l'assuré, en cas de perte, dans
le même état que celui où il se trouvait
avant d'entreprendre sa spéculation; convention qui écarte entièrement toute considération de perte ou de profit. Il est évident que si les marchandises sont entièrement perdues, l'assureur ne devra payer
que leur coût primitif et les frais faits au

Explication de la seconde sorte d'indemnité, et de l'assurance qui y répond.

---

[1] Dans un cas récent (*voyez* Usher, au mot *Noble*,
east 12, 647) lord Ellenborough a avancé : « Que la
règle adoptée pour le calcul, étant généralement favorable à l'assureur, l'assuré peut obvier à cet inconvénient en stipulant qu'en cas de perte elle sera estimée
d'après la valeur de marchandises semblables au port
de livraison. » Mais alors il est clair que les marchandises doivent aussi être estimées d'après cette valeur;
car si le coût primitif, les frais de chargement et la prime
sont considérés comme la valeur, l'assureur sera responsable des pertes sur le fret et les frais au port de déchargement, et cependant il ne reçoit aucune prime
pour ces objets.

port de chargement, puisque l'assuré n'a lui-même à payer ni fret ni autres frais. Nous n'avons donc à considérer que le cas où les marchandises subsistent dans leur nature, *in specie*, mais avec une détérioration provenant de fortune de mer. Dans ce cas l'assuré aura à payer le fret (en totalité, si la marchandise arrive au port de destination, et presque toujours une fraction proportionnée à la portion de voyage parcourue, si le déchargement a lieu dans un port intermédiaire [1]); les frais de déchargement, de magasinage, etc., sur les marchandises détériorées, de même que si elles fussent arrivées saines ; et il est même des pays où il ne jouira d'aucune réduction sur les droits de douane. Par exemple, si les marchandises sont avariées au point de ne valoir que la moitié de ce qu'elles eussent valu arrivant saines, ce n'est pas seulement le coût primitif qui supporte une perte de moitié, et celle-ci pèse également sur le fret et les frais. Or, la question est de savoir si

------

[1] *Voyez* pag. 69 et 70 ci-dessus.

l'assureur est aussi responsable de cette dernière portion de la perte, et sa solution ne présente aucune difficulté. Dans la première sorte d'assurance que nous avons expliquée, l'assureur était garant des pertes sur les trois parties constitutives de la chose assurée, parce qu'il recevait une prime pour chacune. Dans la seconde méthode que nous traitons, laquelle ne nous laisse à examiner que le coût primitif des marchandises à bord et le fret et les frais au lieu de livraison, l'assureur ne peut non plus être responsable des pertes sur le fret et les frais, qu'autant qu'il en a retiré une prime. En effet, le fret et les frais payables au port de déchargement, étant de leur nature entièrement distincts de la valeur première des marchandises, et pouvant, ainsi que nous l'avons vu, être différemment atteints par les événemens du voyage, il serait presque aussi absurde de dire qu'ils sont, comme un objet ordinaire, compris dans l'assurance des marchandises, parce qu'ils sont exposés en risque en même temps qu'elles et par la même personne, que de prétendre que, si la même personne a deux espèces différentes de marchandises dans un même navire, l'assureur de l'une doit aussi courir le risque de l'autre. Celui-ci ne doit jamais répondre que de ce qui lui a valu une prime, et il y aurait injustice manifeste à le rendre garant du fret et des frais, lorsqu'il ne perçoit de prime que sur les marchandises.

Par le contrat actuellement en usage en Angleterre et dans tous les autres pays, le négociant assure seulement ses marchandises et ne paie de prime que sur leur valeur, soit qu'il les évalue à une somme quelconque considérée, dans ce cas, comme formant le coût primitif, ou le montant de la facture comprenant tous les frais jusqu'abord et la prime; soit qu'il assure une certaine somme sans évaluation des marchandises, auquel cas les articles expressément désignés sont réputés représenter la valeur assurée[1]. Conséquemment, à moins qu'il n'ait été fait une convention spéciale exprimée dans la police, l'assureur n'est

[1] *Voyez* Park, 7ᵉ édition. 165.

responsable que des marchandises seulement, et l'on ne peut jamais supposer que l'on ait eu en vue une assurance de la première sorte, ni qu'il ait été dans l'intention des parties d'y comprendre le risque du fret et des frais. Et comme ce même argument est vrai, soit que les marchandises arrivent avariées au lieu de destination, soit qu'elles soient vendues saines ou avariées dans un port intermédiaire, il est évident que, par la nature du contrat, l'assureur n'est responsable que des pertes survenant aux marchandises, et qu'il n'a rien à démêler avec le fret, les frais, les droits ni le profit. Telle est aussi la règle fondamentale que nous avons posée, et partout où nous trouverons des lois ou des usages qui s'en écartent, nous aurons le droit de dire qu'on s'écarte de la nature du contrat.

Si des marchandises arrivént endommagées au lieu de leur destination, le seul moyen de déterminer la proportion du dommage, est de comparer le prix du marché de ces marchandises avariées, avec celui qu'elles eussent obtenu si elles eussent été vendues saines. Par exemple, si du café,

Dans quelle proportion l'assureur doit tenir compte de la perte sur des marchandises avariées.

qui eût été vendu sain à 80 sous, n'obtient que 40 sous à cause de son état d'avarie, la perte est de moitié, puisque le propriétaire est, ainsi que les marchandises elles-mêmes, placé par le degré d'avarie, dans le même état que si la moitié de celles-ci eût été jetée par dessus le bord, et que l'autre moitié fût arrivée en bon état. L'assureur doit donc rembourser la moitié de la somme assurée comme valeur primitive de ces cafés, au moyen de quoi l'assuré est replacé, relativement à cette portion considérée comme totalement perdue, dans le même état que celui où il était avant l'événement [1].

Ce principe d'indemnité est pleinement sanctionné par une décision de la cour du banc du Roi [2]. Des marchandises, consistant en sucre, café et indigo, avaient été assurées à Saint-Thomas, pour le voyage de cette île au port d'Hambourg. Chaque

____

[1] Nous reviendrons sur cette matière importante au IXe chapitre, t. II de cet ouvrage, lorsque nous expliquerons la manière de régler les pertes partielles.

[2] *Voyez* Lewis, au mot *Ruker*, 2 Burr. 1167.

article était évalué séparément, et le sucre terré estimé 3o l. par boucaut. Ce sucre fut atteint d'eau de mer pendant le voyage, et lorsque le navire arriva à Hambourg, chaque boucaut se trouva avarié au point qu'il fut jugé nécessaire d'en faire la vente immédiate. Arrivé sain, chaque boucaut eût obtenu le prix de 23 l. 7 s. 8 d. Dans leur état d'avarie ils furent vendus 20 l. o s. 8 d. chacun, de sorte que le dommage occasioné par l'eau de mer fut de 3 l. 7 s. o d. par boucaut. L'assureur remboursa, en réglant le dommage d'après la règle suivante d'estimation : 23 l. 7 s. 8 d., prix du sucre sain à Hambourg, sont à 3 l. 7 s. o d., différence entre ce prix et celui du sucre avarié au même lieu, comme 3o l., estimation en la police, sont à 4 l. 5 s. 11 deniers et demi, indemnité à payer par chaque boucaut. L'assuré contesta que l'assureur eût le droit de faire aucune autre différence que celle existant entre le prix de vente de la marchandise avariée et sa valeur dans la police, et prétendit recevoir 9 l. 19 s. 4 d. par boucaut; mais le jury spécial trouva que l'assureur avait opéré d'après une règle très

I. 7

juste d'estimation, et rendit jugement en sa faveur. La cause ayant été en appel, la cour fut unanimement d'avis que la règle suivie pour l'estimation du dommage ne pouvait être contestée. Lord Mansfield établit, dans les termes suivans, cette règle qui avait servi de guide à l'assureur et au jury : « L'assureur prend la proportion de la différence qui existe entre l'état sain et celui d'avarie au port de livraison, et paie cette même proportion sur la valeur donnée aux marchandises dans la police, sans égard au prix en argent qu'elles eussent obtenu, saines ou avariées, dans ce même port. La proportion de cette différence, dit-il, est toujours la règle à suivre, soit que le marché offre de l'avantage, soit qu'il laisse de la perte. Par exemple : l'évaluation dans la police étant toujours de 3o l., les marchandises avariées sont vendues l. 4o, et eussent valu 5o l. en état sain; la différence est d'un cinquième, et l'assureur doit rembourser ce même cinquième sur le coût primitif ou l'évaluation donnée dans la police, c'est-à-dire 6 l. Au contraire, si les marchandises avariées sont vendues 1o l., et n'en eussent valu que 20 en état sain, la différence est de moitié, et l'assureur doit rembourser 15 l.

Dans un cas postérieur [1], ce principe fut confirmé par la même cour, et il fut expressément déterminé : « Que le calcul doit être fait sur la différence des produits bruts des mêmes marchandises en état sain et en état d'avarie, et non sur celle des produits nets. » Enfin, dans un cas encore plus récent [2], la même cour prononça que cette règle d'estimation de toute perte sur marchandises, était applicable aux polices non évaluées, aussi bien qu'à celles exprimant l'évaluation.

Mais cette méthode de réglement, quoique la seule juste et inattaquable, ne conduit pas à l'indemnité complète de l'assuré ; car, ainsi que nous l'avons déjà démontré, le propriétaire de marchandises qui sont avariées au point de ne valoir, par exemple, que moitié de ce qu'elles eussent valu en état

Ce mode d'assurances laisse l'assuré exposé à des pertes très considérables.

------

[1] *Voyez* Johnson, au mot *Sheddon*, 2 east, 58.
[2] *Voyez* Usher,, au mot *Noble*, 12 east, 639.

sain, est bien, en effet, relativement aux marchandises elles-mêmes , dans la même situation que celle où il se fût trouvé , si une moitié eût été entièrement perdue, et que l'autre
fût arrivée saine , mais il n'en est pas ainsi
relativement au fret et aux frais. Si une
moitié de ses marchandises avait été jetée
par dessus le bord, il n'eût payé de fret et
de frais que sur l'autre moitié seulement,
tandis que le tout arrivant avarié, il paie
le fret et les frais en entier ; et conséquemment sur la moitié considérée comme perdue entièrement, de même que sur celle
réputée parfaitement saine. Or, puisque
l'assureur, dans ce cas, ne lui doit que la
moitié du coût primitif, ou de l'évaluation
en police, il est clair que l'assuré perd la
moitié du fret et des frais sur la totalité de
ses marchandises, ou, ce qui revient au
même, la portion entière de ces mêmes dépenses, incombant à la portion de marchandises considérée comme totalement
perdue.

Et ce nest pas seulement lorsque les marchandises arrivent détériorées au lieu de
leur destination, que l'assuré est exposé à

perdre une portion, ou même la totalité du fret. Cette perte partielle ou totale peut encore arriver sans que l'assuré puisse y remédier, lorsque les marchandises capturées sont rendues, lorsque le navire est forcé de retourner au port de départ; et même, ainsi que nous le démontrerons au neuvième chapitre, lorsque les marchandises sont vendues dans un lieu rapproché de celui de la destination.

Le fait suivant servira à prouver qu'en vertu des principes adoptés par nos cours anglaises de justice, l'assureur ne peut jamais être rendu responsable de la perte que le propriétaire des marchandises éprouve sur le fret. Un navire allant de Névis à Bristol[1], fut pris et conduit à Morlaix, où il fut d'abord condamné, et plus tard restitué. Le navire et le chargement avaient été vendus avant le jugement de restitution, mais le montant de la vente fut recouvré, sous la seule déduction des frais de l'instance. Les assureurs des marchandises remboursèrent

---

[1] *Voyez* Baillie, au mot *Modigliani*. Park, 7ᵉ édition, page 90.

sans difficulté les frais du procès, assimilant
le fait à un cas de sauvetage ; mais ils refusè-
rent de tenir compte du fret, que l'assuré réclamait ayant été obligé de le payer au propriétaire du navire, *pro ratâ itineris*, et cette
discussion fut portée en justice. Lord Mansfield, en faisant connaître l'arrêt de la Cour,
qui avait été rendu à l'unanimité en faveur
de l'assureur, s'exprima ainsi : « Dans ce cas,
la valeur des marchandises a été rendue en
argent, ce qui équivaut à une restitution
en nature , et le fret était donc réellement
dû, *pro ratâ itineris* : mais l'assureur des
marchandises n'a rien à démêler avec le
fret. En cas d'une perte, totale par sa nature, mais avec sauvetage, le propriétaire
des marchandises peut prendre ce qui est
sauvé ou faire abandon ; mais il n'a jamais
le droit de réclamer le fret de son assureur,
parce que celui-ci ne s'est point engagé à
l'en indemniser. » Émérigon, l'un des auteurs
français les plus estimables en matière d'assurances, relate le fait suivant[1] : « Au mois

---

[1] *Voyez* Émérigon, *Traité des Assurances*, etc.,
Ch. xii, sect. 31, t. 1 , pag. 544.

d'août 1781, un navire fut affrété à Marseille, pour aller prendre des prisonniers de guerre à Toulon, et les transporter à Mahon. Le capitaine, auquel la permission en fut accordée, prit à son bord quelques marchandises, et partit de Toulon sous pavillon parlementaire. A son arrivée à Mahon, il apprit que l'île avait été prise par les Espagnols, et il lui fut ordonné de retourner à Toulon, sans rien décharger; à quoi il dut obéir. Les propriétaires des marchandises, qui les avaient assurées à Marseille, appelèrent leurs assureurs en remboursement du fret qu'ils avaient dû payer au capitaine en reprenant leurs marchandises, et ceux-ci, sur l'avis d'Émérigon, indemnisèrent de la perte. » Il est cependant évident, d'après ce qui a été dit plus haut, que, par la nature du contrat, les assureurs n'étaient aucunement dans l'obligation de payer cette perte, et le cas cité précédemment démontre assez qu'en Angleterre ils n'en eussent point été responsables.

Ces exemples, et beaucoup d'autres qu'on pourrait y ajouter, sont donnés pour rendre bien palpable, que le fret peut éprouver des pertes totales ou partielles, dont l'assureur sur marchandises n'est point responsable dans le mode d'assurance et de réglement adopté aujourd'hui universellement, et que, conséquemment, l'assuré reste exposé à des pertes très considérables.

Cet inconvénient, bien que la source n'en ait pas été généralement aperçue, a été senti depuis long-temps, et l'on a eu recours à une foule d'expédiens pour y remédier. On a adopté des méthodes de calcul erronées [1] ; on a fait des tentatives, à Hambourg surtout, pour mettre la perte éprouvée sur le fret, à la charge de l'assureur sur profit éventuel; et enfin l'on a eu, et l'on a encore aujourd'hui recours à la méthode de comprendre le montant du fret et des frais dans l'évaluation des marchandises. Mais tous ces expédiens étant contraires à la nature du principe, sont nécessairement sans effet. Les méthodes

---

[1] *Voyez* le commencement du chap. ix, tom. II.

inexactes de réglement, ont été abolies par les lois ou les usages ; on fait peu d'assurances sur profit imaginaire, et lorsque cela arrive, il serait aussi absurde de rendre l'assureur sur le profit responsable des pertes sur le fret, qu'il le serait de vouloir faire peser cette responsabilité du fret sur l'assureur des marchandises. Démontrons, par un exemple, que la méthode de comprendre le fret et les frais dans le montant des marchandises assurées, n'atteint point le but qu'on se propose.

Supposons le coût primitif des marchandises, de 1,000 l. y compris les frais de chargement et la prime ; le fret, 400 l., et les frais au port de déchargement, 100 l. Si, pour couvrir ce risque, on assure 1,500 l. sur les marchandises, il est évident qu'en cas de perte totale, le fret et les frais n'étant pas déboursés, l'assuré gagnera 500 l., et que, dans chacun des cas déjà relatés, dans lesquels le fret est perdu bien que les marchandises soient sauvées, il paiera une prime sur ce fret sans avoir droit à aucune indemnité ; de sorte que cette assurance n'est réellement qu'un jeu, ou un pari de

5oo l. ; il n'y a que le cas où les marchandises arriveraient avariées, qui produirait une exacte indemnité, encore même sur le fret seulement, et non sur les frais, puisque la perte sur ceux-ci n'est pas toujours dans un rapport exact avec celle sur les marchandises avariées.

On a encore proposé, pour remédier à la perte sur le fret, d'établir que le propriétaire du navire accorderait au négociant une réduction proportionnée à la détérioration des marchandises, réduction qu'il réclamerait de son assureur sur fret[1]. Mais cette méthode, indépendamment de ce qu'elle exige une altération des contrats existans entre l'affreteur et le propriétaire, et entre celui-ci et l'assureur sur fret, ne remédie au mal, relativement au fret, que lorsque les marchandises arrivent endommagées, et ne s'applique point aux cas mentionnés ci-haut, où les marchandises ne sont point détériorées, et où le négociant est obligé de payer le fret entier, ou une

─────────────

[1] *Voyez* Stevens, *Essay on Average*, 4e édition, pag. 132.

portion proportionnée à celle du voyage parcourue. Dans ces cas, qui sont réellement ceux où la perte sur le fret est le plus sensible, le négociant resterait sans aucune indemnité du paiement qu'il devrait en faire.

Le seul moyen d'arriver à une indemnité complète dans tous les cas, sans léser aucune des parties, est d'assurer la somme à payer pour fret et frais au port de déchargement, par contrat autre que celui des marchandises; et si le propriétaire de celles-ci veut aussi être indemnisé de la perte éventuelle de son bénéfice, d'assurer également ce profit séparément, et d'après les principes que nous allons bientôt développer.

Pour remédier à cet inconvénient, le fret payable au port de destination doit être assuré séparément.

Ce mode d'assurance du fret payable au port de livraison, a déjà été proposé, du moins en partie, par l'ordonnance d'Amsterdam, et il est tellement conforme à l'équité et à la raison, qu'aucune législation ne pourrait le désapprouver. Il sera encore bien plus convenable aux intérêts des parties, si le fret et les frais sont séparés dans l'assurance, puisqu'ils sont souvent exposés à des degrés différens de perte.

L'article de l'ordonnance d'Amsterdam dont je parle, est le trente-cinquième, et est ainsi conçu : « Les avaries, ou dommages sur marchandises, qui surviennent par accidens dans le cours du voyage, doivent être calculées sur le capital brut que ces marchandises eussent produit si elles fussent arrivées saines à leur destination. D'un autre côté, il est loisible aux chargeurs, aux propriétaires ou aux consignataires, d'assurer le fret payable après bonne arrivée, sous la condition que l'assureur sur fret ne paiera que l'augmentation d'avarie tombée à la charge des marchandises, c'est-à-dire le fret qui serait payé sur la portion de marchandises qui, en raison du dommage, devrait être considérée comme totalement perdue, et qu'en cas de perte totale il fera ristourne de la prime perçue sur le fret. » Mais une assurance faite d'après cette ordonnance, de même que celle mentionnée en l'exemple ci-dessus, n'offrirait d'indemnité au négociant que dans le cas où ses marchandises arriveraient avariées, et l'assureur sur fret ne serait garant de la perte totale ou partielle, dans aucun des autres cas expliqués. Il est donc essentiel pour que cette assurance atteigne son but, que l'assureur s'engage à indemniser le propriétaire des marchandises, de toutes pertes résultant de leur liaison avec le fret, et par suite de chacun des périls assurés par l'assureur des marchandises. L'assurance sur le fret dû, ainsi entendue, est soumise aux pertes totales et partielles, et même à celles par suite de sauvetage[1]. La ristourne de prime, en cas de perte totale des marchandises, est une conséquence parfaitement juste de cette assurance, puisque cette prime est la seule chose que le propriétaire perde en pareil cas.

Peut-être supposera-t-on qu'une assurance effectuée séparément sur le fret, par le propriétaire des marchandises, serait sujette à de grandes difficultés, et cette opinion empêchera l'introduction d'une mesure aussi utile ; il est donc nécessaire de démontrer que de semblables difficultés ne sauraient exister. Même en supposant

---

[1] *Voyez* chap. ix , tom. II.

qu'elle comportât plus de calculs qu'elle n'en exige réellement, ce ne serait point une raison pour la repousser, sa justice et son utilité pouvant être regardées comme incontestables.

Les dépenses à payer après l'arrivée des marchandises, sont : 1º Le fret; 2º les frais de déchargement, magasinage, etc.; 3º la commission et le courtage; 4º les droits, les frais de déchargement, etc., étant les mêmes sur les marchandises saines que sur celles avariées, la perte sur ces frais sera la même, proportionnellement, que celle sur le fret, et l'on peut donc les comprendre dans l'assurance de ce dernier. Il y a cependant une différence lorsque les marchandises sont vendues dans un port intermédiaire; les frais occasionnés en ce lieu étant d'une nature différente. Dans beaucoup de cas, les frais de déchargement sont de si peu d'importance, comparativement à la valeur des marchandises, qu'on peut bien les omettre entièrement. La commission et le courtage diminuent en proportion de la détérioration des marchandises, et ne sont d'ailleurs pas assurés. Quant aux droits; ou

ils sont prélevés sur les articles endommagés en proportion de leur diminution de
valeur, et alors aucune perte ne résulte
de la détérioration des marchandises, quant
à ces droits qu'il devient inutile d'assurer ;
ou ils sont payables en totalité , nonobstant
l'état de détérioration, et alors la perte qu'ils
éprouvent est dans la même proportion que
celle sur les frais de déchargement, dans
l'assurance desquels on peut conséquemment les comprendre.

Il n'est pas de négociant éclairé qui veuille
s'engager dans une spéculation, sans connaître ce qu'il aura à payer au port de déchargement, et en toutes circonstances, pour
fret, droits et frais ; il ne peut donc y avoir
pour lui aucune difficulté à désigner séparément chacun de ces articles dans la police.
Supposons 2,000 l. assurées sur les marchandises , 3oo l. sur le fret, 1oo l. sur les
droits et les frais, ces droits devant être
payés en entier, même en cas d'avaries. Si
la police est faite pour une assurance de
2,4oo l., les termes suivans expliqueront
pleinement l'intention des parties : « De ces
2,4oo l., 2,000 l., portent sur les marchan-

dises, 3oo l. sur le fret, et 100 l. sur les droits et les frais au lieu de livraison. »

Si les marchandises arrivent endommagées, l'assureur aura à payer le même tant pour cent sur le fret, les frais et les droits, que sur elles, et il paiera la portion de fret que le négociant perdra, mais non les frais, si les marchandises sont vendues sur une autre place que celle de destination.

Si le fret n'est pas connu au moment d'effectuer l'assurance, le montant en sera laissé ouvert pour être déterminé plus tard, de même que cela se pratique pour assurances sur marchandises dont la valeur est inconnue.

Dans quels cas une assurance est désirable sur le fret et les droits payables au port de livraison.

Si le montant du fret et des frais est peu important comparativement à la valeur des marchandises, comme il arrive généralement sur celles de valeur, dans de courts voyages, le négociant ne courra que fort peu de risque en laissant le fret et les frais à découvert. Cette assurance n'est donc nécessaire que lorsque le fret et les frais forment une partie considérable de la valeur des marchandises, ainsi que cela a lieu sur objets de pesanteur, pour de longs voyages. Mais aussi, dans ces cas, on ne saurait trop la recommander comme offrant au négociant le seul moyen d'une parfaite indemnité, et ouvrant aux assureurs une nouvelle source de profits [1].

------

[1] Il ne sera peut-être pas inutile de démontrer ce qui précède par un exemple. Supposons, comme nous l'avons fait ci-dessus, que le coût primitif des marchandises, sans la prime, soit de 7,800 l., le fret 1,000 l., les droits et frais de déchargement 1,000 l., la prime sur les marchandises de 10 p. 100, celle sur le fret, les droits, etc., de 5 p. 100, et les droits payables en totalité, même en cas d'avaries.

Le négociant devra assurer, ainsi qu'il sera expliqué au chap. IV, sur les marchandises, prime comprise 8,666 $2/3$, sur le fret, 1,052 $12/19$, et la même somme sur les frais et les droits : ensemble 10,771 $53/57$.

Si les marchandises arrivent en bon état, la position du négociant, que nous supposons ne pas payer de commission, sera telle qu'il suit, en supposant qu'elles soient vendues pour un capital brut de. . . . . 12,000 l.
Il a payé pour le coût jusqu'à bord. 7,800 l.
Prime sur 8,666 l. $2/3$, à 10 p. 100.   866 $2/3$.
Prime sur 2,105 l. $5/19$, à 5 p. 100.   105 $5/19$.
Fret, droits et frais. 2,000   10,771 l. $53/57$.

Et son bénéfice net est de . . . . .   1,228 l. $4/57$.

I.   8

Par ce moyen la seconde sorte d'assurance devient presque aussi utile que la première.

Au moyen de cette assurance, séparée, du fret et des frais, la seconde sorte d'as-

---

Si les marchandises arrivent détériorées de 5o p. 100, et sont vendues. . . . . . 6,000 l.

L'assureur paie 5o p. 100 sur 8,666 l. $\frac{2}{3}$, marchandises . . . . 4,333 $\frac{1}{3}$.

Il paie aussi sur 2,105 l. $\frac{5}{19}$, fret et frais. 1,052 $\frac{12}{19}$.

TOTAL. . . . . . . 11,385 l. $\frac{55}{57}$.

Dont déduisant les débours, comme ci-dessus . . . . 10,771 l. $\frac{53}{57}$.

Le bénéfice restant est de. . . . 614 l. $\frac{2}{57}$.

Formant exactement la moitié de celui qu'eût produit l'arrivée en état sain ; l'assuré perd la moitié, puisque le profit n'était pas assuré.

Si les marchandises sont totalement perdues, l'assureur rembourse. . . . . 8,666 l. $\frac{2}{3}$.

Et ristourne la prime sur le fret, les frais et les droits. . . . . 105 $\frac{5}{19}$.

Et l'assuré reçoit. . . . . . 8,771 l. $\frac{53}{57}$.

Ce qui l'indemnise exactement puisqu'il ne paie ni fret ni droits, et ne le laisse en perte que du profit, qui n'était pas assuré.

Supposons maintenant que les frais de déchargement sont de 200 l., et les droits de 800 l. ; que ceux-ci ne doivent être prélevés sur les marchandises avariées, qu'en proportion de leur réduction de valeur, et que le négociant paie 5 p. 100 de commission, etc. Il assure sur les marchandises, comme ci-

surance et d'indemnité est rendue à peu près aussi utile que la première, sans être

---

dessus 8,666 l. 2/3, sur fret et frais 1,200. — 1,263 l. 3/19, prime comprise.

Les marchandises arrivées saines, sont
vendues . . . . 12,000 l.
Sur quoi à déduire, coût primitif. 7,800 l.
Prime sur 8,666 l. 2/3, à 10 p. 100.   866 2/3
—   1,263 l. 3/19, à 5 p. 100.   63 3/19.
Fret, droits et frais. 2,000
Commission 5 p. 100 sur 12,000 l.   600 l.   11,329 l. 47/57.

Et son bénéfice net est de. . . . .   670 l. 10/57.

Si les marchandises, arrivant détériorées
de 50 p. 100, sont vendues. . . . .   6,000 l.
L'assureur paie 50 p. 100 sur 8,666 l. 2/3.   4,333   1/3.
—   —   —   1,263   3/19.   631   11 1/19.

Total. . . . .   10,964 l. 52/57.

dont déduisant, coût primitif. 7,800 l.
Primes, 866 l. 2/3 et 63 l. 3/19.   929 47/57.
Fret entier et frais. 1,200
Demi des droits   400
Commis., 5 p. 100 sur 6,000 l.   300 l.   10,629 l. 47/57.

Le bénéfice net sera de. . . . . .   335 l. 5/57.

Ou exactement la moitié de celui produit par l'arrivée en état sain, l'autre moitié restant en perte pour le négociant, par la raison que le profit n'était pas assuré.

sujette aux mêmes inconvéniens, et ce but sera encore bien mieux atteint, si le profit espéré est aussi assuré séparément.

En assurant les marchandises, le fret et les frais, le négociant s'assure, à la vérité, l'indemnité entière de son capital, mais il reste encore exposé à la perte du profit qu'il avait droit d'en attendre, et cette perte, quoique moins pénible que celle du capital, est souvent amèrement sentie. En effet, le négociant dont la spéculation est manquée par les événemens de la navigation, perd son temps, son travail, et l'emploi de son argent, sources uniques de sa prospérité. Il lui est donc nécessaire d'avoir recours à une sorte d'assurance qui le garantisse également de ces pertes.

Le résultat de toute spéculation mercan-

Si les marchandises sont totalement perdues, l'assureur rembourse. . . . . 8,666 l. 2/3.
Et ristourne la prime sur le fret et les frais. 63 $^{3}/_{19}$.

Et l'assuré reçoit. . . . . 8,729 l. 47/57.

Ce qui l'indemnise complétement, puisqu'il ne paie ni fret, ni frais, ni droits, et qu'il doit perdre le bénéfice entier qui n'était pas assuré.

tile, est douteux de sa nature, et ces opérations sont soumises à des accidens qu'aucune prudence humaine n'est capable de
prévoir. Il est donc évident que le but
d'une assurance sur profit espéré, ne peut
être d'en garantir un certain et déterminé,
nonobstant toutes circonstances, puisque
ce contrat serait en opposition directe avec
la nature du commerce. Telles furent celles
autrefois pratiquées en Hollande, et auxquelles ce nom fut donné mal à propos, puisque, par la raison que nous venons de donner,
ce n'étaient point de véritables assurances
destinées à protéger les intérêts du commerce, mais de simples paris. Le négociant
étant exposé à voir son profit disparaître
ou même se changer en perte, si l'état du
marché lui est défavorable, et ceci étant insé-
parable de la nature et de l'essence du commerce, le véritable but de l'assurance sur
profit espéré, ne peut être que d'offrir à
l'assuré, l'indemnité (relativement aux marchandises perdues ou avariées, dans la proportion de leur valeur à celle assurée) du
profit qu'il eût positivement réalisé si les
marchandises fussent arrivées saines.

Pour reconnaître, après une perte, s'il y eût eu profit et à combien il se fût élevé, il faut avoir égard à l'état du marché au lieu de destination; et il est évident qu'il faut avoir recours, pour cela, aux mêmes moyens jugés nécessaires pour l'évaluation des marchandises, dans une assurance de la première sorte, et que tout ce qui a été dit à ce sujet[1], est parfaitement applicable à l'assurance du profit espéré. Si les marchandises sont totalement perdues, et qu'il soit constaté que le profit eût été égal à la somme pour laquelle il a été assuré, ou l'eût dépassée, l'assureur doit payer le montant total de l'assurance. Si une partie seulement de ce profit eût été acquise par l'arrivée des marchandises en état sain, l'assureur ne doit compte que de cette même portion; enfin il est pleinement déchargé, si les marchandises fussent arrivées dans un marché offrant de la perte ou le pair seulement. Si les marchandises arrivent endommagées, l'assureur sur le profit doit

---

[1] *Voy.* pag. 86 ci-dessus.

payer dans la même proportion que celui sur les marchandises, non sur la somme assurée, mais sur le profit qu'elles eussent réellement donné arrivant saines. Supposons une assurance de 1,000 l. sur profit attendu de certaines marchandises. Si, en arrivant saines, elles n'eussent donné que 500 l. de profit, et si elles arrivent détériorées de 50 p. 100, il est clair que le négociant ne perd pas 500 l., mais seulement 250 l., et qu'il ne peut réclamer davantage. Si le profit se fût élevé au dessus de la somme assurée, le négociant a été son propre assureur pour l'excédant.

Comme la prime doit toujours être en raison de la garantie dont elle est le prix, il est clair qu'il y aura lieu à la ristourner en entier, quand les marchandises arriveront ou seraient arrivées sans donner de profit, et proportionnellement quand elles donneront ou auraient donné une portion seulement du profit assuré. Mais ces ristournes fréquentes de primes, étant un embarras lorsque le profit assuré est faible comparativement au capital, et lorsque la prime est basse, peut-être paraîtra-t-il con-

venable, dans ces cas, d'obvier à cet inconvénient, en sacrifiant l'extrême exactitude à la facilité, et en stipulant qu'il ne
sera point fait de ristourne. Ce sacrifice
pourra se compenser par une réduction sur
le taux de la prime du profit, et l'assureur
devra d'autant plus volontiers s'y prêter,
qu'il a la chance de recevoir cette prime
sans courir aucun risque.

Il résulte de cet exposé, que le profit
sera toujours assuré par police sans fixation de valeur, et non par une portant évaluation, sauf les cas assez rares où ce profit ne dépend pas de l'état du marché, et
peut être considéré comme certain; car, si
un profit éventuel est assuré comme certain, ce qui aurait lieu s'il était déterminé
par une police portant évaluation, l'assurance serait contraire à sa nature, et ne
serait plus qu'un pari.

Le profit peut être assuré dans la même
police que les marchandises, le fret et les
frais, et il est préférable même de ne point
séparer ces divers intérêts. Un motif pour
les assurer conjointement, de préférence,
dans la même police, c'est que le profit

éventuel est bien plus aisé à déterminer lorsque ces différens articles sont connus. Il en est un autre qui se rapporte au cas d'abandon, et que nous signalerons plus bas [1]. Si (dans l'exemple page 111) on avait compté sur un profit de 3oo l., il eût été suffisant d'assurer 2,7oo l., au lieu de 2,4oo, et d'ajouter : « Dont 2,ooo l. sur marchandises, 3oo l. sur fret, 1oo l. sur droits et frais au lieu de livraison, et 3oo l. sur profit attendu. »

Il est à peine nécessaire d'ajouter qu'une assurance sur un profit espéré, ne peut convenir que lorsqu'il est grandement probable qu'il y aura profit en cas d'arrivée à destination.

Quoiqu'il ne soit pas d'usage absolu de ne point assurer le profit *eo nomine*, il est presque généralement adopté de le comprendre dans le montant des marchandises : c'est aussi la méthode usitée en France. En Hollande et à Hambourg, on est plus dans l'habitude d'exprimer dans la police

La méthode actuelle d'assurance du profit, est contraire à la nature de son objet.

---

[1] *Voy*. le chap. VIII, tom. II de cet ouvrage.

la portion de la somme assurée qui porte
sur les marchandises, et celle applicable au
profit, ou la proportion de ce profit attendu
relativement à la somme assurée ; comme,
par exemple : « Marchandises évaluées B°
m. 10,000, y compris 10 p. 100 de profit
imaginaire. » Quand il est simplement exprimé que le profit est compris dans la
somme assurée, sans y ajouter pour quelle
valeur ou dans quelle proportion, l'usage
de Hambourg veut que ce profit soit supposé être de 10 p. 100. Comme le profit ne
peut être sujet à aucune contribution d'a-
varies[1], la méthode de le distinguer des
marchandises dans la police, est préférable
à celle d'assurer ces deux intérêts confusé-
ment. Mais attendu que, dans l'une comme
dans l'autre, l'assureur paie la même proportion sur le profit que sur les marchandises,
sans égard à l'importance ni même à l'existence du profit, il est évident qu'aucune de
ces méthodes n'est exacte, et qu'elles font
de l'assurance sur le profit, un pari sur l'é-
tat du marché.

---

[1] *Voy.* le chap. VII, tom. II de cet ouvrage.

Quant à la question de savoir si l'assurance du profit est légale, on ne saurait douter que, étant bien comprise, elle n'obtînt l'approbation de tous les législateurs. Il n'y a que des idées fausses et des abus, qui aient pu la faire soumettre, dans quelques pays, à des prohibitions ou à des restrictions.

En Angleterre, on peut légalement faire assurer le profit *eo nomine*, ainsi que l'attestent plusieurs décisions judiciaires. Un négociant ayant un marché avec le gouvernement, pour fournir de bière l'armée du Canada [1], avait fait assurer le profit attendu sur une cargaison de mélasses allant de Surinam à Québec, et il avait été stipulé qu'en cas de perte, le profit serait évalué à 1,000 l., sans qu'il fût besoin d'autre titre que la police. Il fut objecté par l'assureur que cette police n'était qu'un pari, et que ce profit était d'une nature trop précaire pour pouvoir être l'objet d'une assurance; mais la Cour prononça en faveur de l'assuré.

---

[1] *Voy.* Grant, au mot *Parkinson*; Park, 7ᵉ éd., 402.

Ce n'eût été, en effet, qu'un pari, si le profit n'avait pas été à peu près certain. Comme il était probable qu'aucunes autres mélasses ne seraient trouvées à Québec, il était juste que l'assuré fût remboursé de la perte entière, puisque le calcul du montant du profit, ne pouvant avoir lieu en la forme ordinaire, eût occasioné des discussions, si l'évaluation n'en avait pas été convenue à l'avance. Mais si l'on suppose que l'assuré pouvait remplacer ses mélasses en payant 200 l. seulement de plus que leur coût primitif, il faudra bien reconnaître que 800 l. sur les 1,000 l. étaient un pari et non pas une indemnité.

Dans une autre circonstance[1], le profit espéré sur une cargaison de marchandises destinées au commerce d'Afrique, et évaluées 2,000 l. avait été assuré, après une assurance déjà faite des marchandises, pour leur valeur totale, prime comprise, et cette dernière fut jugée suffisante pour l'indemnité. M. Lawrence, en prononçant la déci-

---

[1] *Voy.* Barclay, au mot *Cousins*, 2 east, 544.

cision de la Cour, y joignit diverses observations sur cette sorte d'assurances, et entre autres la suivante : « Il a été objecté que les marchandises pouvaient arriver sur un marché en perte, auquel cas l'assuré eût gagné à ce qu'elles se perdissent. Mais si c'eût été le cas, il est évident que l'assuré n'eût été lésé en aucune manière, relativement au profit, par la perte de ses marchandises, ou, autrement, qu'au moment de la perte il eût été sans intérêt dans ce profit assuré. S'il y avait eu perte partielle, l'assureur n'eût été obligé qu'au remboursement du profit sur les marchandises perdues. »

Ceci achève de démontrer que l'assuré ne peut rien recouvrer à titre de profit, qu'autant qu'il justifie qu'il y en aurait réellement eu si ses marchandises fussent arrivées, et cette opinion est encore confirmée par un cas plus récent[1], où le profit sur une cargaison d'esclaves avait été assuré dans une police portant évaluation, et où une

---

[1] *Voy*. Hodgson, au mot *Glover*, 6 east, 316.

partie des esclaves fut perdue par naufrage, et le surplus arriva sur un autre navire au lieu de destination. Il fut décidé que l'assuré n'avait droit à régler, ni en perte totale, puisqu'une grande partie de la cargaison était bien arrivée, ni en perte partielle, puisqu'il n'avait pas justifié qu'il y eût eu profit si le naufrage n'avait pas eu lieu, et si tous les esclaves fussent arrivés à destination.

Dans ces trois cas, les polices portaient évaluation, et cependant il fut justement décidé que l'assuré n'avait de droit au profit qu'en prouvant qu'il y en eût réellement eu, et qu'en cas de perte partielle, l'assureur n'était responsable du profit que sur la portion perdue; d'où l'on peut conclure qu'en cas d'avaries, l'assureur sur profit est responsable dans la même proportion que celui sur marchandises. Il semble cependant qu'il suffise de prouver qu'il y aurait eu quelque profit, conséquemment qu'il y avait quelque intérêt en risque, pour rendre l'assureur responsable de la totalité de l'évaluation en cas de perte totale, et d'une portion relative en cas de perte partielle[1], ce qui est contre la nature du contrat. Ceci démontre également que le profit doit toujours être assuré par polices ne portant pas fixation de la valeur. On peut, d'après cela, s'étonner que beaucoup de personnes, que les jugemens ci-dessus eussent dû éclairer, prétendent encore mettre en doute que le profit puisse être légalement assuré par polices non évaluées, ainsi qu'il arriva à l'assureur dans le cas suivant.

Le propriétaire d'une cargaison de lin, allant de Riga à Hull[2], avait assuré 1,000 l.

---

[1] « Il est établi que, sur polices portant évaluation, le négociant n'a d'autre obligation que de prouver qu'il avait quelque intérêt en risque. » 19, Geo., 2. — Lord Mansfield, in Grant, au mot *Parkinson*. — Chap. 4, ci-dessous. — In Eyre, au mot *Glover*, lord Ellenborough dit : « Que dans une police sur marchandises, portant évaluation, le profit espéré peut être compris sans que l'assuré soit restreint à l'évaluation du prix de facture ; que c'est là, en effet, une assurance sur profit, et que ce qui peut être assuré conjointement avec toute autre chose, peut bien aussi l'être séparément. » Donc le profit assuré par police évaluée, doit être traité, sous tous les rapports, comme une assurance sur marchandises.

[2] *Voy*. Eyre, au mot *Glover*, 16 east, 28 l.

sur profit (sans autre explication), *la prime
entière devant être ristournée en cas que
l'intérêt en risque fût de peu de valeur.* Il
fut constaté que le navire avait été pris avec
sa cargaison de lin à bord, et que le profit,
en supposant l'arrivée en état sain, eût été
égal à la somme assurée. La défense de l'assureur, au procès, roulait sur ce que cette
police n'était qu'un pari; mais le lord grand
juge Ellenborough repoussa cette objection, ne reconnaissant, en principe, aucune distinction entre une assurance sur
profit évalué, et tenue pour légale, et celle
sur profit sans évaluation déterminée en la
police, mais soumise à une justification ul-
térieure. *Id certum est, quod certum reddi
potest.* Le jugement ayant été rendu en faveur de l'assuré, l'assureur fit appel, se
fondant sur ce que les profits en général,
et sans plus de certitude, ne peuvent être
assurés lorsqu'il n'y a aucun moyen certain
de les calculer; que dans tous les cas antérieurs, ces profits avaient été évalués, mais
que, dans celui-ci, pour déterminer la
perte, il fallait justifier de l'état du marché,
et qu'il n'y avait lieu qu'à ristourne de la

prime dans le cas où la cargaison n'eût donné aucun bénéfice. Lord Ellenborough répondit : « Le profit n'est autre chose qu'un accroissement de valeur donné aux marchandises en sus de leur coût primitif. La difficulté du calcul ne peut rien sur la question de l'intérêt en risque ou de la légalité du contrat. Un faible intérêt suppose seulement un faible bénéfice sur la cargaison, relativement à la somme entière assurée. »

Les lois de France prohibent entièrement l'assurance du profit espéré [1] « Le profit, » dit Emérigon [2], « dépend d'un événement incertain et d'une négociation future. C'est un être moral n'existant point dans le navire, et qui, par conséquent, ne peut être assuré. » Ce raisonnement s'applique seulement à la méthode abusive suivie jusqu'à présent dans cette assurance, mais pas du tout à celle parfaitement exacte dont j'ai donné l'explication. Par celle-ci, aucun

Assurance sur profit en pays étrangers.

En France.

---

[1] Ord. de Louis XIV, art. 15, tit. *Ass.* — Code de commerce, art. 347.

[2] *Voy.* Traité des Assurances, chap. VIII, sect. 9, tom. I, pag. 232.

I.

être imaginaire, aucun événement futur n'est assuré; cet événement futur n'y est compris que pour servir à déterminer si l'aliment de l'assurance existe ou non, et l'assurance n'a lieu que lorsque cet aliment est bien justifié. Il en est de même de l'assurance des marchandises venant du dehors, tant qu'il reste douteux si elles sont ou non chargées. Le contrat, dans ce cas, ne signifie pas que l'assurance sera valable en tout état de cause, mais seulement qu'elle aura son effet si les marchandises sont chargées.

Le même auteur ajoute : « Mais lorsque le profit est fait et réellement acquis, le marchand peut le faire assurer. Par exemple, j'ai fait assurer, d'entrée et de sortie de la Martinique, une cargaison de la valeur de 50,000l. Le navire arrivé à la Martinique, j'ai avis que la vente a été faite avec un bénéfice considérable, et que les retraits sont de la valeur de 100,000 l. ; je puis, sans difficulté, me faire assurer les 50,000 l. de bénéfice, attendu que c'est là un profit fait et acquis. » Or, si, comme il n'est pas permis d'en douter, ce profit peut être légale-

ment assuré, lorsque les avis de la Martinique arrivent assez à temps pour le faire,
pourquoi le négociant, qui a toute raison
de l'espérer, mais qui n'en a pas encore la
certitude, ne serait-il pas admis à l'assurer
dans la supposition qu'il sera effectivement
réalisé ?

Les ordonnances danoises prohibent   En Danemarck.
toute assurance au dessus du coût primitif,
des frais et de la prime, sur voyages d'un
port d'Europe à un autre, l'Islande excep-
tée [1]. Sur les cargaisons de retour des Indes
orientales, on peut légalement faire assurer
le double du montant de la cargaison d'aller, et 5o p. 100 seulement de la valeur de
la cargaison d'aller, et en sus, sur celles en
retour de tous autres pays hors d'Europe.

L'ordonnance d'Amsterdam permet l'as-   En Hollande.
surance du profit espéré [2], mais elle dispose

---

[1] Art. 3.

[2] Depuis l'introduction en Hollande du Code de commerce français, les anciennes ordonnances ont perdu
leur autorité légale, excepté dans les cas que les lois
françaises n'ont pas prévus. On a eu l'idée, pendant
quelques années, d'y faire un nouveau Code de commerce.

que les marchandises sur lesquelles il porte doivent être énoncées et le profit évalué, et qu'aucune ristourne de prime ne peut être demandée. Les ordonnances de Suède établissent des règles absolument semblables. Les lois prussiennes veulent que la ristourne de la prime sur profit ne puisse avoir lieu, qu'autant que ce profit n'a été manqué par aucune faute de l'assuré [1]. Tous ces réglemens prouvent que la nature de cette sorte d'assurance n'était point encore bien comprise dans ces pays, à l'époque où ces législations s'y établirent.

En Italie, l'assurance du profit est également autorisée par les lois. En Espagne, la police est nulle si elle couvre plus que le coût primitif des marchandises, les frais de chargement et les droits; mais il est fait exception pour le commerce des Indes et autres pays éloignés, et l'on peut, dans ces voyages, faire assurer un profit de 25 p. 100 sur le montant des envois [2].

----

[1] Ord. d'Amst., art. 17. — Ord. de Suède, art. 3, § 1, et art. 7, § 8. — Lois pruss., § 2345.

[2] Targa, *Ponder. marit.*, chap. XLII, n° 5.—Baldas-

La commission à prélever sur la vente d'une propriété consignée à un agent, ou confiée à un capitaine ou à un subrécargue, est encore une autre sorte de profit. Cette commission est un intérêt qu'il est permis de faire assurer en Angleterre [r]et dans tous les pays où l'assurance du profit est légale [2]. Le profit de l'agent est certain dès lors que la consignation lui est réellement faite, à moins qu'il n'en soit frustré par les événemens du voyage. Mais si la consignation annoncée n'a pas lieu, par circonstances étrangères aux périls du voyage assuré, il est clair que la police ne peut avoir d'effet. Une assurance de commissions évaluées 1,000 l., avait été faite sur le navire l'*Amitié* [3], allant de Bristol à Saint-Thomas

Assurance sur la commission.

---

seroni, *delle Assicurazioni maritime*, tom. II, pag. 6, tit. 1, § 85 et suiv.—Ordonn. de Bilbao, chap. XXII, art. 7, 8 et 11.

[1] *Voy*. King, au mot *Glover*, 2 New Rep., 206.

[2] L'ordonn. de Hambourg, tit. 3, art. 2, fait une mention expresse de la commission, comme d'une matière susceptible d'être assurée.

[3] *Voy*. Knox, au mot *Wood*. Park, 7e éd., 405.

et à la Jamaïque, et retour à Dublin, et la police expliquait qu'elle couvrait les commissions que devait rendre la cargaison de retour. Après divers événemens, le navire délivra sa cargaison d'aller à Saint-Thomas et arriva à la Jamaïque ; mais l'assuré ne pouvant donner aucun motif suffisant du non chargement de la cargaison de retour, sa demande de remboursement fut repoussée.

Le consignataire perd sa commission entière si la cargaison n'arrive pas ; il doit donc être remboursé comme d'une perte totale, si, par suite de quelque événement compris dans la police, elle est vendue sur un autre lieu que celui de destination. Mais si la cargaison arrive détériorée, sa perte est en proportion de celle que supporte la marchandise, et il doit donc aussi être remboursé dans cette même proportion. C'est conséquemment bien à tort, que certaines personnes soutiennent que, dans les polices de cette sorte, le cas de perte totale est le seul pouvant donner lieu à remboursement. Il est vrai que quelquefois on alloue une commission plus forte sur la vente des marchandises avariées, mais ce n'est point un usage général, et lorsqu'il prévaut, il doit être considéré comme étant le prix d'un embarras extraordinaire. Cette extra-commission ne saurait d'ailleurs offrir l'équivalent de celle attendue, lorsque la valeur des marchandises est considérablement réduite par l'état d'avarie.

La commission, étant un tant pour cent sur la valeur de la cargaison, ne devrait, strictement parlant, être assurée que sur polices non évaluées. Il vaut cependant mieux, pour prévenir toute discussion et toute ristourne de prime, l'assurer par police portant son évaluation. Dans ce cas, l'assuré ne peut être appelé à justifier exactement quelle eût été cette commission en cas d'heureuse arrivée, puisque, ainsi que nous l'avons vu déjà [1], dans les polices portant évaluation il lui suffit de prouver qu'il avait quelque intérêt en risque.

[1] *Voy*. ci-dessus la note de la page 127.

NOTE

SUR LE CHAPITRE PREMIER.

Élémens, définition et objet du contrat d'assurance,
page 136.—Utilité de l'assurance des frais payables
à l'arrivée, 140.—Et de celle du profit espéré, 142.
— Abus résultant de l'évaluation exagérée d'une marchandise assurée, 152.—L'assureur est toujours recevable à contester cette évaluation, 157.

Elémens, défi-
nition et objet du
contrat d'assu-
rance.

Ce chapitre, consacré à l'explication des
élémens du contrat d'assurances sur marchandises, ne saurait, sous ce rapport,
fournir matière à aucune objection. Les
principes posés par l'auteur anglais sont
aussi justes que clairement énoncés : on
peut refuser d'être de son avis sur les conséquences qu'il en tire et sur les améliorations qu'il propose, mais il est impossible
de ne pas reconnaître avec lui :

1º Que la valeur de toute marchandise
expédiée d'un lieu à un autre, se compose

de trois parties distinctes, dont une est formée par le coût primitif et les frais au point de départ; l'autre, par les frais payables au lieu d'arrivée, et dans lesquels le frêt est nécessairement compris; et la dernière, positive ou négative, est commandée par l'état des prix du marché à ce lieu d'arrivée, et augmente ou diminue cette valeur, suivant que ces prix sont en hausse ou en baisse.

2º Que le contrat d'assurance a nécessairement pour objet de garantir à l'assuré une indemnité au moyen de laquelle il sera, après une perte survenue :

Ou maintenu dans le même état que celui où il serait resté s'il n'eût point entrepris sa spéculation; ce qui suppose l'assurance de la première seulement des trois parties constitutives :

Ou rétabli dans la même situation que celle où il se fût trouvé si la perte n'avait pas eu lieu; ce qui suppose toujours l'assurance de la dernière de ces parties constitutives, ainsi que celle de la seconde, celle-ci restant sans objet alors qu'il y a perte totale en cours de voyage, et n'exerçant d'influence sur le réglement de l'indemnité, qu'autant que la chose assurée subsiste et éprouve quelque dommage par l'effet du fret et des frais dont cette seconde partie se compose.

M. Behecke se prononce pour cette dernière méthode, et développe avec beaucoup de clarté la manière d'en faire usage dans la pratique, afin de remédier tout à la fois à la fraude, dont l'assurance du profit espéré peut faire naître l'idée, et au préjudice résultant évidemment pour l'assuré, du système actuel d'assurances.

En France, plus qu'ailleurs, cette doctrine paraîtra de contrebande ; car l'introduction en est formellement prohibée par l'article 347 du Code de commerce, et nous n'avons encore renoncé, ni à notre vanité nationale qui proscrit tout ce qui peut nous venir d'Angleterre, fût-il bon et utile, ni à notre indifférence pour l'amélioration et pour la prospérité du commerce. Quoi qu'il en soit, et bien que les avantages généraux de la méthode proposée me semblent suffisamment démontrés par l'auteur anglais ; comme il suffit de la prévention et de l'attachement que, par paresse plus que par conviction, nous portons à la routine, pour faire rejeter cette innovation salutaire, je crois devoir ajouter ici quelques observations propres à en expliquer la convenance et l'utilité.

Il me semble que l'idée la plus naturelle que l'on doive se faire du contrat d'assurance passé entre deux individus, est, que l'un, *l'assureur*, consent, au moyen d'une prime dont lui-même fixe le taux, à se charger de toutes les chances que l'autre, *l'assuré*, peut courir pendant toute la durée d'une expédition de marchandises, faite par nécessité ou par spéculation. Rendez ces risques plus nombreux et aussi grands que vous le voudrez, l'état des choses n'en sera point changé : l'assureur augmentera le taux de sa prime, suivant l'idée qu'il se fera des dangers auxquels il est exposé : l'assuré sera libre de se soumettre à celle qui lui sera imposée, ou de rester son propre assureur ; mais s'il préfère être garanti, il voudra l'être complètement.

L'auteur anglais définit l'assurance qui couvre la première, seulement, des trois parties constitutives de la valeur d'une marchandise, un contrat ayant pour objet de replacer l'assuré, après une perte survenue, dans le même état que celui où il était avant de faire son expédition ; et cette définition est conforme à l'idée que nous nous faisons des effets de ce contrat. Elle n'est, cependant, exacte que si la perte survenue est totale ou de nature à autoriser le délaissement ; auquel cas l'assuré reçoit la somme que lui-même a calculé être la valeur de sa marchandise, sans qu'elle soit grévée d'aucune charge. On peut avancer que, même alors, l'indemnité n'est pas complète ; car, l'assuré n'ayant pu évaluer sa marchandise qu'à la valeur réelle qu'elle avait au temps et au lieu du départ, et la perte et le remboursement ne pouvant lui valoir la restitution de ses fonds qu'à une époque plus ou moins reculée, il perd toujours l'emploi de son temps et de son capital qu'il eût pu utiliser autrement. Je relate ici ce dommage incontestable, sans, cependant, vouloir m'y arrêter.

Utilité de l'assurance des frais payables à l'arrivée. Mais si la perte, au lieu d'être totale ou de nature à faire naître le droit d'abandon, n'est que partielle, et si la marchandise est

avariée dans le cours du voyage, de manière à éprouver une détérioration dont le
propriétaire ne sera remboursé que sur son
capital assuré ; il est évident que cette
indemnité ne sera pas complète, et que
l'assuré ne sera pas replacé dans le même
état que celui où il était avant que d'entreprendre sa spéculation. En effet, la détérioration produite par l'avarie, porte sur
la valeur de la marchandise, composée du
capital assuré et des frais payés au lieu où
elle est arrivée et doit être vendue. Elle
pèse, à la vente, sur ces frais de même que
sur le capital primitif ; et comme ces frais
restent les mêmes malgré l'état d'avarie,
l'assuré ne recevant pas l'indemnité de la
détérioration qu'ils supportent, celle - ci
vient accroître la perte, qui ne lui est remboursée que sur le capital assuré ; réduit
d'autant le paiement qu'il reçoit, et empêche, conséquemment, qu'il soit replacé
dans l'état où il était avant que d'entreprendre sa spéculation. Le contrat n'atteint
donc pas le but que l'assuré s'était proposé ;
il est dans son intérêt d'y faire admettre
des stipulations qui rendent plus efficaces

la garantie dont il a voulu jouir ; et lorsque cet intérêt peut se concilier, sans fraude ni abus, avec celui de son assureur, qui ne se chargera d'un risque nouveau que moyennant une prime nouvelle, on ne voit pas quelles raisons on pourrait opposer à l'introduction, dans le contrat, de la seconde des parties constitutives de la valeur de la chose mise en risque.

Et de celle du profit espéré.

Cette innovation une fois admise, l'assuré sera effectivement certain d'être rétabli, dans tous les cas, par son assureur, dans la situation exacte où il se trouvait avant que son expédition se fît. Mais si le résultat de la perte ou de l'avarie, a été de le priver de tout ou partie d'un bénéfice qu'il eût positivement réalisé, qui est le but de ses travaux, et le fruit légitime de l'emploi de son argent et de conceptions long-temps mûries et sagement combinées; pourquoi lui refuserait-on la faculté d'acheter la garantie de cet autre risque, au prix que son assureur y voudra mettre, s'il est aussi facile à celui-ci de se placer à l'abri de toute fraude sur cet article que sur les autres? Ce n'est qu'au moyen de cette

(143)

faculté qui lui sera accordée, que l'assuré pourra, conformément à la nature du contrat, rejeter sur son assureur toutes les chances dont celui-ci fait profession de se charger, et acquérir la certitude que, nonobstant tous événemens quelconques, son opération aura pour lui exactement le même résultat que si elle n'eût éprouvé aucune entrave, ni souffert aucun dommage, et qu'il sera rétabli dans la même situation que celle où il se fût trouvé si le voyage s'était terminé sans aucun accident.

Remarquez bien, en effet, que M. Benecke explique que c'est le profit ou la perte résultant de l'état du marché, qui constitue la troisième des parties dont il compose la valeur d'une marchandise mise en risque. Si le marché est en baisse et présente de la perte, cette partie est négative, et la valeur de la chose est diminuée. Si, au contraire, le marché est en hausse et donne du profit, cette partie est positive, et la valeur de la chose est augmentée. Rien de douteux, rien d'arbitraire dans l'un ni dans l'autre cas. La preuve seule du fait constituera le droit de l'assuré, et cette preuve sera aussi facile à obtenir, que celles exigées pour toute police dont l'évaluation est restée indéterminée.

Il est, dit-on, *de l'essence du contrat d'assurance, que rien n'y puisse être compris que ce qui existe positivement, et est exposé en risque; et le profit, étant un être moral qui ne se trouve point dans le navire, ne peut être assuré* [1]. Cette définition est juste, si vous l'appliquez à un profit déterminé d'avance et d'une manière invariable; mais elle est fausse relativement à la stipulation qu'il s'agit d'ajouter au contrat. J'admets avec vous le principe que rien ne doit servir d'aliment à une assurance, que ce qui existe positivement en risque; car je repousse, tout comme vous, ce qui n'est qu'une gageure, et je reconnais que

---

[1] *Voy.* Valin, art. 15, tom. I, pag. 54 et suiv. — Pothier, n°s 11 et 45.—Émérigon, tom. II, pag. 7 et 232. — M. Estrangin, pag. 13.—M. Locré, tom. IV, pag. 112 et suiv. —M. Pardessus, tom. II, pag. 679, et tom. III, pag. 250. Ayant relaté, dans ma Préface, les titres de ces ouvrages, je me dispense de les répéter dans les citations.

ce contrat est immoral et susceptible d'une foule d'abus [1] qui doivent le faire rejeter ; mais je ne vois ni gageure ni abus dans celui qui vous est proposé.

Si ma spéculation eût été bonne, et si un bénéfice quelconque eût dû positivement m'en advenir, je demande que vous me garantissiez et soyez tenu de me rembourser ce qui aura été perdu pour moi de ce bénéfice certain, en conséquence des mêmes événemens dont vous vous êtes constitué responsable par votre police ; parce que, dèslors que ce bénéfice est constaté, il l'est également que ce risque a existé dans le voyage, en accroissement de la valeur de la chose qui devait me le procurer, et qu'il a péri ou souffert avec elle.

Si je m'étais trompé dans mes combinaisons, et si ma spéculation, au lieu d'être heureuse, ne m'eût laissé que de la perte, vous êtes déchargé, sauf ristourne de la prime qui y est applicable, du montant de cette perte dans le remboursement que

---

[1] M. Estrangin, pag. 14.

I.								10

vous avez à me faire, par la raison qu'elle n'est que le résultat d'une chance étrangère à celles que vous couriez, et qu'elle ne doit, conséquemment, peser que sur moi.

Sur quoi se fondaient jusqu'ici les prohibitions imposées aux assurances du profit espéré ? Sur ce que *ce contrat ne saurait être un moyen d'acquérir, et doit se borner à garantir ce que l'on court risque de perdre, et à présenter à l'assuré l'indemnité du dommage réel qu'il souffre, sans accroissement d'aucun bénéfice, aux dépens de son assureur : sur ce qu'il doit être, en un mot, un moyen de conservation et non de bénéfice* [1].

Mais en quoi la méthode qui vous est offerte fausse-t-elle ces principes ? Ce n'est plus un profit espéré et arbitraire que je vous demande de me garantir ; mais bien un profit réel et positif, dont vous ne me devrez compte qu'autant qu'il sera authentiquement constaté, et que pour sa valeur certaine. Ce n'est pas, pour moi, *un moyen*

---

[1] *Voy*. Pothier, nᵒˢ 31 et 35. — Émérigon, chap. 1, sect. 4. — M. Estrangin, pag. 52. — M. Locré, *ubi suprà*. — M. Pardessus, tom. II, pag. 680.

d'acquérir, mais bien de préserver, *de conserver ce que je cours évidemment risque de perdre,* au moyen *d'une indemnité* qui me remplace *le dommage réel que je souffre,* et qui ne ressemble pas plus *à un bénéfice fait à vos dépens,* que celle que vous m'accordez pour les autres parties constitutives de la valeur de la chose que j'ai perdue.

Plus je compare cette méthode nouvelle à celle ancienne consacrée par l'usage dans tous les pays, plus cette dernière me paraît imparfaite et défectueuse, et celle de l'auteur anglais sagement combinée.

Dans celle-ci tout est clair et positif, et le contrat d'assurance remplit entièrement son objet, sans pouvoir jamais aller au-delà. L'assuré y trouve la certitude de l'indemnité complète du dommage, que les chances de la navigation pourront lui faire éprouver. L'assureur y acquiert la conviction qu'il ne paiera jamais que l'importance réelle de ce dommage, tel qu'il résultera des chances seules qu'il a eu la volonté de garantir.

Dans celle anciennement usitée, tout est

devenu arbitraire, parce que les réglemens introduits en différens temps, ayant, avec raison, paru insuffisans pour remplir leur objet en ce qui touche l'assuré, l'usage a consacré des altérations qui ont donné lieu aux abus qu'on avait eu l'intention de prévenir et d'empêcher ; abus qui me semblent ne pouvoir être écartés désormais que par la méthode nouvelle. Ceci me paraît très facile à démontrer.

Par les articles 18 et 19 de l'ordonnance de 1681, l'assuré, à moins de déclaration expresse, était censé courir le risque du dixième des effets chargés, et ce risque, à sa charge, était même d'obligation rigoureuse s'il s'embarquait sur le navire, ou s'il en était propriétaire.

Le Code de commerce a aboli ces dispositions qui ne pouvaient que donner lieu, sans grande utilité, à beaucoup de discussions et d'inconvéniens ; et bien qu'il ait autorisé l'assurance de la valeur entière des effets chargés, il est incontestable qu'il n'a entendu composer cette valeur que du coût primitif et des frais au lieu du chargement.

Nous avons vu qu'il était de toute impossibilité qu'un semblable contrat satisfît pleinement l'assuré, et aussi est-il rarement arrivé qu'on se soit conformé strictement aux règles imposées.

Il faut bien se persuader que le commerce des assurances est soumis, ainsi que tous les autres, à une concurrence qui doit nécessairement agir sur les conditions du contrat, autant que sur les primes. Plus cette concurrence sera grande, plus l'assuré adroit saura en profiter pour exiger des stipulations qu'il jugera favorables à ses intérêts ; et ceci est suffisamment prouvé par les différences notables qui ont existé de tout temps , et existent encore , entre les formules de polices et les cours de primes des différentes places où l'on trouve des assureurs.

On commença par admettre l'évaluation que l'assuré voulut faire de sa marchandise, et sans se mettre en peine de s'enquérir de la valeur réelle, on le dispensa de toute justification au moment où le contrat se passait, et même après la perte survenue. Une facilité aussi grande, accordée à la mauvaise foi, dut nécessairement créer une mul-

titude d'abus. On crut y remédier en convenant, d'abord par stipulation expresse.
plus tard par consentement tacite, que l'assuré serait libre d'augmenter d'un dixième
la valeur réelle de ses marchandises. C'était
mettre le doigt sur la plaie sans rien faire
pour la guérir, et rester toujours sous le
coup des mêmes abus, lesquels ne naissent
pas seulement des tentatives de la mauvaise
foi, mais encore, et beaucoup plus souvent,
de l'ignorance de l'assuré, et de la crainte
où il est de rester perdant, en résultat d'une
avarie ou d'une perte dont il ne sera remboursé que conformément aux clauses de sa
police. Ce n'est point, je pense, se servir
d'une expression exagérée, que de qualifier
une semblable méthode de défectueuse, et
d'ajouter qu'elle ne peut rien produire que
d'arbitraire ; et cependant c'est encore celle
généralement pratiquée aujourd'hui.

L'inconvénient est palpable ; un moyen
sûr est offert, qui a pour effet de le détruire :
pourquoi refuserait-on de l'adopter ? Des
idées fausses ou incomplètes sur la nature
réelle du contrat d'assurance , vous ont
dicté, dans d'autres temps, des prescrip-

tions insuffisantes; celles-ci ont été remplacées à la longue par des usages abusifs et pernicieux. Le mal que vous vouliez détruire s'est augmenté; mais un homme habile, et qui a fait de ce sujet important l'objet de ses méditations, vous offre la solution du problème que vous cherchez depuis longtemps, qui est de concilier la garantie complète de l'assuré, avec la sauve-garde de l'assureur. N'hésitez plus, et donnez l'exemple, en embrassant un système qui deviendra général lorsqu'il sera bien connu et apprécié, et dont un des bienfaits sera d'éblir, entre tous les pays, une uniformité de principes qui ne pourra qu'être très utile au commerce.

La méthode nouvelle, clairement expliquée par l'auteur anglais, ayant pour résultat de garantir l'assuré de toutes pertes quelconques que, dans tous les cas possibles, il pourra éprouver par les événemens de la navigation, et lui donnant la certitude de jouir toujours du profit que sa spéculation lui eût rapporté, il n'aura plus aucun motif pour exagérer la valeur de ses marchandises, et pour leur donner une évaluation qui le grève d'une prime inutile, lorsque le voyage est heureux, et qui lui procure un gain illicite, lorsqu'il se termine par une perte totale, même par une avarie. A cet égard, la méthode elle-même renferme en soi tout ce qu'il faut pour rassurer ceux qu'elle intéresse ; tout y est déterminé d'une manière précise ; rien d'arbitraire n'y est admis ; aucun droit ne naît pour l'assuré que d'un document positif qui le consacre et le rend évident aux yeux de son assureur. Toutes les chances de la navigation sont à la charge de celui-ci, mais il reste absolument étranger à celles, heureuses ou malheureuses, du commerce, dont il n'est, ni dans son intention, ni dans l'ordre des choses, qu'il puisse courir les risques.

Combien la méthode actuelle est loin de nous offrir de pareils avantages ! ou plutôt, combien ne renferme-t-elle pas de ces abus que nos lois cherchent depuis si long-temps à écarter !

Abus résultant de l'évaluation exagérée d'une marchandise assurée.

J'ai chargé des marchandises pour lesquelles j'ai déboursé, tous frais compris jusqu'à bord, une somme de 8,000 francs ; j'en ai fait assurer 10,000. Si le voyage est heureux, je perds, à la vérité, sans aucun recours, la prime de 2,000 francs; mais si le navire se perd, je suis assuré de faire un bénéfice de 25 pour cent, et cependant ma spéculation, au lieu de m'en offrir aucun, m'eût peut-être laissé de la perte. Si ma marchandise est avariée, à 50 pour cent, je suppose, je jouis toujours, sur cette portion avariée, du bénéfice que je me suis fait garantir, et ma spéculation me rapporte encore 12 et demi pour cent.

Or, je le demande, aux dépens de qui cette spéculation a-t-elle été faite? elle ne reposait certainement pas sur les chances du commerce, puisque la même marchandise, sur laquelle je me trouve ainsi gagner 12 et demi ou 25 pour cent, présente peut-être, dans le même moment, une perte égale au profit que j'en retire, à mon voisin, qui y a spéculé comme moi. Cette différence dans les résultats n'est due qu'à la différence des moyens employés. Mon voisin est un homme simple, qui a eu la bonhomie de compter sur les faveurs de la fortune, et de désirer que son navire fît un heureux voyage. J'ai agi tout autrement; je me suis préparé, à peu de frais en cas de non réussite, une chance plus sûre que celles de la fortune ; j'ai eu le bonheur d'être malheureux, et en recevant de mon assureur trop confiant le prix de ma fraude, je ris de mon voisin qui se plaint de son sort, et qui n'est qu'un ignorant ou un maladroit, de n'avoir pas fait ce que la loi tolère, ce que les usages consacrent, ce que le succès légitime.

Et cependant vous êtes bien persuadés qu'au moyen de vos prohibitions, votre contrat d'assurance n'est pas un moyen d'acquérir, et que je n'y puis trouver que la garantie de ce que je pouvais perdre, et l'indemnité d'un dommage réel, sans aucun bénéfice aux dépens de mon assureur.

L'exemple que je viens de donner dit assez ce qui en est, et je déclare formellement qu'il ne peut être taxé d'exagération. Le recours en indemnité pour les captures faites pendant la dernière guerre d'Espagne, a mis beaucoup d'assureurs dans la nécessité de réclamer de leurs assurés, qu'ils avaient remboursés, les factures originales de leurs marchandises, le gouvernement n'entendant admettre que le coût réel ; et

ces assureurs ne sauraient nier qu'il est
telles polices sur lesquelles, après remboursement, ils resteront en perte de 25
p. 100, et plus, que leurs assurés ont bien
et positivement acquis à leurs dépens. Je
n'avance ce fait que parce que j'en ai tenu
en main plus d'une preuve, et parce qu'il
me paraît propre à montrer où nous en
sommes arrivés, au moyen des facilités ar-
rachées successivement à la concurrence
des assureurs.

Combien, d'ailleurs, ces évaluations exagérées ne contribuent-elles pas à augmenter les cas de délaissement ? Plusieurs assureurs, pour rendre ceux-ci moins fréquens,
ont stipulé dans leurs polices, que l'assuré
n'y aurait droit, dans les cas prévus par
l'article 369 du code de commerce, qu'a-
lors que la perte excéderait les trois quarts
de la valeur de la chose assurée ; et ils ne se
sont pas mis en peine de considérer qu'en
admettant cette valeur sans examen, ils dé-
truisaient, dans bien des cas, l'effet de cette
stipulation, et la faisaient tourner contre
eux-mêmes.

Supposons, comme dans l'exemple que

je viens de donner, qu'une marchandise qui ne vaut réellement que 8,000 francs, ait été assurée pour 10,000, et qu'elle arrive dans un état d'avarie qui réduise sa valeur à 2,400 francs. Cette somme n'atteignant pas le quart de celle assurée, le droit d'abandon est acquis au propriétaire, qui ne manque pas d'en user puisqu'il y trouve le profit qu'il s'est ménagé. L'assureur perd 7,600 francs, et cependant la perte réelle n'est que de 5,600, et n'eût pas dû motiver l'abandon. Augmentez de 200 francs seulement la valeur de la marchandise avariée, et portez-là à 2,600. Le droit d'abandon n'existe plus, mais la perte de 5,400, calculée à 67 et demi p. 100 sur la valeur réelle de 8,000 francs, devient pour l'assureur de 6,750 francs sur l'évaluation qu'il a admise, et l'assuré reçoit toujours 9,350 francs.

Est-il besoin d'ajouter quelque chose à de semblables résultats, pour montrer combien ils blessent la morale, et combien de combats ils doivent occasioner entre la bonne foi et l'intérêt de l'assuré? Car, remarquez qu'il suffit d'une différence de 200 francs en plus ou en moins sur le produit de la vente, (et vous pouvez même, à la rigueur, réduire cette différence à 101 francs) pour valoir à l'assuré 650 francs de moins ou de plus. Ces calculs sont tellement simples qu'ils sont à la portée de tout le monde, et comme il n'est personne qui n'ait dû se les faire, il faut bien attribuer l'existence des pareils abus, à une insouciance dont il convient de rappeler les dangers, pour mieux faire sentir la nécessité d'y mettre un terme.

Je ne dois cependant pas terminer cette note, sans prévenir les assurés qui se croient forts des droits que leur donne une évaluation exagérée, et les assureurs qui se soumettent sans examen au dommage qu'ils en éprouvent, qu'il a été jugé, *que l'évaluation stipulée de gré à gré dans une police d'assurance, ne pouvait avoir pour effet de s'opposer à l'application des principes consacrés pas les articles 357 et 358 du code de commerce, lesquels défendent d'assurer une somme excédant la valeur des effets chargés; et que l'assureur était toujours recevable à contester cette évaluation, et à prou-*

L'assureur est toujours recevable à contester cette évaluation.

ver son exagération et la surprise qui lui aurait été faite. C'est du tribunal de commerce de Marseille que ce jugement est émané, le 31 janvier 1823, et encore le 6 septembre 1824[1], et je ne doute pas que pareille décision ne fût rendue partout ailleurs où même action serait intentée.

----

[1] *Voy.* le Journal de Jurisprudence de Marseille, t. 4, 1re part., p. 106, et tom. 5, 1re part., pag. 212.

CHAPITRE II.

Principes de l'indemnité relative aux assurances sur navires et frets.

———

Origine et nature de la profession de propriétaire de navire, 160. — Le propriétaire doit être libre d'assurer ce qu'il expose en risque, 161. — Observations préliminaires concernant les assurances sur navires et frets, 163. — Evaluation d'un navire, 166. — Situation de l'armateur après l'heureuse arrivée de son navire, 168. — Il existe deux méthodes différentes d'assurances des navires et frets, 169. — Assurance du navire sans les dépenses d'armement, et du fret brut, 170. — Assurance du navire avec les dépenses d'armement, et du fret net, 175. — Assurance du navire et du fret en une seule police, 181. — Lois et usages d'Angleterre, 187. — Lois étrangères, 194. — En Hollande, *ibid.* — En Prusse, 195. — A Hambourg et en Suède, *ibid.* — En Danemarck, *ibid.* — En France, *ibid.* — En Espagne, 197. — En Italie, 198. — Rapport existant entre la police sur fret et la charte-partie, *ibid.* — Assurance du fret manqué, *ibid.* — Assurance sur fret payé d'avance, ou stipulé payable à tout événement, 203.

———

*Examen général des principes d'indemnité appli-
cables aux assurances sur navires et frets.*

Ayant posé dans le chapitre Ier les principes de l'indemnité relative aux marchandises, je dois maintenant en agir de même
à l'égard des navires et de leurs frets, objets d'une importance non moins grande
en matière d'assurances maritimes.

Origine et na-
ture de la profes-
sion de proprié-
taire de navires.

Dans l'enfance du commerce maritime,
les marchands employèrent leurs propres
navires au transport des objets de leur négoce. Les dépenses de l'équipement et du
voyage, et la dégradation et le dépérissement du navire [1], s'ajoutaient au prix de sa
cargaison, et aucun calcul séparé des frais
de transport ne devint nécessaire tant que

______

[1] Nous n'avons point en français d'expression qui
réponde parfaitement à celle *wear and tear* des Anglais.
Je la rends ici par dégradation et dépérissement, pour
en mieux indiquer le sens ; mais cette même expression
étant très fréquemment employée dans cet ouvrage, je
préviens une fois pour toutes qu'elle est rendue partout ailleurs par le mot seul de *dépérissement*.

navire et marchandises appartinrent au même propriétaire. Mais lorsque, au moyen âge, le commerce s'étendit et exigea la construction de plus grands navires, la nature des affaires dut nécessairement éprouver de notables altérations. Il fut d'abord d'usage de charger sur le même navire les marchandises de plusieurs négocians, et successivement leur transport devint, ce qu'il est aujourd'hui, une profession distincte du commerce. En général, le propriétaire d'un navire le considère bien moins comme un moyen de transport des objets de son propre commerce, que comme étant en soi-même une source de profits, et il l'abandonne à fret au négociant qui en a besoin pour envoyer ses marchandises au delà des mers. Sur le produit de ce fret, il lui faut payer les gages des matelots, fournir les provisions, et satisfaire aux dépenses du voyage et aux réparations du navire. Ce qui reste, après déduction de toutes ces charges et du dépérissement du navire, forme le net profit du voyage.

Dans ce genre de commerce, le propriéaire ne hasarde pas seulement son navire

Le propriétaire doit être libre d'assurer ce qu'il expose en risque.

I.　　　　　　　　　　I I

et les dépenses de son armement; il s'expose encore à la perte totale ou partielle de
son fret. Totale, si par événemens du voyage
la marchandise est totalement perdue; partielle, s'il n'y a perte que d'une portion de
celle-ci. Il est donc juste que le propriétaire
soit libre d'assurer ce qu'il expose en risque, sans en excepter le profit espéré du
voyage entrepris. Ce profit est d'une nature
différente de celui sur marchandises, car ce
dernier dépend de l'état du marché, qui est
étranger aux dangers du voyage, tandis que
celui du propriétaire de navire est certain,
après une navigation heureuse, et en dépend exclusivement.

Les assurances sur navires et frets exigent néanmoins la plus grande attention,
étant exposées à bien plus d'abus et de
fraude que celles sur marchandises. Il
n'existe, pour l'évaluation d'un navire, aucune méthode qui remplace celle établie,
pour les marchandises, sur le prix du marché, et cette évaluation dépend, au moins
en partie, de la volonté et de la bonne foi
du propriétaire. On voit souvent des portions égales du même navire évaluées diffé-

remment dans les demandes d'assurances,
et un propriétaire accroître la valeur de
l'objet assuré, en ajoutant à celle du navire
toutes les dépenses de l'armement et les
provisions et la portion des gages payée au
commencement du voyage, lorsqu'il assure
séparément la totalité du fret. Les conséquences de ces évaluations exagérées sont
trop dangereuses pour ne pas mériter l'attention des assureurs, et même des législateurs.

Pour déterminer quelle est la juste indemnité qui doit résulter d'une assurance
sur navire et fret, et rechercher les moyens
de l'obtenir dans tous les cas, il faut observer d'abord que, puisque le navire n'est
point un objet de spéculation, et n'est point
envoyé du port de départ à celui de destination pour y être vendu avec profit; et
puisque son fret n'est dû qu'après l'arrivée
au port pour lequel il est expédié; la véritable intention et le but d'une assurance
sur navire et fret, ne sauraient être de placer le propriétaire, en cas de perte, dans la
situation où il était avant le voyage, mais
bien dans celle où il se fût trouvé si son

Observations
préliminaires
concernant les
assurances sur
navires et frets.

navire et la cargaison étaient heureusement arrivés.

L'objet du propriétaire est de gagner par le transport de marchandises d'un lieu à un autre. Son profit, autrement le surplus du fret acquis après déduction des dépenses du voyage et du dépérissement du navire, dépend en partie du temps employé à ce voyage, puisque plusieurs des dépenses, et jusqu'à un certain point même le dépérissement du navire, sont proportionnés à la durée du voyage; de sorte que celui qui se prolongerait extraordinairement pourrait, non seulement absorber tout le profit espéré, mais encore changer ce profit en perte. Telles sont les chances naturelles auxquelles la profession d'armateur est soumise ; elles sont de même nature que celles que le négociant court par la baisse éventuelle du marché, et ne peuvent, par cette raison, être la matière d'une assurance dans le sens usuel de ce mot. Il est donc évident, en second lieu, que la durée du voyage ne peut être prise en considération dans le contrat d'assurance, et que toutes les dépenses occasionées ou aug-

mentées par quelque prolongation extraordinaire résultant de circonstances naturelles, comme vents contraires, glaces, etc.,
ne sauraient jamais être mises à la charge
de l'assureur.

Mais, indépendamment de ces retarde-
ments accidentels du voyage, qui sont inséparables de la navigation et doivent, par
cette raison, tomber toujours à la charge
du propriétaire, il en est d'autres, produits
par les chances mêmes du voyage, auxquels
le même raisonnement ne peut s'appliquer,
et contre lesquels le propriétaire a besoin
d'être protégé par l'assurance de sa propriété. Un embargo momentané, par
exemple, peut occasioner à l'armateur
une grande perte de gages et de provisions, et cette perte étant une conséquence
de l'embargo, il a besoin d'en être indemnisé aussi bien que des frais faits pour obtenir la libération du navire. L'entretien et
les gages de l'équipage pendant les réparations à effectuer par suite d'échouement,
sont une conséquence de cet échouement,
et l'indemnité en est aussi juste que celle
des dépenses de la réparation : on ne sau-

rait, en effet, dire pourquoi une sorte de perte ne pourrait pas, aussi bien qu'une autre, faire la matière d'une assurance.

Celle qui aura pour objet un navire et son fret, devra donc, pour remplir complétement le but de son institution, placer le propriétaire, dans toutes circonstances, aussi près que possible de la situation où il se fût trouvé après heureuse arrivée ; et le garantir de toutes pertes pouvant lui survenir par suite de chacun des dangers contre lesquels il veut être assuré.

Evaluation d'un navire.

Pour déterminer la somme à laquelle un navire doit être évalué dans une police d'assurance, il faut se bien pénétrer de l'idée que tout navire s'use plus ou moins, même dans les voyages les plus heureux, par l'action du vent et des vagues sur le corps, les les agrès, etc., et que celui qui serait employé pendant plusieurs années, sans éprouver même aucun dommage résultant d'événemens extraordinaires, se dégraderait graduellement et au point de devenir incapable de servir. Cette diminution de valeur, connue sous le nom de dépérissement, ne peut, naturellement, être mise à

la charge de l'assureur, et doit entrer en
déduction du produit du fret, ainsi que
nous l'avons expliqué. Quelle que soit donc
cette perte naturelle et hors de toutes circonstances extraordinaires, elle ne peut
être comprise dans l'assurance ; car si, un
dommage arrivant, l'assuré devait être
aussi indemnisé de cette perte qui ne peut
être imputée au dommage, mais qui doit
avoir lieu naturellement et inévitablement,
ce ne serait plus pour lui une indemnité, mais un bénéfice. Si, au contraire,
il ne reçoit que le remboursement de la
perte qui a été la conséquence réelle du
dommage, le dépérissement étant d'abord
pris en considération, il aura payé, sur ce
dernier article, une prime qui sera pour
lui sans utilité. Le corps du navire, avec
toutes ses dépendances, doit conséquemment être assuré, non pour sa valeur au
moment d'entreprendre le voyage, mais
pour celle qu'il aura après heureuse arrivée au port de destination. L'estimation du
dépérissement qu'un navire doit éprouver
dans le cours d'un voyage, ne saurait, à la
vérité, être poussée jusqu'au dernier degré d'exactitude, mais cela ne détruit pas

la justesse de l'observation. Un armateur expérimenté pourra faire cette estimation d'une manière assez juste pour le besoin qu'il en a, s'il a toujours égard à l'âge et au genre de construction de son navire, à la saison et à la durée probable des chances du voyage. Ce qui demeure incertain, après une évaluation ainsi faite, doit naturellement, et peut sans aucun grand danger, être abandonné au hasard.

Ces observations préliminaires étant bien comprises, considérons maintenant quelle sera la situation de l'armateur après l'heureuse arrivée de son navire, en le plaçant dans les circonstances suivantes. Supposons la valeur du navire, compris ses agrès, etc., au commencement du voyage, de 2,000 l.; l'évaluation du dépérissement dans ce voyage, de 100 l.; les menues dépenses au port de départ, de 18 l.; la durée probable du voyage, de quatre mois; les provisions pour le voyage entier ayant coûté 80 l.; les gages de l'équipage pour les 4 mois, de 150 l., dont la moitié payée d'avance, l'autre moitié payable après arrivée; les dépenses au port de destination, de 16 l.; le fret, tout compris, de 650, l.

et la prime de 3 pour cent. Après heureuse arrivée du navire, le propriétaire sera placé dans la situation suivante :

La valeur du navire sera réduite par le dépérissement à.............. 1,900 l.

L'armateur recevra pour son fret .... 650 l.
Sur quoi il aura à payer :

Gages d'équipage pour les deux derniers mois... 75 l.

Dépenses au port de destination.................. 16

Courtage, etc.......... 13   104   546

De sorte que l'heureuse arrivée lui vaudra réellement.................. 2,446 l.

somme que, conséquemment, il doit se faire garantir par l'assurance [1].

Deux différentes méthodes d'assurance des navires et de leurs frets ont été indiquées en théorie, et partiellement adoptées

Il existe deux méthodes différentes d'assurances des navires et frets.

---

[1] Il est évident que le montant de la prime ne doit pas être ajouté ; car si la somme ci-dessus était assurée avec la prime pour 2,520 l., l'assuré recevrait cette dernière somme en cas de perte totale, tandis que l'heureuse arrivée ne peut lui rendre plus de 2,446 l.

par l'usage : l'une est, d'assurer le navire sans y comprendre les dépenses de son armement, et le fret brut, ou le montant total du fret que fait le navire ; l'autre, d'assurer le navire avec les frais d'armement, et le fret net, ou le montant du fret, déduction faite des dépenses du voyage. Je vais expliquer chacune de ces méthodes séparément, et montrer de quelle manière et jusqu'à quel point l'une et l'autre atteignent le véritable but de l'assurance, qui est l'indemnité. Je proposerai après, une méthode facile, au moyen de laquelle on obtiendra bien plus complètement ce résultat désiré, et je démontrerai qu'elle est exempte de tous les inconvéniens dont les deux premières sont susceptibles.

Première méthode. Le navire, avec ses agrès, etc., mais sans ses dépenses d'armement, telles que provisions de voyage, gages, etc., doit être assuré, non pour sa valeur réelle au commencement du voyage, mais pour celle qu'il est supposé avoir après arrivée, et déduction faite du dépérissement ; car s'il était assuré pour sa valeur première, il est clair que la valeur du dépérissement serait payée deux fois, puisqu'elle serait comprise dans la police sur corps et dans celle du fret, s'il survenait une perte totale. Au surplus et nonobstant cette distinction, cette méthode place encore l'assuré, dans le cas de perte totale, dans une situation meilleure que celle où il se fût trouvé après heureuse arrivée.

En effet, supposons que, toutes évaluations restant les mêmes que ci-dessus, le navire ait été assuré pour.......... 1,900 l. »

et le fret, pour..................... 650 »

L'armateur expose en   2,550 l. »
risque, au commencement du voyage, l'entière valeur du navire. 2,000 l. »

Les provisions pour ce voyage.................. 80 »

Les menues dépenses au port de départ. 18 »

Avances des gages d'équipage pour 2 mois. 75 »

Prime sur 2,550 l., à 3 p. cent.................. 7 6 l. 10   2,249 l. 10

Le risque entier n'est donc que de.............. 2,249 l. 10

Transport...... 2,249 l. 10

Report d'autre part..................... { 2,550 l. »
{ 2,249 10

Transport..... 2,249 10

L'heureuse arrivée doit rendre (*voyez* pag. 169).................... 2,446 »

Le bénéfice net eût donc été de.............. 1961. 10

Tandis que, par la perte totale, il devient de .... ·· 300 l. 10

de sorte que l'assuré gagne 104 l. par cet évènement fâcheux ; différence qui provient de ce qu'il économise, par l'effet de la perte totale, les dépenses qu'il eût payées au port de destination, en cas d'arrivée. Cette portion de l'assurance n'est donc point une indemnité, mais un pari. Dans l'exemple posé, l'assuré paie 3. l. 2^s 5^d de prime, de plus que ce qu'il lui était nécessaire de payer pour être complètement indemnisé en cas de perte totale. Cet excédant de prime est perdu pour lui en cas d'heureuse arrivée, et lui rapporte un bénéfice lorsque la perte a lieu.

On ne remédierait point à cet inconvé-

nient en déduisant de la valeur du navire, lors de l'assurance , le montant des dépenses à payer au port de destination , attendu qu'il est des cas où l'économie peut
se réduire à très peu chose ou même à rien ,
comme quand la perte survient lorsque , le
voyage étant presque terminé , le fret est
sauvé , et les derniers gages sont acquis à
l'équipage.

Il est aussi tels cas où l'armateur, assuré
d'après cette méthode, ne recevrait pas
une complète indemnité. Si , par exemple,
par quelque événement de mer, les provisions du navire étaient pillées ou avariées ,
il n'aurait rien à réclamer de son assureur, puisque celui-ci , dans la supposition
que nous établissons ici, n'a reçu aucune
prime pour cet objet [1]. Cette perte ne
saurait non plus tomber à la charge de

---

[1] Je traite ici cette matière théoriquement. S'il n'est
pas entendu que les provisions soient comprises dans
l'assurance d'un navire, il est clair que l'assureur n'en
peut être responsable. Quant à l'usage établi, je renvoie le lecteur à la dernière partie de ce chapitre.

l'assureur sur fret, lequel n'est responsable que des pertes survenant sur ce fret par suite de quelqu'un des risques auxquels il est exposé.

Relativement aux dépenses occasionées par des retardemens de voyage, résultant des risques garantis, il est clair que l'assureur du navire ne peut en être responsable si le contrat est fait de la manière indiquée; car il ne prend à sa charge que l'arrivée du navire, seul risque pour lequel il reçoit une prime, et ne s'engage, ni expressément ni implicitement, à garantir à l'armateur le bénéfice du voyage. En cas de détention, échouement, embargo, etc., il remboursera les dépenses faites pour libérer le navire, plus celles de réparation; mais les pertes de gages, provisions, etc., resteront nécessairement à la charge du propriétaire. Cette méthode d'assurance des navires et de leurs frets, n'est donc point bien calculée pour indemniser l'assuré en toutes circonstances.

Il est inutile d'ajouter que la prime ne doit point être comprise dans une assurance du navire et du fret brut : s'il en était autrement, l'armateur, en cas de perte totale, gagnerait le montant de cette prime.

Seconde méthode. D'après cette méthode, l'armateur du même navire devra l'assurer pour 2,240 l. 4ˢ, et le fret pour 205 l. 16ˢ ; savoir :

Assurance du navire avec les dépenses d'armement, et du fret net.

Valeur entière du navire au commencement du voyage.........	2,000 l. »
Provisions du voyage, 80 l.; menues dépenses, 18 l..............	98 »
Gages d'équipage pour deux mois..........................	75 »
La prime à 3 p. cent sur 2,240 l. 4ˢ, prime comprise,[1]	67 4
	2,240 l. 4

____

[1] La prime de la prime doit être comprise dans l'assurance. (*Voy.* le chapitre IV ci-dessous.) Par là, l'assurance du navire couvrira le risque entier, le bénéfice seul excepté; et si l'armateur ne peut, comme en France, assurer ce profit, cette perte sera la seule qu'il puisse éprouver dans tous les cas.

Quant au fret, déduisant de son montant brut, qui est de.. 650 » »

Les dépenses au port de destination............ 104 l. »

Le dépérissement du navire................. 100 »

Les dépenses d'arme-ment, prime du navire comprise.................. 240 4. 444 4 »

Net du fret à assurer   205 l. 16 »

A la prime de trois pour cent................... 6, 3 6

Le profit du voyage sera net de.............. 199 l. 12 6

Par cette assurance , l'armateur sera placé exactement dans la même situation, après une perte totale, que celle où il se fût trouvé après heureuse arrivée, puis-qu'il recevra de l'assureur sur corps........................... 2,240 l. 4

Et de celui sur fret.......... 205 16

2,446 l. »

somme absolument égale à celle que lui eût valu l'heureuse arrivée, ainsi que le démontre le compte fait à la page 169 ci-dessus.

Cette même indemnité sera acquise à l'armateur, en cas de perte avec sauvetage. Supposons que le navire, naufragé auprès du port de destination, y est vendu 400 l. net, et que le fret entier est sauvé. Dans ce cas, les frais d'armement, y compris la prime et le dépérissement, doivent être déduits de l'assurance du navire, puisque l'on ne peut les regarder comme perdus dès lors que, par eux, le fret a été acquis. L'assureur du navire devra donc payer.............   2,240 l. 4

Moins; le produit du sauvetage............................ 400 l. »

Le dépérissement....... 100   »

Les dépenses d'armement et la prime............. 240   4.   740   4

1,500 l. »

I.12

Et ajoutant à ce net payé par l'assureur en.. 1,500 l. »

Le produit du sauvetage, touché par l'armateur....................................... 400 »

Le fret qu'il reçoit du consignataire des marchandises........................... 650 »

Dont à déduire les dépenses au port de destination........................... 104 » 546 »

Il reçoit en tout......... 2,446 l.»

somme toujours égale à celle produite par l'heureuse arrivée.

Si, toutes autres circonstances restant les mêmes, une moitié du fret seulement est sauvée, et les frais à destination réduits à 60 l., l'armateur reçoit pour cette moitié net, du fret............................. 265 l. » que l'assureur sur corps est autorisé à déduire, comme étant acquis au moyen des frais d'armement, en même temps que le

Ci-contre..................	265 l.	»
dépérissement ; moyennant quoi il paie....................................	1,575	4
L'armateur reçoit encore le produit du sauvetage................	400	»
et le profit espéré étant perdu en entier, l'assureur sur fret paie.	205	16
	2,446 l.	»

Si, antérieurement à la perte, un retardement extraordinaire du voyage avait occasioné une plus grande consommation de provisions, et une augmentation de gages et de dépenses, au delà de ce qui eût été nécessaire dans le cours d'un voyage régulier, tous ces frais resteraient à la charge de l'armateur.

Une assurance de cette nature suppose qu'en cas d'heureux voyage, il doit y avoir quelque profit, ou au moins qu'il n'y aura pas de perte. Autrement une perte totale serait plus avantageuse à l'armateur que l'heureuse arrivée, et en cas de sauvetage du fret, il serait toujours obligé de supporter la même perte qu'il eût éprouvée en résultat du voyage heureusement terminé.

Cette méthode d'assurance des navires et de leurs frets répond évidemment mieux que la première au but qu'elle se propose, si l'intention réelle des parties est clairement exprimée dans la police, et si l'on n'y a rien omis. Il serait même très facile de démontrer qu'elle n'est soumise à aucunes recherches embarrassantes, relativement aux circonstances qu'il est nécessaire de connaître pour opérer le réglement des pertes. Elle est cependant sujette à quelques inconvéniens, dont un est, que les sommes pour lesquelles le navire et le fret sont appelés à contribuer aux avaries communes, ne peuvent pas toujours correspondre à celles assurées. En Angleterre, en Prusse, en Danemarck, à Hambourg et dans quelques autre pays, le navire contribue aux avaries communes, pour la valeur au temps de l'arrivée, et le fret, pour son montant brut, déduction faite des gages et menues dépenses. Dans l'exemple que nous avons établi, le fret eût donc contribué aux avaries générales pour environ 550 l., somme beaucoup plus forte que celle pour laquelle il était assuré; tandis que, au contraire, la somme de la contribution doit être plus faible que celle de l'assurance.

Quant aux gages et provisions, dont l'augmentation aurait lieu par une prolongation de voyage, occasionée par l'une des chances de l'assurance, il est évident que l'assureur du navire n'en serait pas plus responsable dans un contrat fait suivant les principes que nous venons d'exposer, qu'il ne l'était par ceux que nous avons d'abord expliqués. Ces dépenses ne sauraient non plus, à moins de convention expresse, être mises à la charge de l'assureur sur fret; et il est assez vraisemblable qu'en assurant le fret net, personne ne voudra d'une condition qui le rendrait responsable de semblables pertes, puisque la somme assurée (et la prime reçue sur ce fret net) est toujours faible comparativement au montant du risque total, et que cette chance éventuelle serait hors de toute proportion avec cette somme assurée.

Il résulte assez évidemment, je crois, de tout ce qui précède, que ces deux méthodes d'assurances des navires et de leurs frets, renferment des difficultés et des inconvéniens qui en sont inséparables, et qu'aucune d'elles n'offre une complète indemnité

Assurance du navire et du fret en une seule police.

dans tous les cas qui peuvent survenir. L'assurance faite conjointement, et par une seule et même police, du navire et du fret, comme formant un risque indivisible, est le meilleur, sinon même l'unique moyen d'obvier à toutes difficultés quelconques, et de placer l'assuré, dans tous les cas possibles, dans la même situation que celle où il se fût trouvé en cas d'heureuse arrivée : telle est la troisième méthode que j'ai annoncée plus haut, et que je vais maintenant expliquer.

Pour se conformer à cette méthode, l'assureur doit couvrir à l'armateur, sur navire et fret, et dans une seule police, la somme que ces deux objets doivent valoir et rapporter après arrivée au port de destination; somme que, dans l'exemple posé, nous avons vu être de 2,446l. Cette somme étant la même que celle que l'armateur eût assurée, d'après la seconde méthode, en deux polices, il est clair qu'en cas de perte totale il recevra une pleine indemnité, et rien de plus; car il n'a rien à payer au port de destination, et il reçoit de l'assureur la valeur du navire, et ce qui lui fût resté du fret après l'acquit des dépenses en ce port. Il n'est pas moins évident qu'il reçoit cette même indemnité en cas de perte avec sauvetage, s'il est bien entendu et exprimé dans la police, que l'assureur sur navire et fret s'engage à replacer l'armateur, dans tous les cas, sauf celui de retardement du voyage, dans la même situation que celle qui doit résulter pour lui de l'heureuse arrivée; de même que, dans la seconde méthode, l'assureur sur fret contracte cet engagement relativement à ce fret.

Si, par exemple, le navire fait naufrage après avoir parcouru la moitié de sa route; si les marchandises sont sauvées et doivent payer la moitié du fret; et si les débris et le restant des provisions sont vendus .... 800 l. »
l'armateur reçoit, avec ce sauvetage, la moitié du fret.................. 325 l. »
moins la commission.......... 6 10   318 10

Il n'a rien à payer au port de destination, et reçoit de l'assureur.......................... 1,327 10

2,446 l. »

Jusqu'ici cette assurance combinée du navire et du fret, est entièrement semblable à celles séparées du navire avec les dépenses d'armement, et du fret net : elle mérite cependant une préférence incontestable, par les motifs suivans :

1° Il y aura toujours lieu à bien moins d'abus et de fraude, relativement aux évaluations, lorsque la somme totale sera assurée par une seule police, que lorsque chaque objet le sera séparément ; et il ne pourra jamais s'élever de discussion sur la portion des dépenses d'armement, considérée comme appartenant au navire, et sur celle qu'il y a lieu à déduire du fret.

2° La valeur pour laquelle le navire et le fret contribueront conjointement aux avaries générales, n'excédera dans aucun cas la somme assurée.

3° Il arrive souvent, dans les pays éloignés où les réparations de navires sont très coûteuses, que, afin de sauver le fret, on entreprend une réparation dont la valeur excède celle du navire, déduction faite du prix auquel il eût pu être vendu dans son état d'avarie. Un événement de cette nature entraîne presque toujours des discussions entre les deux assureurs. Celui du navire se prétend lésé par des dépenses qui tombent à sa charge et qui n'ont été faites qu'au bénéfice de l'assureur sur fret; et ce dernier, au contraire, est porté à considérer les réparations du navire, comme une matière entièrement étrangère au risque qu'il a couvert. Ces difficultés disparaissent dans l'assurance combinée du navire et du fret.

4° Dans certains cas d'abandon du navire et du fret, les deux assureurs peuvent avoir des droits sur le fret acquis, quand, par exemple, le navire est restitué, ainsi que je l'expliquerai avec détail au chap. VIII. Cette difficulté importante sera encore évitée par l'assurance combinée.

5° Les dépenses de gages et provisions, occasionées par quelqu'une des chances assurées (*voy.* pag. 164 et 165), peuvent être comprises en risque, dans une police d'assurance combinée, si telle est l'intention des parties, sans créer de disproportion entre la prime et la perte éventuelle, ces dépenses se distribuant alors sur le montant total du navire et du fret. L'armateur

est donc affranchi d'un risque majeur auquel il a toujours été exposé jusqu'ici, et
l'assurance et l'indemnité sont rendues plus
complètes. Il faudra cependant que l'intention des parties sur ce point soit bien clairement énoncée dans la police ; car autrement l'assureur ne consentirait pas à étendre sa responsabilité au delà de celle qui
pèse sur les assureurs sur corps et sur fret,
dans les assurances ordinaires faites séparément.

Tels sont les avantages qui résulteront
de l'assurance combinée, et je n'entrevois
véritablement aucun inconvénient quelconque attaché à cette méthode, qui me
semble digne d'attirer l'attention du monde
commerçant.

Si, au moment d'effectuer l'assurance,
le montant du fret n'est pas connu, elle
peut se faire, ainsi qu'il est d'usage pour les
polices sans évaluation déterminée, à la
charge d'indiquer plus tard ce montant ;
mais il sera nécessaire dans bien des cas,
et il ne peut qu'être convenable dans tous,
de mentionner dans la police la valeur du
navire avec les dépenses d'armement. Si,

d'un autre côté, le navire ne prend pas autant de marchandises que le propriétaire l'avait pensé, il sera très facile de déterminer la diminution de l'intérêt en risque. Dans notre exemple(pag. 169), le fret espéré a été évalué 650 l. Si, plus tard, il est prouvé qu'il n'est que de 350 l., les dépenses du voyage étant toujours à peu près les mêmes, l'heureuse arrivée ne produira plus que 2,146 l., et il suffira, dès lors, de faire assurer cette dernière somme.

Il paraît qu'il était d'usage autrefois, en Angleterre, d'assurer le navire avec les dépenses d'armement, et le fret net. Weskett, qui a publié son Traité d'assurance en 1781, dit qu'il est d'usage d'assurer ou le fret brut ou le fret net; et il ajoute que la compagnie d'assurances de Londres n'assure que le fret net. Aujourd'hui les assurances sur fret net semblent être à peu près abandonnées. Quoi qu'il en soit, comme nous n'avons en ce pays ni lois restrictives ni réglemens, relativement aux assurances sur navires et frets, les parties sont en pleine liberté de traiter de leurs intérêts de la manière qu'elles jugent la plus convenable. Un examen atten-

Lois et usages d'Angleterre.

tif des jugemens qui ont été rendus en matière d'assurances sur fret, démontrera clairement que nos Cours n'ont établi aucune
règle qui puisse faire reconnaître si une assurance effectuée sur fret, sans autre stipulation, doit être tacitement comprise
comme couvrant le fret brut, ou simplement le fret net. J'aurai occasion de revenir
sur ce sujet, au ch. viii, de l'abandon. Quant
à présent, il suffira de citer ici une partie
de ce que le dernier lord Ellenborough dit,
en délivrant un jugement rendu par la Cour,
dans un cas d'assurance sur fret [1] « Le fret
est le profit acquis par l'armateur au transport de marchandises à bord de son navire ; et l'assurance sur fret est celle qui a
pour objet de garantir ce profit au propriétaire du navire, dans le cas où il viendrait
à en être privé par quelqu'une des circonstances contre lesquelles il se fait assurer.
Une assurance sur fret n'a aucun rapport
au corps du navire, ou à ses dépenses d'armement pour le voyage ; objets qui, tous

---

[1] *Voy.* Forbes, au mot *Aspinall*, 13 east, 325.

deux, sont garantis par l'assurance du navire même ; et son unique objet est de
mettre l'assuré à l'abri de tous les dangers
prévus par la police, qui pourraient lui
faire perdre le profit qu'il doit retirer de la
délivrance des marchandises. Conséquemment, pour être apte à réclamer, dans quelque cas que ce soit, sur une police sur-fret,
il est indispensable que l'assuré prouve
qu'un fret quelconque lui eût été acquis,
s'il ne fût survenu aucun des événemens fâcheux prévus par la police ; et quand cette
police n'a point établi le montant du fret
d'une manière précise, celui qui eût été
réellement acquis est la limite où doit s'arrêter la responsabilité de l'assureur. Dans
toute action résultant d'une semblable police, il est évident que, soit que le fret ait
lieu comme prix du transport de marchandises chargées dans le navire, soit qu'il soit
acquis à l'armateur, en vertu d'un contrat
quelconque qui en exprime le paiement
dans le cas où le voyage ne serait manqué
par aucun des événemens contre lesquels il
est assuré, la somme qu'il eût dû recevoir,
augmentée de la prime d'assurance et de la

commission, est celle que l'assureur est tenu de lui rembourser si la police a été faite sans indication de l'évaluation. » Cette définition de lord Ellenborough suppose évidemment, dans le principe, une assurance sur fret net, et il semblerait qu'on dût en conclure qu'il n'y a lieu à faire couvrir, sur le fret, que le net, et que l'assurance du navire comprend nécessairement les frais d'armement. Mais ce que sa Seigneurie dit à la fin pour expliquer la responsabilité de l'assureur sur fret, ne peut s'appliquer qu'à l'assurance sur fret brut, de sorte que rien n'établit la distinction à faire entre ces deux sortes de contrats.

Les polices dont on se sert à Londres n'expliquent pas ce qu'on entend couvrir dans une assurance sur fret, et celles sur navires et sur frets sont absolument les mêmes. Celles à l'usage des assureurs particuliers, de même que celles des deux compagnies d'assurances, contiennent ces mots : « Sur toutes sortes de marchandises ; et aussi sur corps, agrès, apparaux, munitions, artillerie, chaloupes et autres fournitures du navire, etc. ». Il n'est fait aucune mention quelconque du fret dans le corps de la police; seulement dans le *Memorandum* de celles des assureurs particuliers, il est exprimé que le fret, ainsi que quelques autres articles, est garanti franc d'avaries au dessous de 3 p. cent, etc.

Il importe de rechercher quel est le sens que l'on a entendu donner aux expressions des polices que nous venons de relater. Je ne trouve aucune décision qui ait déterminé que ces expressions comprennent les gages d'équipage et autres dépenses faites au port de départ; mais il a été formellement jugé que les vivres et provisions sont compris dans le mot fournitures. Dans un procès à l'occasion de l'assurance d'un navire pour la Chine [1], il fut prouvé que les vivres et provisions avaient été détruits par un feu accidentel. L'assureur soutenait que les provisions, qui sont uniquement affectées à la nourriture de l'équipage, ne pouvaient être garanties par la police sur corps. Mais l'un des jurés ayant observé qu'il avait été dé-

----

[1] *Voy*. Brough, au mot *Withmore*, 4 t. R. 206.

cidé, du temps de lord Mansfield, qu'elles étaient comprises dans le mot fournitures, et que les négocians de la cité avaient toujours depuis acquiescé à cette décision, le jugement fut rendu en faveur de l'assuré. Si, donc, un armateur entend faire comprendre l'argent avancé à l'équipage dans l'assurance de son navire, et assurer d'un autre côté le fret net, conformément au calcul que nous avons établi, il conviendra toujours qu'il le fasse expliquer clairement dans la police.

L'auteur d'un ouvrage récent sur les avaries, dit, que la valeur du navire comprend, indépendamment de celle qu'il a réellement au port où le voyage commence, toutes ses provisions, ses dépenses d'armement et l'argent avancé à l'équipage, et que le tout doit être couvert avec la prime de l'assurance, la commission pour l'effectuer, s'il faut en payer une, et les frais de recouvrement en cas de perte, s'il y en a à supporter[1] : il

---

[1] Relativement à ces deux derniers articles, *voy.* le chapitre IV ci-dessous.

ajoute, que dans une police sur fret sans fixation de valeur, l'intérêt en risque est, d'après les usages de Lloyd's, le montant même du manifeste, ou état du fret, accru des articles ci-dessus. « Quelques personnes ont avancé, dit-il, que l'intérêt sur fret ne pouvait excéder la somme que l'armateur calcule devoir toucher en cas d'heureuse arrivée de son navire, puisque, en cas de perte, c'est tout ce qu'il peut perdre : mais l'usage est tel que je viens de l'expliquer, et il est probable qu'il sera maintenu, à moins qu'une loi formelle n'en décide autrement [1]. »

Ce mode d'évaluation de l'intérêt en risque sur navire et fret, est si évidemment erroné et contraire aux premiers principes de l'indemnité, qu'il ne saurait manquer de produire les plus fâcheuses conséquences. En l'appliquant à notre premier exemple, l'armateur, même en négligeant la commission et les frais de recouvrement, devrait

______

[1] *Voy.* Stevens, *Essay on Average*, pag. 168 et 170, 4ᵉ éd.

I.   13

faire assurer, sur son navire...	2,240 l. 4
Sur le fret............	670 2
et il recevrait, en cas de perte totale..................	2,910 l. 6
tandis que l'heureuse arrivée ne lui eût valu que	2,446 »
de sorte que la perte de son navire lui vaudrait...............	464 l. 6

Une pareille perspective ne serait-elle pas de nature à faire tourner souvent en pertes totales, tels événemens qui, sans elle, n'eu eussent présenté que de partielles!!

Lois étrangères. Il convient d'observer ici que la plupart des législateurs étrangers ont songé aux tentatives coupables que pourrait occasioner l'évaluation exagérée des navires et des frets, et ont cherché à les prévenir.

En Hollande. L'ordonnance d'Amsterdam, de 1744, permet l'assurance de tous les articles appartenant au navire, pour leur valeur entière plus la prime. L'armateur peut évaluer son navire dans la police, mais jamais au dessus de sa valeur réelle, et il ne lui est permis d'assurer que le fret net[1].

____

[1] Ord. d'Amst., art. 7 et 15.

(195)

Les lois prussiennes stipulent que tous
frais quelconques d'armement, ainsi que la
valeur réelle du navire au temps du départ,
peuvent être compris dans l'évaluation.
Mais s'il est fait une assurance séparée sur
fret, celle sur le navire ne peut porter que
sur la valeur du corps et des agrès et apparaux, sans y comprendre les frais d'armement [1].

Les lois de Hambourg et celles de Suède
ne mettent aucune restriction à l'assurance
du navire et du fret; mais il est entendu que
si le fret est assuré au brut, ce qui est l'u-
sage constant, les frais d'armement ne sont
pas compris dans l'évaluation du navire.
L'ordonnance de Copenhague défend de
comprendre dans l'évaluation d'un navire
toutes choses sujettes à diminution, comme
provisions, poudre à canon, boulets, etc.,
mais elle ne fait aucune mention du fret.

En France, la loi permet d'assurer le
corps du navire, les agrès et apparaux, les
provisions, les munitions, les gages d'équi-

---

[1] §§ 1982, 1985, 1986.

page payés d'avance, et autres dépenses faites au départ du navire, et comprises dans le mot armement, mais l'assurance sur fret est prohibée[1]. La raison de cette restriction est que, lorsque tous les articles que nous venons d'énumérer sont compris dans l'assurance d'un navire, il ne reste rien à découvert que le profit espéré sur le fret; or, nous avons vu que les lois françaises prohibent l'assurance du profit. Toute exagération dans l'évaluation est ainsi prévenue, il est vrai, mais l'armateur est réduit à ne pouvoir couvrir par la police que le risque de la perte effective qu'il peut avoir à supporter. L'ordonnance de Louis XIV prohibait l'assurance du *fret à faire ;* mais la déclaration de 1779 permettait l'assurance du *fret acquis*, et la signification réelle de cette expression a donné lieu à une grande variété d'opinions parmi les commentateurs français[2]. Aujourd'hui le

---

[1] Ord. de Louis XIV, liv. 3, tit. 6, §§ 15 et 16.

[2] Pothier, n. 26. — Valin, art. 15. — Émérigon, tom. I, chap. VIII, sect. 8.—Boucher, Inst. au droit marit., n. 1414 à 1419.

Code de commerce[1] déclare nulle toute assurance sur fret de marchandises chargées, sans établir aucune distinction entre le fret acquis et celui à faire. On fait cependant quelquefois en France des assurances sur fret, nonobstant la prohibition; mais, dans ce cas, l'assuré est nécessairement contraint à s'en rapporter uniquement à l'équité et à la bonne foi de son assureur. En Espagne, l'assurance sur fret est aussi tout à fait prohibée[2].

En Espagne.

Pour rendre le capitaine plus soigneux et plus attentif à la conservation de son navire, les lois de quelques pays établissent que le propriétaire est obligé de laisser une certaine portion du navire à découvert; en Danemarck, un dixième; en Espagne, un cinquième, etc. Les anciennes lois d'Amsterdam, de Rotterdam, etc., et les ordonnances françaises imposaient des obligations de même nature, mais elles n'ont point été maintenues dans le Code de com-

---

[1] Art. 347.

[2] Ord. de Bilbao, cap. 22, art. 9 et 11.

En Italie.

merce. En Italie, les assurances sur navires et frets ne sont soumises à aucune restriction [1].

Rapport existant entre la police sur fret et la charte partie.

Le contrat d'affrétement, ou charte partie, étant susceptible d'une grande variété de stipulations, il conviendra toujours, lorsqu'il s'en présentera une peu usitée, relative au paiement du fret, de relater la charte partie dans la police sur fret, de manière à la rendre partie obligée du contrat d'assurance. Si la stipulation est, ainsi qu'il arrive quelquefois pour les voyages aux Indes orientales, qu'il ne sera payé aucun fret pour la cargaison d'aller, mais tant de plus par tonneau sur celle de retour, le meilleur moyen sera d'assurer le fret qui doit être acquis au retour du navire, en une police pour le voyage d'aller et de retour, conformément aux conditions de la charte partie.

Assurance du fret manqué.

Si le navire est envoyé au dehors pour chercher une cargaison de retour, et qu'il

---

[1] Roccus. de Assec. n. 96. — Baldasseroni, t. I, pag. 3 ; tit. 7, §§ 27 et 28 ; tit. 8, § 3.

soit stipulé dans la charte partie que l'armateur recevra une certaine somme dans le
cas où des événemens imprévus empêche-
raient le chargement d'avoir lieu, le fréteur
pourra légalement faire assurer la perte que
peut lui occasioner ce fret manqué.

Un navire américain avait été affrété [1]
pour porter une cargaison de Londres à
Saint-Pétersbourg, en prendre là une de
retour, et revenir immédiatement à Londres; et il avait été stipulé que si des circonstances politiques ou autres s'oppo-
saient à ce qu'il prît cette cargaison de retour, ou même à ce qu'il déchargeât celle
d'aller pendant un laps de temps de quarante jours courants, le capitaine serait libre
de revenir à Londres, où les fréteurs lui
paieraient 2,500 l. au moment de son arrivée. Ceux-ci se firent couvrir ce risque par
une police dans laquelle l'assureur s'engagea
« à payer comme perte totale, dans le cas où
le navire ne serait point autorisé par le gouvernement russe, à charger à Saint-Péters-

----

[1] *Voy*. Puller, au mot *Staniforth*, 11 east, 232.

bourg la cargaison mentionnée dans la charte partie. » Lorsque le navire arriva à Saint-Pétersbourg, le gouvernement russe, soupçonnant que la cargaison qu'il portait était anglaise, refusa l'autorisation de la décharger, et conséquemment le capitaine ne put prendre celle de retour; d'après quoi, et pensant agir dans les intérêts de ses commettans, il se rendit à Stockolm, où, après avoir vendu sa cargaison avec perte, il en prit une pour Londres, sur laquelle il lui fut payé un fret. Il fut décidé, par la Cour du banc du Roi, 1° que le contrat était parfaitement légal; 2° que le refus du gouvernement russe d'autoriser le déchargement de la cargaison d'aller, était réellement, et aussi conformément aux stipulations des parties contractantes, un empêchement de charger à Saint-Pétersbourg une autre cargaison, et conséquemment une perte totale telle que la police l'avait prévue; 3° que le voyage direct de Saint-Pétersbourg à Londres n'était point une condition qui dût rigoureusement être exigée pour établir le droit du capitaine à recouvrer de ses fréteurs les 2,500 l., prix du

fret manqué, et que ce même droit lui restait acquis dans la circonstance, nonobstant le voyage intermédiaire à Stockolm ;
conséquemment, que les fréteurs avaient
la même action contre leur assureur ; mais,
4° que, de même que les fréteurs avaient
le droit de déduire au capitaine , de la
somme promise en indemnité du fret manqué, celle qu'il avait reçue pour fret de la
cargaison prise à Stockolm pour Londres,
quoique ce voyage intermédiaire n'eût point
été prévu par les parties contractantes, attendu qu'il était la suite des mêmes circonstances ; de même , l'assureur était autorisé
à faire la même déduction de la perte totale,
stipulée en la police , comme conséquence
de l'événement survenu , tout contrat d'assurance étant, de sa nature , un contrat de
simple indemnité.

Dans un cas subséquent ¹, très semblable
au précédent, la cargaison consistait en
plomb, et le capitaine, n'ayant point obtenu l'autorisation de la décharger , se déter-

____

¹ *Voy.* Puller, au mot *Halliday,* 12 east, 494.

mina, à l'expiration des quarante jours sti-
pulés, à prendre à fret une nouvelle cargaison au dessus de la première, qu'il rendit
avec elle à son port de départ, gagnant
ainsi un double fret. Il n'avait point été
stipulé dans la charte partie que le plomb
serait rapporté à Londres, dans le cas où
il ne pourrait être délivré à Saint-Pétersbourg, et les fréteurs n'y avaient même pas
conservé la disponibilité du navire pour le
voyage lié d'aller et de retour. Dans cet état
de choses, le fret de la cargaison de retour
fut adjugé au capitaine, par jugement de la
Cour des plaids communs, et en sus de celui manqué, que le fréteur fut condamné à
lui payer, et il fut décidé, par la Cour du
banc du Roi, que le fréteur avait droit à
recouvrer de son assureur la totalité de ce
fret manqué, sans que cet assureur eût aucune raison pour en déduire le fret de retour acquis par le capitaine. Sur l'observation faite par l'assureur que cette décision était en contradiction avec celle rendue dans l'affaire, précédemment citée, du
navire américain; lord Ellenborough répli-
qua : « Nous considérâmes, dans cette cir-

constance, que le fréteur avait approuvé la conduite tenue par le capitaine en transportant la cargaison d'aller de Saint-Pétersbourg à Stockolm, en l'y vendant, et en en chargeant une de retour qui lui avait valu un fret. »

Si le fret des marchandises est payé avant le départ du navire, ou s'il est convenu qu'il le sera à tout événement, et soit que les marchandises arrivent à destination ou qu'elles soient perdues, il n'est pas douteux que le fréteur ne puisse légalement en faire l'assurance. Mais lorsque le *Memorandum* de la charte partie stipule qu'une moitié du fret sera payée en argent au lieu du déchargement[1], et l'autre moitié en traites sur Londres à quatre mois de date, et qu'après les stipulations relatives au déchargement, aux staries, etc., il ajoute : « Le capitaine recevra l'argent nécessaire pour les besoins de son navire », en conséquence de quoi celui-ci tire sur les fréteurs une traite qui est dûment acceptée

Assurance sur fret payé d'avance, ou stipulé payable à tout événement.

----

[1] *Voy.* Mansfield, au mot *Maitland*, 4 Barnwell et Ald. 582.

et payée : il est entendu que ce paiement ne peut être considéré comme une avance sur fret, mais comme un prêt fait au propriétaire du navire, qui en est responsable si celui-ci se perd au retour, et conséquemment cette traite ne peut être, pour le fréteur, l'objet d'aucun intérêt personnel qu'il soit en droit d'assurer.

NOTE

SUR LE CHAPITRE II.

LE but de M. Benecke a été, dans ce second chapitre, d'appliquer aux assurances des navires et de leur fret, les principes auxquels il rapporte celles des marchandises, et qui sont, ainsi que nous l'avons vu, que tout contrat d'assurance doit offrir à l'assuré, l'indemnité pleine et entière des dommages réels qu'il peut éprouver en conséquence des seuls accidens de la navigation;

Application, aux assurances sur corps, des principes développé dans le chapitre précédent.

afin que, dans tous les cas possibles, et moyennant une prime qu'il consent à payer, il soit rétabli, après une perte quelconque, dans le même état que celui où il se fût trouvé si le voyage entrepris s'était terminé sans aucun accident.

Les difficultés à vaincre pour arriver à un système parfait d'indemnité, étaient ici beaucoup plus grandes, la matière étant bien plus compliquée, et, cependant, tout y est traité avec tant de clarté et de précision, et les parties constitutives de la valeur à assurer sont énoncées avec tant d'exactitude, que la convenance de la méthode proposée est démontrée de la manière la plus évidente.

Cette évidence me paraît telle, que je ne vois rien, je l'avoue, qui puisse la rendre plus palpable, et tout ce que je pourrais dire à ce sujet ne serait qu'une froide répétition, injurieuse pour l'auteur, qui n'en a pas besoin, et pour le lecteur, dont je semblerais mettre en doute la pénétration. Il ne me reste donc qu'à examiner si l'adoption de cette méthode nouvelle est compatible avec nos lois actuelles; et, dans le cas contraire, si cette adoption, dont l'utilité est d'ailleurs incontestable, n'est pas commandée, dans l'état actuel des choses, par la nécessité de détruire les abus que les usages ont introduits dans les assurances de cette espèce ; abus qui, à coup sûr, blessent l'esprit et l'intention réelle de la loi, beaucoup plus que ne le ferait la méthode nouvelle.

La solution légale de la première question, ne présente ni doutes ni difficultés, car, rien ne saurait être plus formel que la prohibition imposée par l'article 347 du Code de commerce, et il a même été jugé, *que l'assurance du fret était nulle, non-obstant la renonciation, insérée dans la police, à toutes lois et ordonnances contraires ; et que cette nullité pouvait être invoquée par l'assureur lui-même, attendu qu'elle est d'ordre public* [1]. Je n'ai donc à m'occuper que de l'examen de la seconde question.

------

[1] *Voy*. Journal de Jurisprudence de Marseille , t. III, 1re partie, pag. 35 et suiv.

Il importe d'abord de remarquer que le principal motif qui porta à repousser cette sorte d'assurance, fut *qu'on la regarda comme plus favorable à la mauvaise foi qu'aux véritables intérêts de la navigation*[1] ; et c'est, effectivement, l'idée que nous devons en avoir, si nous l'entendons comme on l'a fait jusqu'ici, et comme elle est encore pratiquée aujourd'hui. Mais cette idée ne sera-t-elle pas détruite si une méthode nouvelle est trouvée, qui produit un résultat contraire, et qui sert les véritables intérêts de la navigation sans laisser aucune prise à la mauvaise foi ?

Il n'est personne qui n'ait compris, en lisant les explications données par l'auteur anglais, qu'il ne s'agit plus d'assurer un fret quelconque, incertain ou même fictif, et comprenant, presque toujours, des charges qui le rendent d'une valeur moindre pour l'assuré, et des parties constitutives déjà couvertes par la police du navire. Il ne

---

[1] *Voy*. Rapport de la Commission, M. Locré, t. IV, pag. 115.

s'agit pas, en un mot, d'un contrat donnant à l'armateur les moyens d'acquérir un bénéfice aux dépens de ses assureurs, mais bien ceux de se préserver d'une perte réelle, et de s'en assurer la juste indemnité. C'est la même distinction que celle faite, au sujet du chapitre précédent, entre le profit espéré et douteux, dont l'assurance est interdite, et le profit certain et constaté, que l'armateur, ainsi que le négociant, aura toujours intérêt à se faire garantir [1]. Toute explication, sur cette distinction que le bon sens indique, et que l'ordre public et même l'équité doivent admettre, m'entraînerait dans des redites de celles données au précédent chapitre, et serait aussi fastidieuse que superflue.

Quel est, au fait, l'état actuel des choses sur cette matière si importante ? Nous avons vu que le négociant, mis, par les prohibitions de la loi, dans l'impossibilité de se faire garantir toutes les pertes qu'il pouvait réellement éprouver, était parvenu succes-

Abus nés de cette prohibition.

---

[1] *Voy*. Note sur le chap. I, page 143 ci-dessus.

I.   14

sivement à arracher de ses assureurs, des concessions qui ont donné naissance à des abus plus grands, peut-être, que ceux que les législateurs eux-mêmes avaient voulu prévenir. L'armateur n'a été ni moins avisé ni moins exigeant, et les assureurs se sont livrés avec la même insouciance à son entière discrétion. Ici on a admis, sans examen, les évaluations que les armateurs ont voulu donner, et l'on ne s'est pas même occupé de savoir quels pouvaient être les élémens de ces évaluations ; là, on ne s'est point contenté du bénéfice qu'elles présentaient dans les cas de perte, et l'on a voulu, contre les termes formels de l'article 386 du Code de commerce, être dispensé du rapport du fret, alors même que, à la fin d'un long voyage, on faisait abandon d'un navire, dont le dépérissement naturel et inévitable avait sensiblement diminué la valeur, que ce fret est toujours censé reproduire et rétablir dans son état primitif [1]. Ailleurs, enfin, on est allé plus loin, et l'on a créé

---

[1] *Voy*. Note sur le chap. VIII, t. II de cet ouvrage.

des polices dites d'*honneur*, par lesquelles le fret a été assuré, non pour ce que l'armateur devait effectivement en retirer, comme le mot *honneur* semblerait l'indiquer, mais pour sa valeur brute au manifeste ou aux connaissemens, sans qu'on ait pris soin de considérer que cette valeur brute renferme des charges importantes qui cessent avec la perte, et des élemens qui, déjà compris dans l'assurance du navire, rentrent, par deux sources différentes, dans les coffres de l'assuré, s'il est assez heureux pour que la perte des deux objets ait lieu à la fois.

Tel a été le résultat de la prohibition établie par l'article 347, et telles seront toujours, on ne saurait trop le répéter, les conséquences de toutes mesures restrictives et prohibitives poussées à l'excès. Quand les lois sont sages et habilement calculées dans l'intérêt de tous, personne n'est tenté de les enfreindre, et elles sont respectées. En cela, comme en toute autre chose, la fraude et la mauvaise foi peuvent donner lieu à des exceptions; mais celles-ci ne sauraient être reprochées au législateur, s'il les a prévues et s'il en a disposé le châtiment. Quand, au contraire, les lois sont insuffisantes et manquent même tout à fait le but qu'elles eussent dû atteindre, chacun ayant intérêt à rompre les entraves qu'il y trouve, les exceptions cessent; car, à côté de celles imaginées par la fraude, viennent se placer celles créées, de bonne foi et sans intention coupable, par le besoin de se procurer une protection que ces lois ont refusée. C'est de ce besoin, trop évident pour être contesté, que sont nés les abus qui se sont introduits dans le système des assurances; abus que je signale pour mieux faire apprécier la réformation que je propose, mais, à l'occasion desquels je suis très éloigné de vouloir accuser de mauvaise foi, une profession honorable autant qu'utile, que de ridicules préjugés ne dégradent plus comme autrefois, mais qui n'est pas encore encouragée et aidée comme elle devrait l'être. En un mot, je n'entends aucunement avancer qu'il y ait fraude, mais je maintiens qu'il y a contrat sans aliment, et par conséquent, gageure, et c'est ce que la loi a voulu empêcher.

Rien ne me semble plus propre à faire disparaître tous ces abus, que la méthode tracée par M. Benecke.

Le propriétaire qui aura frété son navire, et qui pourra toujours calculer les dépenses qu'il a faites ou qu'il doit faire pendant le voyage, et le bénéfice net qu'il doit en retirer, trouvant le moyen de s'assurer que ce même bénéfice lui sera acquis dans tous les cas quelconques, et quelque chose qui puisse arriver à son navire, se contentera de la police qui le lui garantira, comme il s'est contenté de l'affrétement qui le lui procure, et ne pourra, d'ailleurs, créer aucune valeur imaginaire, puisque tout est prévu et facile à constater dans la marche qui lui est indiquée. Toutes les parties constitutives de la valeur du navire et du fret, sont individuellement énoncées ; celles à la charge de ce dernier, et le réduisant à sa valeur réelle, le sont également ; le compte même de l'armateur est fait d'avance et ne lui laisse aucun calcul à faire, ni aucun autre embarras que celui d'appliquer les sommes qu'il met en risque, à l'exemple qui lui est donné. Une seule chose restera toujours soumise à l'arbitraire ; c'est

Utilité de l'assurance du fret.

l'évaluation du corps du navire, comprenant agrès, apparaux, etc, et l'on conçoit
assez que rien ne saurait remédier à cet inconvénient. Mais encore même sera-t-il
rendu beaucoup moindre, puisque toutes
les dépenses d'armement, qui entrent ordinairement dans cette évaluation, étant
calculées séparément, celle-ci sera bien
plus facile à reconnaître, et son exactitude
bien plus aisée à apprécier par l'assureur,
dont le premier soin doit être de repousser
toute exagération.

Navigation à la part. Toutefois, il importe de faire observer
que les calculs de l'auteur anglais, appro-
priés au genre de navigation pratiqué en
Angleterre, où les équipages sont payés au
mois, ne peuvent convenir qu'aux armemens gérés en France de la même manière ; et comme il est beaucoup de ports où
il est d'usage, surtout pour les navires au-
dessous d'une certaine capacité, de ne pas
donner de gages aux équipages, et de leur
allouer le tiers du fret, sous déduction de la
même proportion à certaines dépenses du
navire, on comprend assez que la même
méthode exige un calcul différent, pour
pouvoir être rendue applicable à ce genre

de navigation, adopté particulièrement en Bretagne.

En effet; si d'un côté, les dépenses d'armement, au départ, ne sont plus augmentées par aucune avance sur les gages, et laissent la chance de reprise, sur le fret à faire, du tiers de plusieurs d'entre elles ; de l'autre, ce même fret représente un intérêt bien moindre en risque pour l'armateur, et il est incontestable que l'équité ne permet pas que celui-ci s'assure, par un contrat aux dépens de son assureur, la propriété d'une portion de fret, à laquelle, en cas d'heureuse arrivée, il n'eût eu aucun droit, et qui, cependant, lui reviendrait, en cas de perte totale, puisque cet événement laisserait l'équipage sans aucune qualité pour y prétendre.

Ce sujet me semble assez intéressant pour mériter d'être rendu parfaitement clair par un exemple.

Supposons un navire, d'une valeur, au départ, de 12,000 fr., compris ses agrès, apparaux, etc. Evaluons le dépérissement pendant le voyage à 600 fr. ; les vivres, provisions, etc., à 500 fr. ; les menues dépenses, au départ, dont un tiers à la charge de

l'équipage, à 36o fr.; celles de même nature, au port de destination, à 24o fr.; le
fret entier du voyage, à 4,800 fr., et la
prime d'assurance à 2 pour cent.

Si le navire arrive heureusement, l'armateur sera placé dans la situation suivante :

La valeur du navire sera réduite, par le
dépérissement, à......................... 11,4oof.
et l'armateur recevra pour
son fret......................... 4,800

Sur quoi il aura à payer :
Les dépenses au
port d'arrivée.......... 24of.
Le tiers du fret, à
l'équipage.............. 1,600
                              ____
                              1,84o
                              ____
                              2,96o

Mais il recevra de
l'équipage :
Le tiers aux dé-
penses du départ.... 120
Id. à celles d'arrivée   8o
                              ____
                              200
                              ____
                              3,16o
                              ____

L'heureuse arrivée vau
dra donc à l'armateur.................. 14,56of.

et c'est, conséquemment, à l'assurance de cette somme qu'il doit se borner.

Or, sa garantie sera complète, s'il assure le navire pour 13,122 f. 45, et le fret pour 1,437 f. 55, conformément au calcul suivant :

Valeur du Navire, au départ.	12,000 f.	»
Provisions du voyage............	500	»
Menues dépenses, part au tiers	360	»
Prime à deux pour cent, sur 13,122 f. 45 c., prime comprise	262	45
Total.....................	13,122 f.	45

Quant au fret : déduisant de son montant brut.................. 4,800 f. »

Le dépérissement du navire.........................	600 f. »		
Les menues dépenses, part au tiers..................	240 »		
Les dépenses d'arme-ment, prime du navire comprise................,......	1,122	45	
Le tiers revenant à l'é-quipage............ 1,600 f.			
Moins le tiers des dépenses . qu'il supporte............ 200	1,400 »		

	3,362	45
Net du fret, à assurer........	1,437	55
A la prime de 2 pour cent..	28	75
Le produit du voyage est de	1,408 f.	80

Et l'armateur recevant de son assureur, en cas de perte,

Pour le navire.......... 13,122f. 45
Pour le fret.............. 1,437 55

Ensemble........ 14,560f. »

sera replacé dans la même situation que celle où il se fût trouvé, si son navire était heureusement arrivé.

Il est à peu près inutile d'ajouter ici, pour les armateurs qui, opérant de cette manière, connaissent suffisamment ce genre de navigation, que si une commission est accordée au capitaine, en outre du tiers de l'équipage, ainsi que cela a lieu presque toujours, le montant de cette commission doit être déduit, avec le tiers net, du montant brut du fret, afin que le net de celui-ci ne soit jamais assuré que pour ce qu'il doit effectivement rapporter à l'armateur.

Cette navigation à la part est soumise, dans quelques ports, à d'autres conditions; mais il suffit d'avoir donné le calcul à faire dans un cas, pour en rendre l'application facile à tous les autres. La différence n'est que dans les chiffres, et je ne vois, dès lors, aucune nécessité de m'y arrêter.

Une question beaucoup plus grave appelle ici notre attention, et n'a pu être traitée par l'auteur anglais, parce qu'elle est à peu près étrangère au genre de navigation dont il s'est occupé, et n'acquiert d'importance réelle que dans les cas que je viens d'expliquer. Je veux parler du tiers d'intérêt que l'équipage représente dans le fret, et je demande si l'assurance de ce tiers est licite, ou si, dans le cas contraire, il ne convient pas de l'autoriser ?

Dans cette navigation, l'assurance de la portion du fret, appartenant à l'équipage, doit, au moins, être autorisée.

Dans l'état actuel de notre législation, le le premier point de la question ne peut, sans doute, se résoudre que par la négative. L'article 347 du Code de commerce interdit expressément l'assurance des loyers des gens de mer ; or, l'analogie est évidente, et tout argument à l'aide duquel on voudrait la contester, paraîtrait plus spécieux que solide. Cependant que de différences à remarquer ! que de motifs à invoquer !

On a dit : *Que ces loyers étaient des gains, que les gens de mer manquaient de faire si le navire périssait, plutôt qu'une perte qu'ils couraient risque de supporter; qu'ils n'étaient point un objet physique existant dans le navire, mais une créance conditionnelle, dépendant du sort de la navigation; un profit et une récompense* [1]. On a ajouté : *Qu'on pouvait craindre que les gens de mer, assurés de leurs loyers, ne fussent moins attentifs à la conservation du navire, à laquelle ils n'auraient plus d'intérêt* [2]. Mais ces raisonnemens sont-ils bien applicables au genre de navigation que le législateur avait en vue lorsqu'il prohibait l'assurance des loyers ? et cette même législation ne traçait-elle pas, en faveur des gens de mer, des dispositions dans lesquelles ils trouvaient la garantie de ce dont il était fort inutile, par conséquent, qu'on leur permît de faire l'assurance ?

En effet, retranchez le cas de perte absolument totale, dans lequel même l'équi-

____

[1] *Voy.* Pothier, n° 36. — Sanfourche Laporte, page 464. — M. Estrangin, page 51.

[2] *Voy.* Pothier, n° 39. — M. Pardessus, tom. III, page 251.

page peut avoir reçu d'avance une partie de ses loyers, et dites-moi quelle est la perte qu'il court risque de supporter. Si ces loyers étaient *un profit*, *une récompense ; une créance conditionnelle dépendant du succès du voyage*, ne serait-il pas naturel qu'ils ne reposassent que sur le fret que ce voyage peut produire ? Et cependant, supposez la perte entière de ce fret, et celle même du navire, à l'exception de quelques débris ; ceux-ci sont affectés par privilége à l'équipage, jusqu'à concurrence de tout ce qui lui reste dû[1], et si le produit de la vente qui en est faite est suffisant, cet équipage ne perdra rien, alors que la perte sera totale pour toutes les autres parties intéressées. Quel intérêt réel a-t-il donc à être attentif à la conservation du navire, si le seul cas, assez rare, de perte absolument totale, l'expose à être privé de ce qui peut lui rester dû ? et quelle assurance le législateur pouvait-il l'autoriser à faire, d'un risque qui cessait presque d'en être

---

[1] *Voy*. l'art. 259 du Code de commerce.

un, par les garanties qui lui étaient données?

Ou je m'abuse complétement, ou je signale ici les causes réelles de la prohibition,
en ce qui concerne les loyers des gens de
mer; et, dans ce cas, elle me paraît juste
et nécessaire, car je ne comprends d'aliment à tout ou partie de l'assurance, que
dans un seul cas qui me paraît fort rare,
et qui commanderait une prime fort modique : mais je ne puis admettre l'explication donnée de cette prohibition, et, dès
lors, les motifs cessant, je ne vois aucune
raison pour l'appliquer à des circonstances
toutes différentes.

Dans l'espèce de navigation dont j'ai relaté les conditions, l'intérêt de l'équipage
ne consiste plus en loyers, dont une partie souvent reçue d'avance, et l'autre garantie par des priviléges qui la rendent
d'une rentrée presque certaine. Cet intérêt
est une part réelle, exposée aux risques de
la navigation, et dont la perte peut survenir pour l'équipage, par le fait seul de celle
du fret. Ce fret est sa seule hypothèque :
s'il est perdu en tout ou partie, peu im-

porte que le navire existe en entier ou en débris, l'équipage perd en tout ou partie, non *une créance conditionnelle*, mais un objet certain et déterminé, dont le risque n'a rien qui tienne d'une gageure; non *un profit et une récompense*, mais le prix de son temps, de son travail, des dangers auxquels il expose sa vie, et d'une industrie acquise par l'étude et les dépenses de plusieurs années ; industrie qui est son unique capital, et sur laquelle repose l'existence d'une population nombreuse que vous réduisez à la misère, si vous lui refusez, à elle seule, le droit de s'en faire garantir les fruits.

Comparez le sort de deux équipages, navigant, l'un à loyers, l'autre à la part, dans un même cas de naufrage, avec perte entière de fret, et bris et sauvetage du navire, et supposez-les jetés tous les deux sur une terre éloignée. Le premier reçoit tout ce qui lui est dû, et regagnera son pays sans être soumis à aucune privation; l'autre n'aura de droit à rien, et périra de misère s'il ne trouve pas aussitôt un autre emploi. Cependant, l'un et l'autre appartiennent également à une classe intéressante autant qu'utile que vous ne sauriez trop protéger ; car, d'elle seule dépend votre commerce maritime, et c'est à celui-ci que l'Etat peut devoir sa prospérité.

Ceci démontre suffisamment, ce me semble, combien il est convenable, et même nécessaire, d'autoriser l'assurance du tiers que l'équipage représente dans le fret, alors qu'il navigue à de semblables conditions. L'aliment de ce contrat sera tout aussi facile à calculer que celui auquel l'armateur lui-même doit se borner, et n'offrira, non plus, rien d'arbitraire ni d'incertain. L'assurance de l'intérêt entier pourra même se faire par une seule police, en y expliquant, toutefois, la part qui appartient à l'équipage, afin que celui-ci y trouve toujours sa garantie, s'il arrivait que l'armateur voulût s'en approprier la totalité.

En vain prétendra-t-on que *l'équipage sera moins attentif à la conservation du navire, n'y ayant plus d'intérêt*. Si la perte, totale ou partielle, ne peut lui donner droit qu'à la même somme qu'il eût acquise en terminant son voyage heureusement, quel

intérêt aura-t-il à donner lieu à cette perte,
par des manœuvres coupables ou même par
négligence ? Une navigation heureuse le
fera jouir, sans trouble et sans dépenses,
du fruit de son travail : un sinistre, sur un
point éloigné, l'obligerait à des fatigues et
à des frais qui absorberaient son mince
capital, avant même qu'il eût pu le recevoir de son assureur. Dans le premier cas,
sa situation reste toujours celle que
lui-même a choisie ; dans le second, il lui
faut s'occuper de chercher un autre emploi.
Quel est, au surplus, l'homme un peu au
fait des habitudes des marins, qui ne connaisse l'attachement que tous portent au
navire sur lequel ils ont voyagé ? Il n'est
pas, pour eux, de meilleur voilier, il n'en
existe pas un autre qui se comporte aussi
bien à la mer. Celui-ci a tel défaut, celui-
là tel autre ; le leur seul en est exempt :
offrez leur un avantage réel, une vieille af-
fection repoussera vos offres. Ces sentimens sont dans la nature ; aucun intérêt
quelconque n'existe ici pour les combattre et les détruire ; cessons donc de voir

I.   15

le crime là où il ne peut être, et qu'une crainte, déplacée autant qu'injuste, ne s'oppose plus à une amélioration que l'équité et l'humanité réclament impérieusement.

CHAPITRE III.

Principes de l'indemnité relative aux assurances de l'argent dépensé pour les besoins du voyage, et des contrats de grosse sur navires et sur marchandises.

Ce qu'on entend par argent dépensé pour les besoins du voyage, 228. — Explication du contrat de grosse sur navires, et de ses différentes causes, 229. — Contrat de grosse sur marchandises, 231. — L'explication de la nature du contrat de grosse est de toute nécessité, 232. — Les auteurs, et même les législateurs, n'ont pas assez distingué les différentes sortes de contrats de grosse, 233. — Conséquences de cette erreur, 235. — Classification des prêts à la grosse, 236. — Toutes les sortes de contrats de grosse peuvent être rangées en deux classes, 237. — Dans la première, le prêteur doit être affranchi d'avaries, etc., 239. — Et par la même raison, l'assureur de l'argent dépensé, etc., 241. — Ce qui doit être hypothéqué, 248. — Dans la seconde, le prêteur est lui-même assureur de l'argent prêté, et le contrat peut être considéré comme étant une police d'assurance, 255. — Avantages de cette méthode,

Principes de l'indemnité relative aux assurances de l'argent dépensé pour les besoins du voyage, et des contrats de grosse sur navires et sur marchandises.

Ce qu'on entend par argent dépensé pour les besoins du voyage.

Il arrive souvent que le capitaine d'un navire est dans la nécessité d'emprunter de l'argent au dehors pour les besoins de son voyage. Si ceci a lieu dans un port où l'armateur a des amis ou des correspondans, le capitaine a d'abord recours à eux ; ils lui fournissent ordinairement ce dont il a besoin, et, y ajoutant la commission et l'intérêt, ils se remboursent par une traite sur l'armateur ou sur toute autre maison que celui-ci a indiquée. L'argent ainsi dépensé pour réparations, ou pour libérer le navire ou la cargaison, serait perdu entièrement, et en sus de la valeur primitive de la chose pour laquelle il a été dépensé, si le navire, ou cette chose, quelle qu'elle soit, venait à se perdre entièrement dans la suite du voyage. C'est donc évidemment pour se préserver des pertes de cette nature, que l'assurance de l'argent dépensé pour les besoins du voyage a été établie.

Mais si le correspondant refuse d'avancer l'argent dont le capitaine a besoin, ou si celui-ci se trouve dans un port où il ne puisse s'en procurer sur ses traites, il est réduit à la nécessité d'hypothéquer, suivant les circonstances, ou le navire seul, ou le navire et la cargaison, et c'est ce que l'on nomme prendre de l'argent à la grosse [1].

Le prêteur à la grosse n'a aucun égard au crédit personnel de l'emprunteur : pour

Explication du contrat de grosse sur navires, et de ses différentes causes.

---

[1] Relativement aux différentes manières de se procurer de l'argent, aux devoirs du capitaine sous ce rapport, etc., *voy.* le chap. VI, tom. II.

lui la chose hypothéquée est tout ; c'est sa
seule garantie. Si elle se perd, il perd aussi
l'argent qu'il a prêté, sans avoir aucun recours à exercer vers l'emprunteur. Le risque auquel le prêteur est ainsi exposé, est
compensé, ainsi que la commission, l'intérêt de son argent, etc., par une prime,
nommée intérêt maritime, qui, par une
conséquence fort naturelle, excède de
beaucoup l'intérêt ordinaire et légal. L'acte
qui exprime les conditions de la transaction, le montant du prêt et le taux de la
prime, est nommé contrat de grosse. Le
prêteur remet ce contrat à son correspondant au lieu de destination du navire, et il
y est payable par l'emprunteur après heureuse arrivée. Le droit du prêteur sur la
chose hypothéquée s'exerce de préférence
et antérieurement à ceux de tous autres
créanciers, et il doit être remboursé en
entier avant que l'emprunteur ait la faculté de disposer de la chose engagée.

La nécessité d'emprunter de l'argent à
la grosse, peut encore provenir d'autres
causes que de celle que nous venons d'expliquer. Le capitaine peut avoir besoin

d'argent dans un port intermédiaire, par suite de quelques circonstances étrangères au voyage spécial qu'il a entrepris; ou au port même de sa destination, pour mettre son navire en état de faire un nouveau voyage. Il peut aussi arriver que le propriétaire d'un navire soit dans la nécessité d'emprunter de l'argent à la grosse, au lieu même de sa résidence, si ses fonds et son crédit ne suffisent pas au paiement du prix d'achat ou des dépenses d'armement. Enfin, des négocians et des capitaines, partant pour un long voyage, ou se trouvant éloignés de chez eux, peuvent avoir placé en marchandises plus d'argent qu'ils n'en peuvent trouver sur leur crédit personnel, et être forcés d'engager ces marchandises à leurs créanciers. Le contrat auquel ce dernier cas donne lieu, est nommé en Angleterre *respondentia*; mais, comme la garantie du prêteur ne dépend que du sort des marchandises pendant le voyage, c'est évidemment une opération de la nature du contrat de grosse, qu'on peut dire être, en général, un contrat par lequel une partie avance et prête de l'argent à une autre, sur

Contrat de grosse sur marchandises.

l'hypothèque de certaine propriété exposée aux risques de la mer, lesquels risques le prêteur prend, partiellement ou entièrement, à sa charge.

L'explication de la nature du contrat de grosse est de toute nécessité.

Le contrat de grosse peut être considéré comme entièrement distinct de celui d'assurance, et, en effet, il est bien reconnu qu'il était en usage long-temps avant que les assurances fussent inventées. Cependant, dans l'état actuel du commerce, l'étude et la connaissance de l'un entraînent nécessairement celles de l'autre. Le contrat de grosse est fréquemment reporté, soit en entier, soit en partie, à la charge de l'assureur, et il est donc essentiel que celui-ci en connaisse positivement la nature. Quand il est fait pour compte du propriétaire d'une chose déjà assurée, l'emprunteur doit avoir soin de prévenir, par des stipulations convenables, toute confusion entre les droits et les obligations des différentes parties intéressées, bien que, relativement au prêteur, il n'y ait aucune différence à faire entre une propriété assurée et une qui ne l'est pas. De plus, l'intérêt en risque pour le prêteur d'un contrat de grosse, fait aussi souvent la matière d'une assurance, et cette sorte d'assurance ne saurait être bien comprise si l'on n'a pas une connaissance suffisante de la nature de ces contrats eux-mêmes. Enfin, l'assurance de l'argent dépensé pour les besoins et la continuation du voyage, est de la même nature que celle du prêt à la grosse fourni pour les mêmes besoins, et, conséquemment, ces deux contrats se gouvernent par les mêmes principes.

Par tous ces motifs, et bien qu'il n'entre pas dans mon plan de donner ici un traité complet du contrat de grosse, il me parait indispensable de présenter un aperçu sommaire de ce contrat, des différentes lois et des usages qui le régissent chez les principales nations commerçantes.

Si nous considérons les divers cas qui peuvent entraîner la nécessité de prendre de l'argent à la grosse, nous reconnaîtrons bientôt que ce contrat n'est pas toujours fondé sur la même base, mais qu'il en existe de différentes sortes, et qui, par leur nature, doivent être traités différemment. Cependant la plupart des auteurs qui ont cherché à éclaircir cette matière intéres-

Les auteurs, et même les législateurs, n'ont pas assez distingué les différentes sortes de contrats de grosse.

sante, n'ont pas fait ces distinctions aussi importantes qu'indispensables, et ont parlé du contrat de grosse comme s'il n'en existait que d'une sorte. Cette même remarque s'applique aux lois maritimes de toutes les nations qui ont soumis indistinctement aux mêmes règles toutes les sortes de contrats de grosse. La seule explication que l'on puisse donner de ce fait singulier, c'est que ces différentes sortes de contrats de grosse n'ayant point été usitées en même temps dans chaque pays, chaque législateur n'a eu en vue que celle qui lui était particulièrement connue, et lui a appliqué des règles spéciales qui, par la suite des temps, se sont étendues indistinctement à tous les contrats de grosse en général. C'est ainsi seulement qu'on peut se rendre compte de l'étonnante variété des lois relatives à ce sujet, et des contradictions absolues qu'elles nous présentent. Par exemple, les lois de Hambourg stipulent que le prêteur est affranchi des avaries communes et particulières, et celles de Prusse, au contraire, les mettent expressément à sa charge. Par les lois de Hollande, les avaries particulières

étaient à la charge du prêteur, qui demeurait affranchi de celles communes; et par
les ordonnances françaises, au contraire,
celles particulières ne pouvaient le regarder,
mais il était si positivement responsable de
celles communes, que toute stipulation autre, quelque expresse qu'elle fût, ne pouvait l'en affranchir. De même, d'après les
lois et usages de quelques pays, le prêteur
avait droit au sauvetage, tandis que, dans
d'autres, ce privilége était laissé à l'emprunteur ou à l'assureur.

Avec de semblables antécédens, les transactions de cette nature ne pouvaient que
rester dans un état de grande imperfection;
et ceci est d'autant plus vrai que, même
parmi les négocians les plus éclairés et les
plus judicieux, le contrat de grosse est regar-
dé comme la partie la plus difficile et la plus
abstruse des connaissances commerciales.
C'est principalement à cause de l'incertitude et de l'obscurité des lois et des principes relatifs à cette branche d'affaires, que
l'intérêt maritime s'est élevé à un taux tellement énorme, que le contrat de grosse, au
lieu de faciliter la navigation et le com-

Conséquences
de cette erreur.

merce, comme cela devrait être, est devenu pour ces deux professions utiles, un fardeau insupportable. Il est, en effet, très naturel que le prêteur, se sachant exposé à être traité de différentes manières, ait égard aux chances les plus défavorables auxquelles il puisse se trouver soumis, et calcule sur elles seules le taux de sa prime.

Classification des prêts à la grosse.

Les prêts à la grosse, ainsi que nous l'avons expliqué, peuvent avoir lieu au domicile de l'emprunteur, ou au dehors : ils peuvent avoir pour objet et pour garantie, ou le navire, ou les marchandises, ou ces deux choses ensemble, et la propriété peut être, ou ne pas être assurée. Il est inutile, néanmoins, d'avoir égard à ces diverses circonstances dans la classification de ces contrats. Dans tout contrat de grosse, le premier objet est de se procurer de l'argent, et le second d'éviter d'ajouter un nouveau risque à celui que l'emprunteur a primitivement pris à sa charge ou fait couvrir par une assurance. Celui qui emprunte doit toujours porter une grande attention à stipuler les conditions du prêt, de manière à maintenir le risque primitif sans altération. S'il a bien égard à cela, il sera tout à fait indifférent que la propriété engagée soit assurée, ou que l'emprunteur soit resté son propre assureur. Quant au lieu où l'emprunt se contracte, et à la nature de la propriété hypothéquée, ces deux choses n'ont aucune influence quelconque sur les règles fondamentales du contrat.

La seule différence essentielle et caractéristique qui existe entre tous les cas possibles d'emprunts à la grosse, est fondée sur cette circonstance essentielle à déterminer : l'argent emprunté de cette manière augmente-t-il, ou non, la valeur primitive de la chose hypothéquée? et conformément à cette distinction, tous les cas possibles d'emprunt pourront se ranger en deux classes :

1º Ceux où l'argent fourni est employé au bénéfice de celui par lequel l'emprunt est contracté, sans accroître la valeur primitive de la chose hypothéquée ;

2º Ceux où cet argent vient, au contraire, en accroissement de la valeur de cette chose hypothéquée.

Tout emprunt quelconque fait à la grosse appartient nécessairement à l'une ou l'autre de ces deux classes, et il arrivera bien rarement, si même jamais il arrive, que, dans un même emprunt, une portion de l'argent fourni appartienne à l'une, et une autre portion à l'autre de ces deux classes. Ceci est évident dans tous les cas simples et ordinaires. En effet, l'argent pris à la grosse par le propriétaire d'un navire, au lieu du départ, pour payer le prix d'achat du navire ou les dépenses d'armement; et celui emprunté sur marchandises, au domicile de l'emprunteur ou au dehors, à l'effet de payer ces marchandises, appartiennent évidemment à la seconde classe; tandis que l'argent pris pour payer les réparations du navire, ou sa libération, ou celle de la cargaison, se range de droit dans la première classe, puisque la valeur primitive de ces objets ne reçoit de ces dépenses aucune augmentation. La proposition est également vraie dans les cas les plus compliqués, ainsi que nous le verrons par la suite [1].

La division des emprunts à la grosse en

---

[1] *Voyez* ci-après, même chapitre, pag. 269.

ces deux classes, est nécessaire et suffisante
pour éclaircir la nature de ce contrat, et
pour fixer les rapports et les obligations
qu'il établit entre le prêteur, l'emprunteur,
et l'assureur. C'est ce qui résultera clairement de l'application que je vais en faire
aux divers cas qui peuvent s'offrir, afin de
montrer quels sont ceux où les avaries communes et particulières doivent être à la
charge de l'emprunteur ; dans quels autres
elles doivent être supportées par le prêteur
ou son assureur ; et aussi à laquelle des
parties le bénéfice du sauvetage doit appartenir, d'après la nature même du contrat.
Il importe, au reste, de bien comprendre
que je traite ici ce sujet théoriquement, en
déduisant de la nature de la transaction ce
que la loi et les usages devraient être. Je
comparerai après cette théorie aux lois et aux
usages existans, et tracerai la manière de
faire des contrats de grosse et d'assurer cette
nature d'intérêt, conformément aux principes qui régissent la matière, et à la législation des différens pays.

Dans la première classe de prêts à la grosse,
où la valeur de la chose hypothéquée n'est

point augmentée par l'argent fourni ; si, par suite de quelque dommage particulier, il survient une diminution dans la valeur de cette chose hypothéquée, elle ne doit point être à la charge du prêteur, tant que la valeur conservée suffit pour le payer ; de sorte qu'il est sans intérêt dans toute perte de cette nature, à moins qu'elle n'affecte l'objet qui lui est engagé, au point de le réduire à une valeur moindre que la somme qui lui est due. Il convient également d'affranchir le prêteur de la contribution aux avaries communes. L'argent qu'il a avancé peut avoir été employé à rendre au navire sa valeur primitive, altérée et diminuée pendant le voyage, ainsi qu'il arrive lorsque le navire entre en détresse dans un port pour s'y réparer ; ou à acquitter des dépenses rendues indispensables pour la libération du navire, ou du navire et de la cargaison. Dans l'un comme dans l'autre cas, l'objet a été d'épargner au propriétaire ou à son assureur, une perte qui eût accru la valeur primitive. La chose hypothéquée pour sûreté de l'argent avancé, est rendue à sa première valeur, et si, dans la suite du voyage, elle éprouve

de nouveaux dommages, il est de toute justice que la perte en retombe sur le propriétaire ou sur celui qui lui a assuré cette
valeur primitive.

Cette sorte de prêt à la grosse répond
parfaitement à l'assurance de l'argent dépensé pour les besoins du voyage, sans
contrat de grosse. La perte qui a occasioné
cette dépense, tombe nécessairement sur le
propriétaire ou sur son assureur, et ce qui
donne lieu à l'assurance de l'argent ainsi employé, c'est la nécessité de se mettre à l'abri
d'une perte éventuelle qui excéderait la valeur première de la chose, ainsi que cela
aurait lieu si, après la réparation du dommage et dans la suite du voyage, cette chose
venait à être perdue entièrement ou partiellement. Le propriétaire, ou son assureur,
continue à courir le risque primitif, et ne
peut vouloir en mettre une partie quelconque à la charge de l'assureur de l'argent
dépensé. Soit que le propriétaire paie lui-
même, ou fasse payer la perte résultant du
dommage, et en fasse assurer le montant
par une tierce personne ; soit que celui qui
avance l'argent à titre de prêt à la grosse, le

Par la même raison, l'assureur de l'argent dépensé doit être franc de toutes avaries, et ne rien payer, à moins que l'assureur primitif n'éprouve une perte totale.

fasse assurer ou préfère en courir le risque,
la nature de la transaction reste la même
et n'éprouve aucune altération. Le propriétaire, ou son assureur, reste naturellement
chargé de la perte qui a donné lieu à la dépense, soit que celle-ci ait été payée par un
emprunt à la grosse, ou qu'elle ait été réglée
de toute autre manière. Le but de l'assurance
qui y a rapport sera donc parfaitement atteint,
si le prêteur sur contrat de la première classe,
ou son assureur, est exempt de toutes avaries,
et a privilége sur la chose hypothéquée, de
préférence au propriétaire ou à son assureur, soit que cette chose arrive, ou non,
au lieu de sa destination, et qu'elle conserve
sa valeur primitive ou soit détériorée par les
accidens du voyage. L'exemple suivant démontrera de la manière la plus claire la vérité de cette proposition.

Un navire, allant de Hambourg à Cadix,
et assuré pour 2,000 l., est obligé d'entrer à
Cowes pour y réparer des dommages éprouvés dans le cours de son voyage. Les dépenses
de ces réparations s'élèvent à 500 l., qui sont
à la charge des assureurs, et font l'objet
d'une nouvelle assurance. Si le navire arrive

heureusement à Cadix, les premiers assureurs remboursent les 500 l., montant du
dommage éprouvé. S'il est entièrement perdu, ils paient 2,000 l., somme pour laquelle
ils l'avaient assuré, et l'assureur de l'argent
dépensé à Cowes, rembourse ces 500. l. Si
le navire fait naufrage dans un lieu autre
que celui de destination, et y est vendu
600 l.; ou s'il est tellement endommagé
dans son voyage, qu'il faille le vendre pour
cette même somme à son arrivée à Cadix,
les premiers assureurs paient 500 l. pour la
première perte à Cowes, et 1,400 l. pour la
deuxième; en tout 1,900 l. Si la personne
qui a avancé l'argent à Cowes, ou celle qui
l'a prêté à la grosse, touche 500 l. sur les
600 l. produit du sauvetage, les autres 100 l.
viendront à la décharge des premiers assureurs, dont la perte ne sera réellement plus
que de 1,900 l., ainsi que cela doit être [1].

---

[1] Il est à propos d'ajouter ici que, dans toute assurance d'argent dépensé pour motifs à la charge des assureurs, on doit éviter de comprendre les dépenses
qui, dans tous les cas, restent au compte du propriétaire, et ne faire assurer que le montant de celles qui,

Bien des personnes pensent que le prêteur à la grosse, ou, pour lui, l'assureur de l'argent dépensé en cours du voyage, ne devrait point être admis au bénéfice du sauvetage lorsque le navire n'atteint pas le lieu de sa destination. Mais il n'y a aucune raison pour faire une distinction entre le cas du navire vendu à Cadix, et celui où, par suite de naufrage ou de détérioration importante, il le serait dans un port intermédiaire. Pour montrer combien cette distinction est erronée, il suffit de remarquer qu'en l'admettant, il pourrait se présenter des cas où les assureurs primitifs paieraient moins que le montant de la première perte, qui ne peut, cependant, retomber que sur eux seuls. Supposons un navire assuré pour 1,600, l. et sa cargaison pour 10,400 l., et une capture suivie d'une restitution dont la dépense s'élève à 2,400 l. Cette perte est incontestablement à la charge des assureurs

---

en cas d'une perte totale subséquente, tomberaient à la charge des assureurs sur la somme primitivement assurée.

du navire et de la cargaison. Le capitaine souscrit un contrat de grosse de ces 2,400 l. et continue son voyage, pendant lequel le navire devient innavigable et se réfugie, en cet état, dans un port intermédiaire, où il est vendu, avec le chargement non endommagé, pour 10,800 l. Si le prêteur à la grosse est privé du bénéfice du sauvetage parce que le navire n'a point atteint sa destination, les assureurs, contre toute justice, gagneront 1,200 l. à ce sinistre; car, si le navire fût arrivé au port pour lequel il était chargé, ils eussent dû rembourser 2,400 l., et par l'effet d'un dommage subséquent qui en a nécessité la vente, ils n'auraient plus à payer que 1,200 l. Quelle preuve plus forte peut-on donner de l'absurdité d'un principe qui entraîne une semblable conséquence? Aucun assureur éclairé ne sera poussé par cet avantage éventuel à désirer que cette règle soit admise: car, il est clair que l'intérêt maritime s'élèvera toujours en proportion du risque que le prêteur devra courir, et que cette augmentation retombera sur l'assureur; tandis que, au contraire, si le prêteur n'est assujetti à aucun risque additionnel, le taux de sa prime sera plus bas, et cet avantage constituera déjà un bénéfice certain pour l'assureur.

Il est donc, je pense, suffisamment démontré que le prêteur sur contrats de grosse de la première classe, doit être exempt d'avaries particulières et jouir du bénéfice du sauvetage. Quant aux avaries communes, ou aux pertes et dépenses résultant de sacrifices faits dans l'intérêt commun, on peut bien être d'opinion que le prêteur, ou l'assureur de l'argent dépensé dans le cours du voyage, devrait y contribuer dans la proportion de la somme prêtée ou assurée, puisqu'il est intéressé au bienfait qui en est résulté : de sorte que, dans notre dernier exemple, si le capitaine, dans la suite du voyage, avait été obligé de couper un mât, ou de jeter des marchandises à la mer, dans une tempête, le prêteur devrait y contribuer pour 2,400 l., et les assureurs du navire et de la cargaison pour 9,600 l. Il est cependant bien plus convenable de l'exempter également des avaries communes, par les raisons suivantes :

1° S'il est rendu responsable de sa con-

tribution à ces avaries, il augmentera nécessairement le taux de son intérêt maritime; et comme le propriétaire, ou son assureur, doit, en définitive, payer cet intérêt,
l'avantage n'a rien de réel et n'est que spécieux, tandis que, au contraire, si les premiers
assureurs courent seuls les risques des avaries communes, ils obtiennent de suite une
économie proportionnée à ce risque.

2° Si les avaries communes tombent en
charge au prêteur, il pourra se présenter
des cas où non seulement il ne recevra rien,
mais où il sera même obligé à un déboursé
subséquent; comme, par exemple, si, après
un emprunt à la grosse, il survient des
avaries communes, dont le montant est tiré
sur les propriétaires, sans être assuré, et
postérieurement auxquelles le navire se perd
entièrement. On conçoit, cependant, que,
dans un cas semblable, on ne parviendrait
pas facilement à faire au prêteur payer sa
part des avaries communes.

3° Il peut aussi arriver que le dommage
qui a occasioné l'emprunt à la grosse, ne
soit point à la charge de l'assureur, mais que,
subséquemment, il survienne des avaries

communes. Comme, par exemple, si le navire,
assuré seulement contre les risques de mer,
ainsi que la cargaison, est obligé, pour sa
libération, à des dépenses qui ne retombent
que sur les propriétaires, et éprouve dans
la suite du voyage des avaries communes;
y a-t-il quelques raisons pour que les assureurs n'y contribuent que pour 9,600 l.,
lorsqu'ils ont reçu la prime sur 12,000 l.?

Puisque, donc, le but du contrat à la
grosse de première classe, ou de l'assurance
de l'argent dépensé en cours de voyage,
peut être parfaitement atteint sans imposer
au prêteur ou à l'assureur aucune charge
d'avaries communes; et puisque, au contraire, ils ne peuvent y contribuer sans qu'il
en résulte de graves inconvéniens, il est incontestable que la première méthode, en
vertu de laquelle toute exemption d'avarie
commune est accordée à l'argent dépensé,
qu'il ait été emprunté à la grosse ou qu'il ait
été assuré, mérite une préférence décidée.

Ce qui doit être hypothéqué.

Afin que l'emprunteur à la grosse ne
puisse jamais jouir, dans aucun cas, que du
bénéfice qu'il doit retirer de son contrat,
il est nécessaire que la chose pour laquelle

l'argent a spécialemeut été dépensé, soit
seule hypothéquée, ou, au moins, qu'aucune
propriété étrangère à l'emprunt et appartenant à une tierce personne, ne soit comprise dans l'hypothèque. Conséquemment,
si le navire et le fret sont assurés séparément,
et qu'un emprunt à la grosse devienne nécessaire pour les réparations du navire,
dans lesquelles le fret est sans intérêt, le navire seul doit être hypothéqué, et non pas
le fret avec lui, ainsi que cela se pratique
ordinairement : car, bien que la chose soit
fort indifférente, en cas de perte totale subséquente du navire et de la cargaison, il en
serait autrement si le navire seul était perdu,
et s'il y avait sauvetage total ou partiel du
fret; puisque, en ce cas, le prêteur s'appro-
prierait ce fret qui viendrait conséquemment à être perdu, en sus et indépendamment de l'entière valeur primitive du navire. Si le navire et le fret ne sont point assurés, ou s'ils le sont par une seule et même
police, ils peuvent être considérés comme
ne formant qu'une masse appartenant à une
seule et même personne, et peuvent alors
être hypothéqués conjointement, si, par ce

moyen, l'emprunteur obtient quelque réduction sur le taux de la prime ou intérêt
maritime.

De la même manière, si l'emprunt s'applique à différens objets, il conviendra
d'affecter de suite à chacun tout l'argent
dont il a occasioné la dépense, afin que le
prêteur n'ait de réclamations à exercer sur
chaque objet que pour la somme dont il
aura été ainsi grevé. Par exemple ; si le navire est assuré pour 1,000 l., le fret, d'un
autre côté, pour 500 l., et la cargaison, par
un troisième assureur, pour 2,000 l., et qu'il
y ait lieu à emprunter 1,400 l. à la grosse,
pour avaries communes concernant également la totalité du navire, du fret et de la
cargaison ; il conviendra d'emprunter 400 l.
sur le navire, 200 l. sur le fret, et 800 l. sur
la cargaison, car si le navire vient à se
perdre après, entièrement, mais qu'une
portion de la cargaison et du fret soit sauvée,
si on l'applique au remboursement complet
du prêteur, il est évident que la cargaison
et le fret paieront ainsi la contribution du
navire aux avaries communes, ce qui ne doit
pas être puisque ce sont des intérêts qui

n'ont rien de commun entre eux. Ces mêmes observations s'appliquent à l'argent dépensé, pour lequel il n'aurait été signé aucun contrat de grosse.

L'embarras sera plus grand encore si l'emprunt provient, ainsi que cela arrive fréquemment, d'une cause mixte d'avaries communes et particulières, dont la distribution ne s'établirait pas dans une proportion égale entre les diverses parties contribuables. On n'obvierait point à cela, en stipulant dans le contrat de grosse que le prêteur ne sera point admis au bénéfice du sauvetage, car le navire peut, même en arrivant à sa destination, être tellement endommagé que sa valeur soit loin de suffire au paiement de sa portion de la dette. Rendre l'assureur, ou le prêteur, responsable des pertes d'avaries, ne remédiera pas davantage au mal, si la totalité du navire, du fret et de la cargaison, est considérée comme ne formant qu'une seule masse. Le capitaine doit donc, dans les cas de cette nature, hypothéquer chaque intérêt particulier séparément, s'il lui est possible d'obtenir de l'argent à cette condition. Il n'est pas nécessaire, pour cela, qu'il connaisse à l'avance l'intérêt respectif concernant chacune des parties, ni la part pour laquelle elle devra, en définitive, contribuer à l'emprunt ; et il suffira de stipuler dans le contrat que l'emprunt, de 1,400 l., par exemple, sur le navire, fret et cargaison, doit être considéré comme faisant autant d'emprunts distincts qu'il y a de parties contribuables différentes, et que chacune de ces parties est spécialement et individuellement hypothéquée au prêteur, pour la somme qu'elle aura à payer dans l'emprunt, en cas d'heureuse arrivée. Si le capitaine ne pouvait traiter à cette condition, alors, seulement, il faudrait bien se soumettre aux inconvéniens éventuels qui résultent de l'hypothèque accordée sur la masse sans distinction. Les circonstances particulières de chaque cas, et les lois et usages des différens pays, peuvent seuls déterminer comment et par qui doivent être supportées les pertes nouvelles ou dépenses résultant d'un emprunt à la grosse : nous reviendrons sur ce sujet au sixième chapitre de cet ouvrage.

Bien que les inconvéniens que nous venons de signaler ne puissent pas toujours être évités dans les emprunts à la grosse, attendu que le capitaine, (en le supposant même suffisamment instruit pour cela) trouvera souvent des difficultés à se procurer de cette manière les fonds dont il aura besoin ; néanmoins, il sera possible de les éviter toujours, si l'argent, au lieu d'être fourni à la grosse, est avancé par une tierce personne et puis assuré comme argent dépensé en cours de voyage ; cette opération s'effectuant par des assureurs qui comprennent bien la nature des transactions commerciales, et qui accepteront toute stipulation raisonnable, pourvu que la prime à leur payer soit proportionnée au risque qu'ils auront à courir. La clause à exprimer en ce cas, doit être : « Sur argent dépensé pour navire, fret et cargaison, chaque intérêt considéré comme évalué séparément à la somme qu'il aura à supporter sur celle totale assurée. » Supposons, par exemple, dans le cas déjà posé, que sur les 2,000 l., valeur de la cargaison, 1,500 l., appartiennent à A, et 500 l. à B, et que sur les 1,400 l. dépensées, 35 p. 100

sont avaries communes, et 175 l. avaries particulières au navire. L'intention de la clause sera évidemment que 525 l. sont assurées sur le navire, 175 l. sur le fret, 525 l. sur les marchandises de A, et 175 l. sur celles de B. Si le navire et les marchandises de B se perdent entièrement, et qu'il y ait 1,000 l. sauvées sur les marchandises de A, et 300 l. sur le fret, les assureurs de l'argent dépensé rembourseront 525 l. pour le compte du navire, et 175 l. pour le compte des marchandises de B, au moyen de quoi ces pertes ne tomberont en rien à la charge du fret et des marchandises de A, qui ne doivent effectivement pas les supporter. Mais s'il n'a été fait aucune stipulation de cette nature, et si l'argent a été fourni à la grosse sur navire et cargaison, ou assuré sur l'un et l'autre indistinctement, l'emprunteur, ou l'assuré, n'aura aucun droit, après une perte partielle, à demander la séparation des divers intérêts, à moins que les lois et les usages du pays où le contrat aura été passé ne l'y autorisent. En pareil cas, le navire et la cargaison sont considérés comme ne formant qu'une seule masse, et l'argent est fourni à la grosse sous la supposition que le prêteur sera remboursé en totalité, autant que la valeur du sauvetage pourra le permettre, sans avoir égard au propriétaire de la chose sauvée. De même, l'assureur de l'argent dépensé ne prend le risque des propriétaires de cet argent, que sous la supposition qu'il n'aura rien à perdre, à moins que le sauvetage total ne soit pas suffisant pour le rembourser en entier.

J'en viens maintenant à la seconde classe de prêts à la grosse, dans laquelle l'argent prêté est employé à l'achat de la chose hypothéquée, ou en accroissement de sa valeur primitive. Ce contrat deviendra très simple et très naturel, si le prêteur entend devenir lui-même assureur de la chose hypothéquée, pour le montant de la somme qu'il avance, et de manière à contribuer, comme tout autre assureur, aux avaries communes et particulières, et à avoir part au sauvetage, si cette chose arrive à destination ou partout ailleurs, dans la proportion de la somme avancée à la valeur totale. Par exemple, si un navire vaut 2,000 l.,

et devient, au port de départ, l'objet d'un
emprunt à la grosse de 1,000 l., et par ailleurs, d'une assurance de 1,000 l., dont la police exprime l'évaluation de 2,000 l. , le prêteur à la grosse doit être considéré comme
étant lui-même assureur de 1,000 l. Il aura
à payer la moitié des avaries communes et
particulières que le navire pourrait éprouver , et si la vente pouvait s'en faire par suite
d'échouement, et qu'elle ne rapportât que
500 l. , il recevra 250 l. seulement, l'autre
moitié devant appartenir à l'assureur. Il n'y
a donc, pour le prêteur, dans un pareil contrat, d'autre priorité que celle que la loi lui
accorde de préférence à tous autres créanciers de l'emprunteur. Il ne doit non plus
avoir aucun recours sur le fret, au préjudice de l'assureur, si l'avance qu'il a faite
n'a eu pour motif et pour garantie que le navire ; et s'il a prêté sur marchandise d'une
nature périssable , il sera nécessaire de faire
au contrat les mêmes stipulations que renferment les polices d'assurances sur marchandises de même espèce.

Si le prêteur sur contrats de deuxième
classe était exempt d'avaries communes et

particulières, et ne courait d'autre risque que celui de la perte totale, l'emprunteur serait placé dans la nécessité, ou de courir lui-même le risque de ces avaries, ou de le faire assurer, et, conséquemment, de partager le contrat entre deux personnes, tandis qu'il est beaucoup plus simple pour le prêteur, d'augmenter son intérêt maritime et de prendre lui-même la charge de ce risque, sauf à se faire assurer après par une police à tous risques, s'il préfère ne pas en courir. Au surplus, cette méthode ne se recommande pas seulement par la plus grande facilité de l'exécution ; elle peut encore, dans bien des circonstances, ajouter à la sécurité du prêteur. Les emprunts à la grosse de cette nature, ne se font la plupart du temps que par gens ne jouissant pas d'un grand crédit personnel, de sorte que, généralement parlant, le gage est la principale, sinon même la seule garantie du prêteur. Si la valeur de ce gage est diminuée par avaries résultant d'événemens de mer, ou par la portion qui lui incombera dans une contribution d'avaries communes, au point d'être réduite au dessous

I.   17

de la somme due au prêteur, la responsabilité personnelle de l'emprunteur étant
nulle dans bien des cas, le prêteur supportera les conséquences du dommage, sans
en avoir été indemnisé par une prime, tandis qu'il eût été pleinement garanti s'il eût
pris le risque à sa charge moyennant une
augmentation, et s'il l'eût fait assurer par
une police comprenant tous les risques de
son contrat.

Pour mieux se convaincre encore de l'o-
bligation où doit être le prêteur sur contrats
de grosse de la deuxième classe, de contribuer aux avaries communes, il convient de
remarquer qu'on ne saurait lui appliquer
aucune des raisons qui portent à en affranchir le prêteur sur contrats de la première
classe :

1° L'intérêt maritime ne sera point augmenté en laissant les avaries communes à
la charge du prêteur; car si la perte pouvant résulter de ces avaries doit être l'objet
d'une assurance, il importe peu que ce soit
le prêteur qui comprenne la prime de ce
risque dans son intérêt maritime, ou qu'elle
soit payée à un autre assureur.

2° Les emprunts à la grosse de deuxième classe sont ordinairement contractés sur des places de commerce où il n'y a aucune difficulté à recouvrer la contribution aux avaries communes, qui peut éventuellement survenir en sus de la somme prêtée à la grosse. On ne saurait nier que, dans quelques cas, il ne soit difficile de recouvrer cette contribution, comme, par exemple, si l'argent a été pris sur une place très éloignée ; et alors il conviendra de se départir de la règle générale, et de faire une assurance séparée contre les risques d'avaries communes.

3° Comme l'argent prêté sur contrats de deuxième classe n'est jamais fourni pour réparations de pertes ou dommages éprouvés, lesquels sont, dans quelques cas, à la charge du propriétaire, et, dans d'autres, à celle des assureurs, mais seulement pour l'achat des choses mêmes exposées en risque commençant au lieu et au temps où l'emprunt se contracte ; la troisième raison donnée pour affranchir le prêteur de première classe des avaries communes, ne peut pas plus qu'aucune des deux autres être applicable aux contrats de deuxième classe.

A peine est-il besoin de prouver que le prêteur d'un semblable contrat doit avoir sa part au sauvetage, car on ne saurait donner aucune raison pour qu'il en fût autrement. Le prêteur ne diffère en rien de l'assureur, qu'en ce qu'il avance de l'argent que celui-ci n'aura à payer qu'en cas de perte; et certes, il n'y a dans cette différence entre eux aucune raison pour que le premier soit privé de la portion de sa propriété qui échappe aux périls de la mer. Personne en effet n'y a de droits préférables aux siens. Ce ne peut être l'emprunteur, puisqu'il avait contracté l'obligation de rembourser au prêteur son capital et l'intérêt maritime, si la chose hypothéquée arrivait au lieu de sa destination, et qu'il en est relevé en lui abandonnant son droit à cette chose hypothéquée; droit qu'il ne pourrait exercer sans être gagnant aux dépens du prêteur. Ce ne peut non plus être l'assureur du surplus de cette même chose hypothéquée; car, relativement à lui, l'argent prêté, ou la portion de la chose achetée avec cet argent, n'est autre chose qu'une marchandise chargée sur le même navire, mais dont il n'est pas l'assureur.

D'un autre côté, et par mêmes raisons, le prêteur n'a de droits à exercer que sur sa portion relative dans le sauvetage. Supposons que des marchandises, évaluées 1,000 l., sont assurées pour 500 l., et qu'il a été souscrit un contrat de grosse pour les autres 500 l. Si elles éprouvent un dommage ou avarie particulière de 40 pour cent, et une avarie commune de 10 pour cent, le prêteur devra contribuer aux premières pour.. 200 l.

Et aux secondes, pour......... 50

Et l'assureur devra rembourser la même somme de...................... 250 l.

Par quelles raisons prétendrait-on, ainsi que plusieurs l'ont fait, exempter le prêteur de toute perte si les marchandises arrivent au lieu de leur destination, et le faire rembourser du montant total? Sa garantie repose sur la chose entière hypothéquée, si, par la baisse des prix du marché, ou par tout autre événement étranger aux risques qu'il a courus, il arrive que cette chose soit

réduite à une valeur moindre que celle qui
lui est due en capital et intérêt. Il a, de
plus, priorité et privilége sur tous autres créanciers de l'emprunteur ; mais ce
privilége ne peut s'étendre jusqu'à léser
les droits de celui qui a assuré la même
chose hypothéquée, pour la portion de valeur excédant la somme empruntée : cet assureur est, relativement au prêteur, dans
la même position que celle où il se trouverait vis-à-vis de tout autre assureur qui
aurait couvert la même propriété.

L'exemple suivant, que je tire d'un auteur
allemand, en matières d'assurances et de
contrats de grosse ', servira à éclaircir les
principes que j'ai avancés, et à démontrer
combien ceux contraires sont erronés. Cet
auteur observe très judicieusement, que le
prêteur d'argent à la grosse, avancé sur un
navire, à son propriétaire au lieu de sa
résidence, doit supporter la charge des avaries communes de même que celle des avaries particulières. « Si, dit-il, 6,000 marcs

---

' Engelbrecht's Translation of Weskett's theory and
practice of insurances ; vol. III, 2ᵉ div., pag. 52.

ont été pris à la grosse sur un navire évalué à 10,000 m^s, faisant un fret de 2,000 m^s; et si 5,000 m^s ont été assurés sur le navire, et, 1,000 m^s sur le fret, et qu'il survienne une avarie particulière de 20 pour cent sur le navire, et une avarie commune de 10 pour cent; le prêteur devra supporter, pour avarie

commune, à 10 p. 100 sur 6,000 m^s, 600 m^s
et pour avarie particulière à 20
pour cent sur moitié de la valeur
du navire et du fret...................... 1,000
____
Total.............. . 1,600 m^s
____

somme que l'assureur du contrat de grosse devra rembourser, en supposant que ce contrat ait été assuré. »

Cette distribution est fort juste, toutes-fois seulement en admettant que l'argent a été avancé sur le navire et sur le fret, c'est-à-dire 5,000 m^s sur le premier, et 1,000 sur le second. Car, s'il en était autrement, le prêteur ne pourrait être considéré que comme assureur du navire pour 6,000 m^s, et il n'aurait rien à démêler avec le fret, au-quel cas le propriétaire aurait réellement assuré 1,000 m^s en trop sur le navire, et 1,000 m^s en moins sur le fret.

« Si le navire, continue le même auteur, devient innavigable pendant le voyage, et est vendu 3,000 m^s, la moitié du fret étant sauvée, le prêteur aura droit à s'emparer du tout, attendu que, d'après les règles établies en matières de contrats de grosse, le prêteur a recours sur le sauvetage pour son entier capital et pour son intérêt maritime. »

Cette proposition est entièrement erronée, et la répartition du sauvetage doit se faire ainsi qu'il suit : sur les 1,000 m^s qui sont en perte sur le fret, le prêteur, qui en est assureur pour la moitié, perd..... 500 m^s
et les 7,000 m^s perdus sur le navire, faisant 70 pour cent sur sa valeur de 10,000 m^s, il perd sur son intérêt de 5,000 m^s 3,500

Il est donc réellement passible
d'une perte de........................... 4,000 m^s
comme assureur sur navire et fret, et n'a de recours à exercer sur le sauvetage de 4,000 m^s, que pour 2,000 m^s seulement. Comment, en effet, aurait-il privilège sur le sauvetage entier, au détriment des autres assureurs qui n'ont avec lui aucune sorte de relation ?

« Mais supposons, dit toujours le même auteur, que 3,000 m^s seulement ont été pris à la grosse, et que le sauvetage est de 3,000 m^s sur le navire, et de 1,000 m^s sur le fret; dans ce cas, je trouve que la distribution doit s'en faire de la manière suivante :

Le prêteur recevra ses 3,000 m^s sur les 4,000 m^s sauvés, ce qui établit une proportion de 75 pour cent, dont, sur les 3,000 m^s du navire.................... 2,250 m^s

Et sur les 1,000 du fret..... 750

———————————

3,000 m^s

———————————

Et il restera pour l'assureur du navire........................... 750 m^s

Et pour celui du fret... 250   1,000 m^s

Ceci est également absurde. Le prêteur, dans ce cas, était assureur d'un quart du navire et du fret, toujours en supposant que l'emprunt ait porté sur les deux à la fois : il doit donc recevoir, sur les 3,000 marcs du navire........................ 750 m^s

Et sur les 1,000 du fret......... 250

———————————

1,000 m^s

et le surplus appartient aux assureurs du navire et du fret, dans la proportion des sommes assurées par chacun. En admettant les principes avancés par cet auteur, si, à l'arrivée du navire, il y avait une avarie de 49 pour cent sur navire et fret, le prêteur, aussi bien que l'assureur, perdrait 49 pour cent sur sa créance ; tandis que si le navire devenait innavigable , et si la perte sur corps et sur fret s'élevait à 50 pour cent, le prêteur ne perdrait rien , et ce serait l'assureur qui la supporterait en entier ! Quelle preuve plus forte pourrait-on donner de l'absurdité de semblables principes ! et cependant ils trouvent encore des partisans.

Avantages de cette méthode.

Il y a, certainement, un grand avantage à ce que les droits respectifs du prêteur à la grosse et de l'assureur, ne puissent s'entre-choquer dans aucun cas, lorsque le premier est considéré, sous tous les rapports et dans toutes les circonstances, comme simple assureur pour le montant du capital prêté et de l'intérêt maritime. Quand ces principes sont appliqués, l'assureur peut assurer la portion du navire et des marchandises sur laquelle il n'existe pas de

pret à la grosse, à la même prime qu'il
prendrait pour toute autre assurance, tandis qu'au contraire il refusera d'assurer, ou
ne le fera qu'à une prime très élevée, s'il est
accordé au prêteur des avantages et des
priviléges déraisonnables. D'un autre côté,
le prêteur ne répugnera point à avancer
de l'argent à la condition d'être considéré
comme assureur, puisque le risque dont il
se chargera sera toujours pleinement compensé par un intérêt maritime proportionné
à ce risque, et parce qu'il aura la faculté de
le faire couvrir s'il ne lui convient pas de
le conserver pour son compte. Il renoncera
volontiers à un avantage qui lui était accordé sans raison dans quelques cas, s'il
peut être bien certain que justice lui sera
faite dans toutes circonstances.

J'ai déjà démontré qu'il était toujours
convenable de faire porter l'emprunt d'une
manière spéciale sur la chose seule pour laquelle l'argent a été dépensé. Cette règle
s'applique également aux contrats de grosse
de la seconde classe, et peut être toujours suivie sans difficulté. Si l'argent a été dépensé

Ce qui doit
êtrehypothéqué.

pour le navire seul, ou pour le fret seul,
(et je n'entends parler ici que du fret
brut lorsque les dépenses d'armement ne
sont point comprises dans l'assurance du
navire) l'un ou l'autre seulement devra être
hypothéqué. Supposons , par exemple,
qu'un armateur ait besoin d'argent pour
les dépenses d'armement de son navire,
après l'avoir assuré pour sa valeur entière;
son emprunt doit porter sur la garantie du
fret seul, qu'il doit alors faire assurer pour
autant de moins.; le prêteur devant être
considéré comme assureur de partie du
fret, et n'ayant rien à voir avec l'assureur
du navire. Par quelle raison, en effet, vou-
drait-on qu'en pareil cas une portion de
l'assurance du navire fût annulée et re-
portée sur le prêteur, qui n'a avancé aucun
argent sur ce navire? Cette méthode ne
peut néanmoins être suivie , dans des cas
semblables à celui-ci, ni en France, ni en
Espagne, ni en Prusse, puisque les lois de
ces pays ne permettent pas d'emprunter de
l'argent à la grosse sur fret; et il sera nécessaire d'y traiter sur contrat de la se-

conde classe, portant sur le navire même dans l'évaluation duquel on comprendra les dépenses de l'armement.

Cette nouvelle théorie du contrat de grosse est aussi facile dans son application, qu'elle est utile. L'emprunt qui se fait au commencement du voyage, ne peut présenter aucune difficulté quelconque, puisqu'il appartient toujours à la seconde classe. Si une partie, seulement, de la valeur du navire ou des marchandises donne lieu à l'emprunt, et que le surplus doive être assuré par police portant évaluation, il n'y aura aucune autre précaution à prendre que d'exprimer clairement dans la police, quelle portion de la valeur totale on entend faire assurer. Si, par exemple, 2,000 l. sont prises à la grosse sur un navire d'une valeur de 4,000 l., la police doit exprimer qu'elle porte sur la moitié du navire, évaluée 2,000 liv., ou elle doit expliquer que le navire est estimé 4,000 l., sur lesquelles 2,000 l. seulement font l'objet de l'assurance. Les emprunts contractés au dehors appartiennent tous à la première classe, sauf un très petit nombre d'exceptions que

Comment ces principes doivent être mis en pratique.

le capitaine devra toujours être capable de distinguer facilement, puisqu'il doit savoir si l'argent qu'il emprunte, a été employé de manière à rendre au navire sa valeur primitive ou à l'augmenter.

Les principales circonstances pouvant mettre un capitaine dans la nécessité d'emprunter de l'argent à la grosse, sont le besoin de réparer, dans un port intermédiaire, les avaries éprouvées dans le voyage, ou de libérer le navire, ou le navire et la cargaison, dans le cas d'une injuste détention. Dans chacune de ces deux occurrences, l'objet est, évidemment, de rendre au navire, etc., la valeur primitive; elles appartiennent donc aux contrats de première classe. Quant aux réparations, il est difficile de supposer que la valeur que le navire avait au commencement du voyage, puisse être jamais augmentée par celles qui sont faites en de pareilles circonstances; car, même en supposant qu'elles se fissent dans un lieu où tout serait à des prix beaucoup plus bas qu'au port d'armement, la dépense résultant d'un emprunt à la grosse obligera toujours le capitaine à s'en tenir aux dépenses strictement nécessaires. Ce n'est pas, non plus, la portion de ces dépenses qui se déduit au réglement des pertes, à titre de différence supposée entre la valeur du neuf et celle du vieux sur les objets remplacés, (différence ordinairement calculée à un tiers) et qui conséquemment tombe à la charge du propriétaire, que l'on peut considérer comme un accroissement de la valeur de son navire ; car, même en supposant que ce tiers des réparations soit une amélioration réelle, il ne sera certainement d'aucun bénéfice pour l'armateur qu'alors que le navire aura terminé son voyage et opéré son retour. A moins, donc, que l'on ne veuille arriver à un degré d'exactitude qu'il est impossible d'atteindre dans la pratique, il suffira de prendre l'argent dépensé, sur contrat de grosse de la première classe, ou, en d'autres termes, de stipuler que le prêteur jouira du bénéfice du sauvetage, et sera affranchi de toutes avaries communes et particulières, à moins que la somme avancée et l'intérêt maritime réunis, n'excèdent le produit de la chose hypothéquée. Le capitaine ne commettra jamais aucune

erreur, s'il a soin d'hypothéquer spécialement et uniquement la chose pour laquelle
il a fait ses dépenses, comme, par exemple,
le navire seul, si celui-ci seul y a donné
lieu, et si plusieurs choses y ont participé,
d'exiger, si possible, les clauses que nous
avons expliquées à la page 252.

Il arrive bien rarement qu'un capitaine
soit dans la nécessité d'emprunter de l'argent à la grosse au port de sa destination.
Si cependant cette circonstance se présentait, il faudrait distinguer les deux cas où
la police aurait assuré le voyage lié d'aller
et de retour, et où il y en aurait une séparée pour chacun. Dans le premier, le
port de destination ne peut plus être considéré que comme un port intermédiaire;
dans le second, la marche à suivre est de
prendre l'argent nécessaire pour les réparations du navire, par contrat de grosse de
seconde classe sur le navire seul, et celui
employé aux dépenses d'armement pour le
voyage de retour, par contrat également
de seconde classe sur fret, et d'assurer navire et fret pour autant de moins. Si, par
exemple, un navire évalué 4,000 liv., a

éprouvé dans son voyage d'aller, une perte
de 1,000 l., sa valeur est réduite à 3,000 l.;
et si les 1,000 l. sont fournies par contrat
de grosse de seconde classe, pour le rendre
à sa première valeur, il ne doit plus être assuré au voyage de retour que pour 3,000 l.,
et la prime des 1,000 l. doit être ristournée.
Car, si ces 1,000 l. étaient fournies par
contrat de première classe, et que le navire, assuré pour 4,000 l., fît naufrage et
ne fût vendu que 1,000 l., le prêteur prendrait tout, et les assureurs, en rembour-
sant en perte totale, se trouveraient payer
les dépenses de réparations d'un premier
voyage avec lequel ils n'avaient rien de
commun. Ils seraient donc en droit de repousser cette réclamation, et la perte des
1,000 l. resterait à la charge du propriétaire.

En donnant aux capitaines des instruc-
tions très courtes et très simples sur les
emprunts à la grosse et l'assurance de l'argent dépensé, on les rendra capables d'agir,
en toutes circonstances, conformément aux
règles que je viens d'établir. Par ce moyen,
aucunes primes inutiles ne seront payées,

toutes discussions seront évitées, et personne ne sera placé dans l'obligation de courir un risque dont il n'aura pas l'intention de se charger. Il n'est pas à craindre que les prêteurs ou les emprunteurs refusent d'admettre ces principes. Ils sont accoutumés à trouver dans les contrats de grosse des stipulations de toutes les sortes, et la réflexion et l'expérience les auront bientôt convaincus que celles-ci sont les mieux appropriées à leurs intérêts respectifs.

Peut-être rencontrera-t-on, en quelques circonstances, des difficultés résultant des lois positives et des réglemens particuliers de chaque pays sur cette matière. Afin de se rendre raison de ces difficultés et de les prévenir autant que possible, il est donc nécessaire de connaître quelles sont, dans chaque pays, les lois relatives aux emprunts à la grosse et aux assurances de l'argent dépensé en cours de voyage, et ce qu'elles prescrivent au sujet des avaries et du bénéfice du sauvetage.

Par les lois anglaises, le prêteur n'est responsable d'aucune avarie simple, ou

(275)

dommage particulier, ni des pertes provenant du vice propre de la chose, à moins
de stipulation expresse[1]. Lord Mansfield a
avancé (*in Joice, verb. Williamson*) « que
par les lois anglaises, les emprunts à la
grosse ne comportaient ni avaries ni sauvetage ; » et cette doctrine, en ce qui a rapport aux avaries, a depuis été adoptée par
lord Kenyon (*in Walpole, verb. Ewer*).
Marshall dit cependant que c'est en vain
qu'il a cherché dans les lois quelque chose
qui pût la confirmer. Le Stat. 19, Georg. 2,
chap. 37, § 5, détermine que le bénéfice
du sauvetage tournera au profit du prêteur sur voyages des Indes orientales,
d'où l'on a conclu que la loi commune ne
lui accordait pas ce bénéfice[2]; conséquence
que Marshall dit devoir encore être mise en
question[3]. Quoi qu'il en soit, il est certain
que les parties ont pleinement le droit de
stipuler par conventions expresses, et suivant les cas, si le prêteur sera ou non sou-

---

[1] Marshall, B. 2, chap. 5.
[2] Park, page 628, 7e éd.
[3] Marshall, B. 2, chap. 6.

mis aux avaries communes et particulières,
et s'il jouira ou non du bénéfice du sauvetage. Il n'y a donc rien dans les lois d'Angleterre qui s'oppose à ce que les contrats
de grosse soient faits conformément aux
règles que j'ai tracées, et plus ces stipulations y seront exprimées clairement,
moins il y aura lieu à discussions et procès.
Une exception me paraît cependant devoir
être faite à la règle. Le statut 19, que j'ai
cité, établit « qu'aucune somme d'argent
ne peut être prêtée à la grosse sur navires
appartenant aux sujets de Sa Majesté, et
faisant les voyages aux Indes orientales,
aller ou retour, qu'autant qu'elle porte sur
le navire, ou sur marchandises ou effets
chargés ou à charger, et qu'il doit en être
fait mention expresse dans le contrat. » De
sorte que la loi ne permet pas de prêter de
l'argent à la grosse sur le fret des navires
anglais faisant la navigation des Indes
orientales.

A Hambourg. A Hambourg, le prêteur est affranchi des
avaries communes et particulières [1]. Mais

---

[1] Stat. of Hamb., tit. 18, art. 6.

si la chose hypothéquée arrive au lieu de
sa destination, détériorée par accidens de
mer, ou chargée d'avaries communes, le
prêteur n'a aucun recours personnel contre
l'emprunteur, et son droit ne s'exerce que
sur ce qui reste de la chose, déduction faite
des charges privilégiées, comme contribution aux avaries communes, aux frais de
sauvetage, aux gages, etc. [1]. Si, par exemple, 7,000 marcs ont été prêtés à la grosse
sur un navire ; que la contribution aux
avaries communes s'élève à 4,000 marcs
sur navire et fret ; les gages montant à 1,500
marcs, et les autres frais à 500 marcs ; et si le
navire est vendu 8,000 marcs, et gagne un
fret de 4,000 marcs ; sur les 12,000 marcs
revenant au navire, on paie les avaries, les
gages et les frais, et le prêteur ne reçoit
que 6,000 marcs, et reste en perte de 1,000
marcs. Si le capitaine, ou l'armateur, a remboursé les créanciers privilégiés, il est mis
en leur lieu et place, et doit être payé avant
le prêteur.

---

[1] Langenbeck's Anmerkungen, pag. 282.

Pour ce qui est du bénéfice du sauvetage, il n'existe aucune règle expresse. Il
est dit dans les vieux statuts d'Hambourg,
que le capitaine est obligé de rembourser
l'argent emprunté à la grosse si le navire
attérit; et quelques personnes ont prétendu
que cette loi devait être comprise en ce
sens, qu'elle restreignait l'obligation du
capitaine au seul cas où le navire attérit au
lieu de sa destination : mais cette explication ne saurait, ainsi que je l'ai démontré,
s'accorder avec la nature du contrat. Elle
ne paraît pas non plus avoir été dans l'intention du législateur; car l'art. 5, tit. 18
des statuts, dit : « que si un navire chargé
d'un contrat de grosse est capturé, etc.,
le capitaine doit céder et abandonner la
chose hypothéquée au prêteur. » Or, cet
abandon serait contraire à la loi précédente, s'il était vrai que le prêteur n'eût
droit au sauvetage qu'en cas d'arrivée du
navire au lieu de sa destination. Dans tous
les cas, s'il n'est pas possible de prouver
que ces lois lui accordent ce privilége, la
preuve contraire n'est pas plus facile, et les
parties sont libres de stipuler à cet égard,

dans le contrat de grosse, tout ce qu'elles jugent convenable.

En examinant les lois d'Hambourg relatives aux contrats de grosse, on reste pleinement convaincu que les législateurs n'y ont eu en vue que ceux de première classe, laquelle est, en effet, presqu'exclusivement connue et pratiquée en ce pays, et que c'est à eux seuls que leurs réglemens ont été adaptés. Les contrats de grosse de première classe, et les assurances d'argent dépensé en cours de voyage, n'exigent donc à Hambourg d'autres stipulations expresses, que celles par lesquelles le prêteur sera admis au privilége du sauvetage, sous la condition que celui sur navire n'aura aucun droit au fret, et, s'il est possible de l'obtenir, que chaque intérêt sera évalué et engagé séparément [1]. Quant aux contrats de deuxième classe, il devra être stipulé que le prêteur sera, sous tous les rapports, assimilé à un assureur ordinaire, de manière à ce que le prêteur sur navire n'ait rien à réclamer sur le fret, que dans le cas où l'as-

---

[1] *Voyez* pag. 252 ci-dessus.

sureur lui-même y a des droits [1]. De semblables stipulations, n'ayant rien de contraire aux lois, pourront toujours être va-
lablement faites par les parties.

 Les lois de France, comprises en l'ordonnance de Louis XIV, étaient plus qu'aucune autre défavorables à l'emprunteur à la
grosse, sous le rapport des avaries particulières. Elles l'obligeaient à rembourser le
contrat en entier, quand bien même la valeur de la chose hypothéquée eût été réduite
par événemens de mer au dessous de la
somme due, à moins qu'il n'y eût stipulation contraire. Le code de commerce, aujourd'hui en vigueur, par une disposition
tout à fait opposée, laisse les avaries particulières à la charge du prêteur, s'il n'y a
convention contraire [2]. En cas de naufrage,
et dans tous ceux nommés en France sinis-
tres majeurs, tels que prise, arrêt, échouement avec bris, le prêteur n'avait précédemment, et n'a encore de recours que sur

[1] *Voy*. chap. VIII, tom. II de cet ouvrage.
[2] Art. 330.

le sauvetage [1]; mais le privilége lui en est accordé, soit que la chose arrive au lieu de sa destination, soit qu'elle soit vendue ailleurs.

Les avaries communes sont toujours à la charge du prêteur, et cette disposition est jugée si essentielle, que des stipulations contraires ont, dans bien des cas, été annulées par les cours de justice [2]. Le Code actuel détermine que, s'il y a contrat de grosse et assurance sur le même navire ou sur le même chargement, le produit des effets sauvés du naufrage doit être partagé entre le prêteur, pour son capital seulement, et l'assureur, proportionnellement à leur intérêt respectif [3]. Les lois françaises actuelles s'appliquent donc parfaitement aux contrats de grosse de la deuxième classe. Quant à ceux de la première, il sera nécessaire de stipuler que le prêteur sera affranchi de toutes avaries particulières et communes; cette stipulation, quant à ces der-

---

[1] Emér., t. II, pag. 544.
[2] *Ibid.*, pag. 5o5. — Code de comm., art. 33o.
[3] Art. 33i.

nières, reposant, au reste, sur l'honneur et la bonne foi de l'emprunteur. Il est cependant des cas, ainsi que nous l'avons expliqué, où il est plus dans la nature du contrat de deuxième classe, de laisser les avaries communes à la charge du prêteur. Pour ce qui est du fret, comme il ne peut être légalement assuré en France, il n'est pas plus permis d'en faire l'objet d'un emprunt à la grosse.

En Hollande. Le code de commerce français ayant été adopté en Hollande, il y a naturellement lieu à appliquer les mêmes raisonnemens à ce pays qu'à la France. Seulement, comme il est encore d'usage en Hollande d'assurer le fret séparément, il sera nécessaire, dans tout contrat de grosse, de l'une et de l'autre classe, sur navire, de stipuler, quand il y aura lieu, que le prêteur n'aura aucun recours sur le fret.

En Espagne. En Espagne, les avaries communes sont à la charge du prêteur[1]. Le dommage résultant du vice propre des marchandises,

----

[1] Ord. de Bilbao, chap. XXIII, 9.

ou de la faute du propriétaire ou du capitaine, est à celle de l'emprunteur, qui reste obligé de rembourser l'entière valeur du contrat, nonobstant ce dommage [1]. En cas de naufrage, si une portion seulement du navire et des marchandises est chargée d'emprunts à la grosse, et que tout ou partie soit sauvé, le produit du sauvetage est partagé, après déduction des dépenses et des avaries, entre le prêteur et les autres parties intéressées, proportionnellement à leur intérêt respectif [2]. Si partie des effets naufragés a été assurée, le prêteur a droit au sauvetage, par privilége sur l'assureur, pour son capital seulement, et non pour l'intérêt maritime [3]. Le prêteur n'est donc pas toujours dans la situation d'un assureur, et il y a, entre lui et ce dernier, une distinction au préjudice de celui-ci, qui doit le porter à augmenter le taux de sa prime d'assurance.

---

[1] Ord. de Bilbao, ch. xxiii, 8.

[2] *Ibid.*, 13.

[3] *Ibid.*, 14.

En Danemarck.

Les lois de Danemarck n'ont eu en vue que les contrats de grosse sur marchandises, et leurs réglemens s'y appliquent exclusivement ; le prêteur y est, sous tous les rapports et dans tous les cas, placé dans la situation d'un assureur ordinaire.

En Prusse.

D'après les lois prussiennes, le prêteur prend aussi à sa charge tous les risques d'un simple assureur, si aucune stipulation relative aux risques de mer n'a été faite dans le contrat [1]. Ces lois sont applicables aux contrats de deuxième classe, et quant à ceux de la première, elles laissent les parties contractantes libres de stipuler ce qu'elles peuvent juger nécessaire d'après la nature des cas. Du reste, les lois de Prusse se distinguent avantageusement de toutes les autres, en ce qu'elles établissent que l'objet seul pour lequel l'emprunt a réellement été fait, peut être hypothéqué au prêteur, et que les parties sont libres de stipuler la séparation des intérêts divers, même dans les cas d'argent prêté sur navire

---

[1] Pruss. Laws, vol. III, §§ 2397 et 2425.

et cargaison, dans un lieu où le navire serait entré en détresse, si quelques circonstances, de la nature de celles que j'ai indiquées, rendaient cette distinction convenable [1].

Ces mêmes lois contiennent cependant
deux dispositions qui, pour être trop générales, peuvent souvent être nuisibles. La
première est que les emprunts à la grosse
sur fret seul, sont prohibés sous peine de
confiscation. La seconde, que le capitaine
ne peut, sans l'autorisation spéciale de son
armateur, prendre de l'argent à la grosse au
lieu de destination de son navire. J'ai déjà
expliqué ailleurs qu'il pouvait se présenter
des circonstances où il devenait convenable de prendre de l'argent à la grosse sur
fret, et l'exemple suivant servira à démontrer combien il importe que le capitaine ait
la faculté, toutefois sous de certaines restrictions, d'emprunter de l'argent au lieu
de destination de son navire. Un capitaine,
après arrivée à Saint-Pétersbourg, se trouva

---

[1] Pruss. Laws, vol. III, §§ 2404 et 2406.

dans la nécessité de réparer son navire et de renouveler ses provisions pour son voyage de retour : il lui fallait pour cela 8,000 roubles. Le correspondant de son armateur, qui cependant avait touché le fret du voyage d'entrée, refusa de fournir l'argent, ayant eu avis que cet armateur était dans l'embarras ; et le capitaine, réduit à cette ressource, emprunta à la grosse et parvint ainsi à gagner un fret considérable qui eût été perdu pour lui si son voyage de retour avait été empêché ou retardé.

Quand, dans le cours du même voyage, deux ou plusieurs contrats de grosse de première classe ont été souscrits pour les besoins de ce voyage, le dernier a toujours privilége sur les autres, d'après les lois de tous les pays. La raison en est que les dernières dépenses sont toujours supposées faites pour la conservation des premières ; supposition qui, à la vérité, n'est fondée qu'autant que la chose hypothéquée puisse être présumée valoir assez, en cas d'heureuse arrivée, pour rembourser les deux contrats ; ou, du moins, qu'autant que le second emprunt place le prêteur du premier dans une situation meilleure que celle où il se fût trouvé si la chose hypothéquée eût été vendue au lieu où ce second emprunt se contracte.

Lorsque la valeur de la chose hypothéquée devient insuffisante pour payer la totalité des emprunts, il est clair que les prêteurs n'ont de recours que sur son net produit, déduction faite des frais de sauvetage et de vente, et des charges. Si l'emprunt a eu lieu sur le fret brut, les gages, étant une charge du fret, entrent en déduction. Un prêt sur fret ne doit donc jamais excéder le montant de ce fret, déduction faite du montant probable des gages et des autres charges dont il peut être grevé au port d'arrivée.

Les constructeurs de navires et autres personnes dont la profession est de pourvoir à tous les besoins avant le voyage, n'ont aucun droit sur le navire, mais seulement un recours personnel sur l'armateur. On ne saurait, en effet, appuyer sur aucune raison la distinction qu'on prétendrait faire entre les dettes de cette nature et toutes les autres du même débiteur. En tout cas, le droit des fournisseurs ne pourrait jamais être préféré à celui du prêteur à la grosse de première classe ; car, s'il en devait être ainsi, ce dernier ne pourrait jamais savoir jusqu'à quel point la chose hypothéquée peut lui répondre de la somme qu'il avance, et dès lors plus de sécurité. Plusieurs décisions des Cours d'Angleterre ont établi que les réparations faites avant le voyage, etc., ne donnent aucun privilége sur le navire, au préjudice des autres créanciers, et la même jurisprudence a prévalu en Écosse [1]. Le code de commerce français range, après les droits du prêteur à la grosse de première classe, et avant ceux du prêteur de deuxième classe, ceux du vendeur, des fournisseurs et des ouvriers du navire, s'il n'a point encore fait de voyage, et les sommes employées en fournitures, main d'œuvre, etc., avant le voyage, si le navire a navigué [2]. De sorte que les droits du prêteur à la grosse de pre-

----

[1] Abbott, p. 2, chap. III, § 9 à 15.
[2] Art. 191.

mière classe, ne peuvent être détruits par aucun privilége résultant de causes antérieures. Dans les lois prussiennes, les prêts à la grosse de première classe sont aussi préférés à tous droits et hypothèques antérieurs [1]. Celles de Danemarck stipulent également que toutes réclamations pour construction et réparations de navires, cesseront d'être privilégiées après le départ [2]. Mais celles de Suède et de quelques autres pays laissent des doutes à cet égard. Je pense néanmoins que, même en ces pays, les droits du prêteur obtiendraient le privilége qui leur est évidemment dû.

Lorsque l'emprunt à la grosse est fait sur le navire seulement avec exception du fret, l'équipage ayant privilége sur le navire pour ses gages, si le sauvetage du fret n'est pas suffisant pour l'acquit de cette dette [3], il est clair que le prêteur ne peut être victime d'un pareil événement, et qu'il doit con

---

[1] P. 1, tit. 20, § 313 à 325.

[2] Art. 9.

[3] *Voyez* chap. VIII, tom. II de cet ouvrage.

server son recours sur le propriétaire pour le montant des gages ainsi distraits du produit du navire. Il sera cependant mieux d'en faire la stipulation expresse dans le contrat. Elle n'a rien qui nuise aux droits du propriétaire, puisqu'un emprunt de première classe sur navire seul ne pouvant devenir nécessaire qu'alors qu'il y a assurance séparée du fret, en pareil cas le propriétaire recouvrerait ce fret entier sans avoir lui-même à supporter le remboursement des gages, ce qui ne saurait être.

Assurance des contrats de grosse.

Quelques jurisconsultes ont paru douter que l'assurance des contrats de grosse dût être permise, attendu, disent-ils, qu'il n'y a que le risque auquel le prêteur s'expose, qui puisse justifier un intérêt maritime aussi hors de proportion avec le taux de l'intérêt ordinaire [1]. Mais ces assurances n'ont rien de préjudiciable pour l'emprunteur, et contribuent, au contraire, à lui faire obtenir un intérêt maritime moins onéreux. D'ailleurs, partout où les réassurances sont per-

---

[1] Pouget; *voy*. Emér., t. I, chap. VIII, § 11, p. 237.

mises par les lois, et il en est ainsi dans tous les pays, le nôtre seul excepté, il n'y a pas de raison pour prohiber l'assurance des contrats de grosse, qui n'est en effet qu'une réassurance. Le fait est que cette sorte d'assurance est considérée comme légale et pratiquée partout, même en Angleterre, malgré les restrictions imposées par nos lois aux réassurances.

Le stat. 19, Georg. 2, chap. xxxvii, sect .5, dit que le prêteur, ou ses agens et correspondans, aura seul le droit d'assurer l'argent ainsi prêté, mais que l'emprunteur ne pourra jamais faire couvrir que la valeur de son intérêt dans le navire ou dans les marchandises à bord, sans y comprendre l'argent ainsi emprunté. Cette règle doit être générale, bien que le statut ne parle que des navires faisant la navigation des Indes orientales, car l'assurance d'un contrat de grosse par l'emprunteur ne serait qu'un jeu. Mais, dans des polices de cette sorte, il est essentiel d'exprimer positivement que le contrat de grosse est lui-même l'intérêt en risque, car, dans une assurance générale sur marchandises, la portion assurée ne

saurait couvrir l'argent prêté à la grosse.
Cependant l'argent dépensé par le capitaine
pour l'usage du navire, et sur lequel un intérêt de grosse est établi, peut être compris
dans une assurance sur marchandises, espèces et effets, en tous lieux où les usages
du commerce la sanctionnent. Il en a été
décidé ainsi dans l'affaire du capitaine d'un
navire des Indes orientales, qui avait assuré
de cette manière de l'argent dépensé pendant son voyage pour les besoins de son
navire [1]; et beaucoup de capitaines, faisant
cette même navigation, attestent que cette
nature d'intérêt a toujours été assurée de
cette manière. Du reste, il conviendra toujours d'exprimer dans la police d'assurance
les conditions faites entre le prêteur et
l'emprunteur, relativement aux avaries
communes et particulières et au sauvetage,
ou de s'en rapporter au contrat de grosse;
car il pourrait arriver qu'à défaut de cette
précaution, l'assuré ne fût pas toujours
suffisamment garanti. En effet, il a été dé-

______

[1] *Voyez* Glover, au mot *Black,* 3 Bur., 1394. —
Gregory, au mot *Christie.* — Park, 14, 7ᵉ édition.

cidé [1] que l'assuré d'un contrat de grosse n'avait droit contre son assureur qu'en cas de destruction totale du navire ; de sorte que s'il en revenait quelque chose au propriétaire, bien que par des circonstances qui, dans un cas ordinaire, ouvriraient à l'assuré le droit d'abandon, il y aurait à craindre que l'événement ne fût pas reconnu de la nature de ceux déterminés par la législation du contrat de grosse.

La seule différence qui existe entre les lois des autres pays relativement à l'assurance du contrat de grosse, c'est que, dans quelques-unes, telles que celles de Hambourg, cette assurance est permise tant en capital qu'en intérêt maritime [2], et dans d'autres, telles que celles de France et d'Espagne, le capital seul peut être assuré [3]. Les lois prussiennes permettent l'assurance du

---

[1] *Voy.* Thomson, au mot *Roy. exch. Ass. comp.*, 1 Maule et S. 30.

[2] Hamb. Ord., tit. 9, art. 1 et 3. Amst. Ord., art. 19.

[3] Ord. Louis XIV, h. t., art. 16 et 17. — Cod. de comm., art. 347.—Ord. de Bilbao, chap. iixx, art. 17.

principal et de l'intérêt commercial , même celle de la prime de cette assurance [1]. En Italie , non seulement on peut assurer le capital et l'intérêt maritime , mais même encore la probité et la responsabilité de l'emprunteur ; et il est des villes où il est permis de prêter de l'argent à la grosse sur marchandises, à des personnes qui n'en ont cependant aucunes sur le navire ; mais ces emprunts se font alors sous la forme de paris [2].

L'argent dépensé dans le cours du voyage, pour réparations du navire , ou pour sa libération et celle de la cargaison, est , ainsi qu'il a été démontré au commencement de ce chapitre , de même nature que celui prêté sur contrat de grosse de première classe ; et l'assureur de cet argent doit courir les mêmes risques que le prêteur de première classe , et aucun de plus ; *voy.* page 233 ci-haut. Il n'y a aucune différence entre avancer et assurer de l'argent de cette manière,

Assurance de l'argent dépensé en cours de voyage.

[1] § 1980.

[2] Casaregis , disc. 1 , n°s 123 et 124 ; disc. 14, n° 20 à 22.

et le prêter à la grosse, si ce n'est que, dans ce dernier cas, l'opération a lieu par une seule et même personne, tandis que le premier en suppose deux distinctes, le prêteur et l'assureur. L'assurance de cet argent est donc parfaitement conforme aux vrais principes du contrat d'assurance et aux intérêts du commerce, et il n'y a aucune raison pour la prohiber, ni pour la soumettre à des restrictions : aussi est-elle pratiquée partout, et protégée même par quelques lois. L'ordonnance de Hambourg, par exemple, oblige l'assuré, lorsque le navire a été rançonné, à en donner immédiatement avis à l'assureur, afin que celui-ci puisse, à son tour, s'il le juge à propos, faire assurer l'argent dépensé pour la rançon. Émérigon dit, à ce sujet, que les dépenses faites en cours de voyage ne peuvent être passées en compte pour augmenter la valeur primitive du navire, et que, pour cette raison, il semble qu'elles ne peuvent faire la matière d'une nouvelle assurance. « Cependant, dit-il, Valin est d'avis que les armateurs peuvent faire assurer ce surcroît de dépenses, et j'adhère à son opinion. Pendant le cours du voyage, il est permis au capitaine de prendre de l'argent à la grosse pour les besoins du navire. Celui qui le lui prête est, sans contredit, en droit de le faire assurer; le même droit compète aux armateurs qui auront acquitté les lettres de change tirées sur eux par le capitaine pour les nécessités de la navigation. Ils sont eux-mêmes donneurs à grosse aventure des deniers qu'ils fournissent à ce sujet; ils peuvent donc les faire assurer [1]. » Mais il n'est d'ailleurs pas besoin de recourir aux prêts à la grosse pour démontrer que l'assurance de l'argent dépensé en cours de voyage est aussi légale qu'utile. L'armateur, ou son assureur, doit avoir la faculté d'assurer l'argent ainsi dépensé, parce qu'il ne peut être contraint à courir, sur le même navire, un risque plus fort que celui dont il a originairement consenti à se charger.

Quelque évident que cela soit, il y a encore quelques personnes à Lloyd's qui sont dans l'idée que l'argent dépensé pour les

---

[1] *Voy*. tom. I, chap. VIII, sect. 6.

besoins du voyage ne peut être l'objet d'une assurance, et que les polices de cette sorte, ainsi que les réassurances, n'ont d'autre garantie que l'honneur et la bonne foi de l'assureur. Cette idée est fondée, si je ne me trompe, sur une fausse interprétation du jugement suivant.

Le navire danois *Emmanuel* [1] destiné de Riga pour Marseille, fut pris par un corsaire anglais, et condamné. La propriété neutre ayant été reconnue plus tard, le jugement de condamnation fut cassé, mais la cour de l'amirauté mit à la charge de la cargaison, la totalité des dépenses s'élevant à 1,031 l., 14 s. L'agent du propriétaire de cette cargaison paya ces dépenses, et les fit assurer par police sur marchandises à bord de l'*Emmanuel*, de Falmouth à Marseille, avec cette clause expresse : « La présente assurance est déclarée être faite sur l'argent dépensé pour la libération du navire et de la cargaison, dont la valeur sera ultérieurement justifiée. La perte sera payée au cas où

---

[1] *Voy*. Kulenkamp, au mot *Vigne*, 1 t. R., 403.

le navire n'arriverait pas à Marseille , et sans
autre preuve d'intérêt que cette police ; l'assureur affranchi de toutes avaries , et sans
droit au sauvetage. » Le navire continuant
son voyage pour Marseille avec sa cargaison
à bord , fut pris par un bâtiment espagnol
et condamné. Les marchandises, étant d'une
nature périssable, furent vendues par ordonnance de justice, et le produit qui, après
déduction des dépenses faites pour poursuivre l'annulation du jugement en Espagne, se trouva réduit à 36 piastres fortes, fut
enfin restitué aux propriétaires. Le navire
partit aussitôt qu'il fut libéré et qu'il eut
terminé ses réparations nécessaires ; il se
dirigea sur Bremen et périt dans le voyage.
La cargaison avait été assurée à Bremen,
dès le principe, pour le voyage de Riga à
Marseille, et le montant de l'assurance fut
exactement remboursé ; mais la police ci-
dessus donna lieu à un procès, et il fut reconnu que la perte avait été le résultat de la
capture. L'assureur objectait, que non seulement la perte par capture ne donnait à
l'assuré aucun droit au remboursement,
mais encore que l'intérêt en la police n'était

point une matière qui pût ni dût être as-
rurée, puisque, les assureurs de Bremen
étant responsables de toutes les dépenses
faites pour obtenir la relaxation du navire,
le nouveau contrat constituait réellement
une double assurance qui devait être annulée. L'assuré fut débouté en vertu de
ces deux objections, et la cause, ayant été
portée en appel, y fut encore jugée contre
lui. Lord Mansfield déclara : « que l'intérêt
couvert par l'assuré en la police, était l'argent dépensé pour la libération de la cargaison ; et l'événement dont l'assureur avait
pris charge, l'arrivée du navire à Marseille.
Une perte survient sur la cargaison, et l'assureur étant mis en cause, il est reconnu
que cette perte a eu lieu par suite de capture. Le navire avait été pris par les Espagnols, puis relâché et mis en état de suivre
sa route, mais il s'était perdu dans un autre voyage. La police n'était qu'une gageure,
comme si l'événement assuré avait été l'arrivée de tout autre navire à Marseille. L'assuré n'avait intérêt qu'à la cargaison seulement, et cependant il n'a fait garantir que

l'arrivée du navire, et non pas celle de la cargaison. La police par gageure n'admet pas la faculté d'abandon; mais ce qui seul suffirait pour repousser la demande de l'assuré, c'est qu'il n'a point entrepris de continuer le voyage jusqu'à Marseille, ainsi qu'il devait le faire ; et il ne saurait s'excuser sur ce qu'il n'a pu connaître et commander la destination du navire; car , dans toute police par gageure, l'assuré contracte l'engagement que tout ce qui aurait pu ou dû être fait par les propriétaires, sera fait. » Le juge Buller ajouta : « La partie qui a intérêt dans la cargaison seule, fait assurer le navire qui ne la concerne en rien. Il pouvait se faire que les marchandises arrivassent saines et que le navire fût perdu, et conséquemment qu'elle se trouvât ainsi en droit de réclamer un remboursement de perte totale, quoique n'éprouvant aucun dommage. D'un autre côté, si le navire était arrivé et que les marchandises eussent été perdues , elle n'avait droit à rien réclamer bien qu'éprouvant réellement une perte totale. La police ne s'adapte donc en aucune manière à la situation réelle des choses ; elle n'est qu'une gageure, et cela seul suffit pour décider de son invalidité. »

Il est plus qu'évident que cette décision n'est pas du tout motivée sur ce que l'argent dépensé en cours de voyage ne peut être l'objet d'une assurance ; et l'on peut, au contraire, et avec raison, tirer des expressions du juge Buller, cette conséquence, que la police eût été bonne si elle eût été faite d'une manière qui convînt à la situation réelle des choses. C'était une police de simple gageure, non seulement en apparence, et comme contenant la clause « sans autre preuve d'intérêt, et sans droit au sauvetage[1] ; » mais elle l'était encore de fait, et fut très justement considérée comme telle,

---

[1] Le stat. 19, Georg. 2, chap. xxxvii, § 1, dit : « Qu'aucune assurance ne peut être faite sur navire ou navires appartenant à S. M. ou à quelqu'un de ses sujets, sur marchandises ou effets chargés à bord desdits navires, avec la clause *intérêt ou non intérêt,* ou celle *sans autre preuve d'intérêt que la police,* ou enfin celle, à titre de jeu ou gageure, *sans droit au sauvetage pour l'assureur,* et que tout contrat ainsi fait sera nul. »

, parce que l'assuré pouvait en être remboursé dans le cas où, les marchandises arrivant saines, il n'eût réellement éprouvé aucune perte [1]. Pour rendre cette assurance conforme à la nature du cas, il fallait que la clause additionnelle fût ainsi conçue : « cette assurance est déclarée faite sur argent dépensé pour la libération du navire et de la cargaison, et pour compte des assureurs primitifs de cette cargaison, (comme cela était en effet) afin qu'ils ne puissent être exposés à une perte plus forte que celle

____

[1] Marshall, B. 1, chap. IV, § 2, trouve extraordinaire que le conseil de l'assuré, dans l'affaire de l'*Emmanuel*, n'ait pas fait valoir que ce navire était étranger, et que, par conséquent, la police, *sans intérêt*, ne pouvait être régie par le stat. 19, Georg. 2. Mais il me semble que ce moyen n'eût pas été d'une grande utilité pour son client, car la police ne fut pas déclarée nulle, *ab initio*, et sur ce qu'elle n'était qu'une gageure. Au contraire, elle fut considérée comme police de gageure, parfaitement légale, mais qui laissait l'assuré sans aucun droit à être remboursé, par la raison que le navire n'avait même pas essayé d'atteindre le port de Marseille, ainsi qu'il eût dû le faire, sous la responsabilité personnelle de l'assuré dans ce genre de contrat.

totale de la somme primitivement assurée : en conséquence de quoi, les assureurs de la présente police sont affranchis de toutes avaries, et devront rembourser la somme assurée, ou toute portion d'icelle qui sera nécessaire pour indemniser l'assuré, dans le cas seulement où les assureurs de la cargaison auraient à rembourser une perte totale. » Si la police eût été faite ainsi, aucune fausse interprétation n'eût pu la faire prendre pour une gageure ou pour une double assurance, et l'assuré aurait encore eu l'avantage de l'effectuer à une prime plus douce que celle qu'il dut payer en imposant des stipulations aussi absurdes.

Cette citation est particulièrement destinée à montrer la nécessité d'une bonne théorie, et à signaler les dangers auxquels les négocians s'exposent en confiant la rédaction de leurs polices à des agens ou à des courtiers ignorans. Du reste, l'amirauté, dans le cas dont il s'agit, ayant mis à la charge de la cargaison seule toutes les dépenses de sa libération et de celle du navire, il n'est pas inutile d'observer que cette décision ne pouvait faire loi entre parties vivant sous une juridiction étrangère. Si, par les lois du pays auquel le navire et la cargaison appartenaient, ou par convention spéciale entre l'armateur et le chargeur, l'argent dépensé pour la libération commune, était de nature à entrer en avaries communes, l'assurance devait en être faite sur navire et cargaison, et non sur celle-ci seule, et le mieux eût été de séparer même chaque intérêt, ainsi que je l'ai expliqué déjà ailleurs dans ce chapitre [1].

Il arrive quelquefois que les capitaines, levant de l'argent au dehors pour les besoins de leur navire, contre leurs traites sur leurs armateurs, expriment sur ces traites, « s'il n'est pas fait honneur à la présente, le porteur en assurera le montant, et portera la prime au compte du tireur. » Cet usage ne saurait être approuvé en aucune manière ; car le porteur, ne connaissant pas l'emploi qui a été fait de l'argent, et ne sachant pas s'il est, ou non, compris dans l'assurance du navire, est hors d'état d'a-

---

[1] *Voyez* pages 250 à 252.

dapter la police à la nature du cas , et expose le propriétaire à payer une prime sans sujet, et qui ne le délivre d'aucun risque si l'assurance vient à être reconnue simple gageure, ou constituant double emploi [1].

---

[1] *Voy*. Tasker , au mot *Scott*, 6 Taunt. , 235.

NOTE

SUR LE CHAPITRE III.

Nous n'avons, en France, qu'une idée incomplète du contrat de grosse.

Si, comme la vérité l'exige, nous consentons à reconnaître combien la théorie du contrat de grosse est encore ignorée en France, et combien d'usages pernicieux et d'abus d'une extrême importance ont été introduits dans cette partie des transactions commerciales, par cette raison même que, n'en ayant point une idée assez complète et précise, nos tribunaux ont toléré, et dès lors autorisé, des opérations qui blessent tous les principes et les intérêts auxquels la loi a sûrement entendu servir de sauvegarde; il faudra bien reconnaître aussi toutes les obligations que nous avons à M. Benecke, pour nous avoir tracé dans ce chapitre, et avec autant de méthode que d'habileté, des définitions et des règles dont le besoin est vivement senti depuis long-temps, et dont l'application facile aux dispositions du titre IX du Code de commerce, porterait peut-être, au plus haut dégré de perfection qu'il soit possible d'atteindre, cette partie de notre droit maritime.

Ma tâche, ici, me paraît d'autant plus aisée, que tout en rendant justice à l'auteur anglais, et en convenant de l'excellence des principes qu'il émet, et des conséquences auxquelles il en soumet l'application, j'avoue qu'il n'est aucune de ses idées qui ne me semble avoir été au moins aperçue et même prévue dans notre Code de commerce, et que c'est bien moins à l'esprit et à l'intention des dispositions de celui-ci, qu'à l'interprétation trop étendue qu'on leur a faussement donnée, qu'il faut attribuer les abus dont la réformation est devenue si nécessaire. Toutefois, il faut bien convenir en même temps, que quelques-unes de ces dispositions n'ont pas reçu tout le développement dont elles eussent eu besoin pour être parfaitement claires, et que leur obscurité justifie en quelque sorte le sens forcé qu'on leur a donné : c'est là le mal auquel il importe de remédier.

Cette matière intéressante se rattachant essentiellement à celle qui fait le sujet de cet ouvrage, il ne m'est pas plus permis qu'à M. Benecke d'éviter de m'y arrêter, bien que j'en aperçoive toutes les difficultés. Celles-ci ne sont pas dans l'invention et dans la démonstration d'une méthode sur laquelle rien ne m'est laissé à dire ; mais dans l'explication des points auxquels son application est rendue indispensable par l'obscurité de nos lois. C'est ici, surtout, que j'éprouve combien les connaissances qui me manquent en jurisprudence, me seraient utiles pour atteindre le but que je me propose, qui est de produire une entière conviction. Si je n'y parviens pas, mon incapacité seule en sera cause, et la justice veut qu'on ne rejette point sur l'auteur anglais, une responsabilité dont je dois rester seul chargé.

Pour arriver aux explications dans lesquelles je dois entrer, il faut bien se pénétrer de la distinction justement établie entre les deux sortes de prêts à la grosse.

L'une, où l'argent prêté est employé au bénéfice de celui par qui, ou pour qui, l'emprunt est fait, sans ajouter à la valeur de la chose donnée en hypothèque, et dans l'intérêt seul de sa préservation.

L'autre, où cet argent vient aider à l'achat, et couvrir la valeur de la chose hypothéquée.

La première est un prêt dont le gage est la seule garantie ; et comme, si ce gage périt, l'emprunteur est dégagé de toutes obligations envers le prêteur, il est fort naturel que celui-ci lui impose des conditions onéreuses.

La seconde est un véritable contrat d'assurance, dont les conditions doivent également être onéreuses, puisque le prêteur prend à sa charge les risques maritimes auxquels l'objet de ce contrat est exposé.

Cette distinction n'est pas neuve, et elle est, surtout, très facile à saisir. Mais, de même qu'elle constitue, sous le titre unique de *Contrats de grosse*, deux contrats différant essentiellement l'un de l'autre, de même elle impose la nécessité de les soumettre à des règles différentes ; et si nos lois paraissent obscures et insuffisantes, sous ce rapport, c'est que l'on n'y a pas eu assez d'égard à cette distinction, clairement indiquée cependant à l'article 191 du Code de commerce ,

On a dit : *Qu'il était impossible que le commerce se soutînt sans assurances, comme aussi qu'il subsistât long-temps avec les contrats de grosse ; et l'on a ajouté : Que celui-ci, loin d'être aussi utile au commerce que l'assurance, en était, au contraire, la ruine* [1]. Cette distinction , énoncée en termes

---

[1] *Voyez* M. Corvetto, Procès verbal du 8 septembre

généraux, ne sert qu'à prouver que celle
qui existe entre les deux sortes de contrats
de grosse, n'a pas été suffisamment appréciée; car, si elle est vraie par rapport à
ceux de la seconde sorte, elle ne l'est sûrement pas par rapport à ceux de la première.

Si l'on a entendu parler de l'argent prêté
à la grosse, pour acheter une marchandise,
dont l'emprunteur veut faire un objet de
spéculation, et qui, dès lors, doit lui représenter, outre sa valeur primitive, la prime
extraordinaire dont elle est grevée; le raisonnement est sans réplique, et ce contrat
conduit l'emprunteur à une ruine inévitable. Mais si l'argent est prêté dans le seul
but de préserver la propriété de l'emprunteur, et l'intérêt même de son assureur, et
de leur épargner à l'un et à l'autre une perte
évidemment plus grande que celle dans laquelle il entraîne; ce contrat, loin d'être
ruineux, mérite toute protection, car il est

1807. — Observations du tribunal de commerce du
Havre; *in* M. Locré, tom. III, pag. 400.

lui-même la sauvegarde du commerce, et lui porte, dans certains cas, un secours dont il ne peut se passer. Voilà ce qu'il fallait considérer ; car, avant de tirer des conséquences, il faut poser les principes, et si l'on n'a pas, de ceux-ci, une idée saine et complète, on ne peut qu'errer dans l'opinion qu'on se fait des premières.

Examen des dispositions du Code de commerce qui s'y rapportent.

Pour rendre l'application de ces vérités incontestables, plus claire et plus évidente, je crois utile de rapporter ici le texte même des articles du Code de commerce, où elles ont été méconnues, afin de montrer que l'obscurité et la confusion que je leur reproche, sont dues à cette négligence bien plus qu'à l'intention du législateur, lequel, mieux éclairé, n'aura aucune raison pour se refuser aux améliorations que commande la nature même des choses.

Article 320. *Le navire, les agrès et les apparaux, l'armement et les victuailles, même le fret acquis, sont affectés, par privilége, au capital et intérêts de l'argent donné à la grosse sur le corps et quille du vaisseau.*

Le chargement est également affecté au

capital et intérêts de l'argent donné à la grosse sur le chargement.

Si l'emprunt a été fait sur un objet particulier du navire ou du chargement, le privilége n'a lieu que sur l'objet et dans la proportion de la quotité affectée à l'emprunt.

Article 327. En cas de naufrage, le paiement des sommes empruntées à la grosse, èst réduit à la valeur des effets sauvés et affectés au contrat, déduction faite des frais de sauvetage.

Article 330. Les préteurs à la grosse contribuent, à la décharge des emprunteurs, aux avaries communes.

Les avaries particulières sont aussi à la charge des préteurs, s'il n'y a convention contraire.

Article 331. S'il y a contrat à la grosse et assurance sur le méme navire et sur le méme chargement, le produit des effets sauvés du naufrage est partagé entre le préteur à la grosse, pour son capital seulement, et l'assureur pour les sommes assurées, au marc le franc de leur intérêt respectif, sans préjudice des priviléges établis à l'article 191.

Pour peu que l'on ait suffisamment compris et médité les explications données par
M. Benecke sur la nature des contrats de
grosse, il est impossible de ne pas reconnaître dans la rédaction de ce dernier article 331, une confusion et une ambiguité
qui ne peuvent qu'en dénaturer l'esprit, et
donner lieu, chaque jour, à des discussions
et à des injustices.

S'il y a contrat de grosse et assurance sur
le même navire ou sur le même chargement, en ce sens que le premier a été consenti, *en cours de voyage*, pour réparations,
dépenses, etc. concernant l'objet donné en
gage et déjà assuré ; il est évident que le
partage du produit du sauvetage, entre l'assureur et le prêteur, est injuste et ne devrait pas être autorisé ; car, ce n'est que
pour compte et dans l'intérêt du premier
que le dernier a prêté son argent, à une
époque où, sans ce prêt, la chose allait périr au préjudice de l'assureur : il est donc
naturel que ce qui est sauvé de cette chose
donnée en gage, soit affecté, d'abord et de
préférence, au remboursement du prêteur,
en capital et intérêts, ceux-ci étant le prix

du service qu'il a rendu en sauvant la chose une première fois, et du risque qu'il a couru de perdre son argent.

Si, au contraire, le contrat de grosse et l'assurance existent sur même navire ou même chargement, en ce sens que chacun de ces deux contrats porte sur une portion distincte du même objet, le partage entré le prêteur et l'assureur, au marc le franc de leur intérêt respectif, de ce qui peut avoir été sauvé, est de toute rigueur et commandé par la justice. Car, le prêteur qui a consenti à accepter pour gage la moitié seulement, je suppose, de l'objet, ne peut avoir aucun droit à l'autre moitié, qui lui est aussi étrangère que si elle n'existait pas, et dont l'état d'avarie n'a pu dénaturer la propriété, laquelle reste évidemment celle du preneur, ou de son assureur s'il en a été remboursé. Mais encore est-il juste que le capital du prêteur soit augmenté d'un intérêt quelconque pour fixer les bases de la répartition, afin que toute parité soit établie entre lui, qui a donné son argent avant la perte, et l'assureur, dont l'engagement se bornait à rembourser après qu'elle serait survenue.

Telle est la distinction que l'article 331 devait énoncer pour être tout à la fois précis et juste, car ces deux cas existent bien distinctement, et en exclusion même de tous autres.

En effet, supposerez-vous qu'il puisse y avoir, sur même navire ou même chargement, assurance et contrat de grosse, autre que celui contracté *en cours de voyage*, ou portant sur une portion spéciale et distincte? Mais alors votre partage est plus qu'inutile et blesse tous les principes; car la simultanéité de ces deux contrats est une fraude de la part de l'emprunteur assuré, et le Code a tracé les dispositions qui y sont applicables. Si le contrat de grosse est antérieur à celui d'assurances, ce dernier est nul de droit, dans le sens de l'article 347, puisque l'emprunteur n'a pu faire assurer un objet dont il avait reçu la valeur, qu'il avait engagé, et qui n'était plus sa propriété. Au lieu d'entrer en partage de ce qui peut avoir été sauvé, l'assureur peut refuser le remboursement, et c'est ce qu'il ne manquera pas de faire. Si, au contraire, l'assurance est antérieure au contrat de grosse ; comme nous avons vu que celui-ci n'est lui-même, dans cette circonstance, qu'une assurance, il devient nul, dans le sens de l'article 359, avec cette différence, que l'assuré en ayant reçu le montant d'avance, et étant évidemment coupable de fraude, c'est par une action directe contre lui, et non dans le mince partage de quelques débris, que le prêteur doit chercher l'indemnité qui lui est due.

Je ne m'arrête point à l'exception prescrite par l'article 331, en faveur des priviléges établis par l'article 191. Ils sont dans la nature des choses, et le prêteur *en cours de voyage* ne saurait lui-même trouver injuste qu'ils aient été conservés ; car ces priviléges ne sont accordés qu'à des frais faits dans l'intérêt, et pour la préservation et la liquidation de son gage, et résultent conséquemment des mêmes principes qui constituent celui du prêteur : contester les uns serait nier le sien propre.

Ceci posé comme conséquence de la na-

ture même des deux sortes de contrats de
grosse, le privilége accordé proportionnellement, par le dernier paragraphe de l'article 320, sera en harmonie parfaite avec le
partage prescrit par l'article 331 ; et celui
constitué par les deux premiers paragraphes, s'appliquera à tous les contrats de la
première sorte, et à ceux de la seconde,
consentis, régulièrement et sans fraude, sur
l'entière valeur de l'objet engagé. L'art. 327,
qui n'a pour but que de réduire le droit du
prêteur à la valeur de ce qui est sauvé, mais
qui confirme son privilége formel sur cette
valeur, diminuée par les seuls frais de sauvetage, recevra sa juste application ; et le
concours que prescrit l'article 331 entre le
prêteur et l'emprunteur ou son assureur,
étant bien clairement défini et réduit aux
seuls cas qui le motivent, aucune discussion ne pourra s'élever entre les parties
intéressées.

Relativement à l'article 330, il est évident que la distinction entre les deux sortes
de contrats exigera que sa rédaction soit
changée. Si le prêt est de première classe,
et contracté *en cours de voyage*, le prêteur

devra être affranchi de toutes avaries communes et particulières ; car, en vertu des articles 320 et 327, il jouit d'un privilége sur l'objet qui lui a été affecté en gage, tant que cet objet conserve une valeur suffisante pour le payer, et ces avaries, dont l'assureur est d'ailleurs responsable, ne doivent l'atteindre qu'autant qu'elles réduisent la valeur du gage à une somme moindre que celle qui lui est due. Si, au contraire, l'emprunt est de seconde classe, le prêteur n'est plus qu'un assureur ordinaire, ayant entendu courir les mêmes risques qu'aurait courus celui-ci, et devant être tenu, comme lui, à contribuer, à la décharge de l'emprunteur, aux avaries communes et particulières, sans que même aucune stipulation contraire doive être autorisée relativement à ces dernières ; car l'emprunteur n'ayant pas la faculté dont jouit le prêteur, de se faire garantir ces avaries par une police d'assurance, il s'ensuit qu'il serait exposé à une perte plus forte que celle entière de l'intérêt en risque ; ce qui ne saurait être. Tout cela est, au surplus, trop clairement démontré dans l'ouvrage anglais pour avoir besoin d'autres explications.

Celles qui précèdent suffiront sans doute, si je ne m'abuse pas, pour justifier et confirmer la distinction que j'établis au sujet des accusations dirigées contre le contrat de grosse, et pour prouver que celui de la seconde sorte est le seul qui puisse conduire à la ruine de l'emprunteur, auquel, ainsi qu'au commerce en général, celui de la première est tellement utile qu'on peut presque le dire indispensable. Supposons, en effet, un navire arrêté en cours de voyage par des dépenses qu'il faut acquitter pour que ce voyage puisse être continué. Si le capitaine est obligé, pour se dégager, de vendre des marchandises, cette opération sera presque toujours plus onéreuse que l'emprunt à la grosse, et cependant il faudra bien y avoir recours s'il ne s'offre pas de prêteurs. Accordez à ceux-ci, par de bonnes lois, la protection qu'ils méritent; réglez leurs droits d'une manière convenable, et vous serez certains de trouver toujours en eux les secours dont vous aurez besoin, et même à des conditions moins onéreuses, et qui tourneront à l'avantage des emprunteurs et des assureurs. Cet avantage, au surplus, sera plus grand encore, si, usant du moyen développé par M. Benecke, le capitaine peut se procurer les fonds nécessaires par son propriétaire ou son correspondant, lequel consentira à en faire l'avance au simple intérêt de terre, augmenté de la prime d'assurance, parce qu'il jouira, ou son assureur pour lui, des mêmes priviléges que ceux établis en faveur du prêteur à la grosse, avec lequel il doit conserver une parfaite analogie [1].

L'emprunt à la grosse de la seconde sorte est devenu tellement rare aujourd'hui, et les pertes dans lesquelles il constitue d'avance l'emprunteur sont si bien appréciées, qu'à peine est-il nécessaire d'ajouter que la prohibition, imposée par l'art. 319, est trop sage pour ne pas être maintenue. Lever cette interdiction serait exposer le marin à vendre pour moitié de sa valeur,

---

[1] *Voyez*, sur ce moyen et sur les inconvéniens qu'il présente, la Note sur le chapitre VI, tom. II: *Avance par le consignataire.*

et peut-être quelquefois moins, le salaire qui doit être le prix de son travail et le soutien de sa famille ; et comme les gens de cette profession sont généralement plus portés aux jouissances du moment qu'aux calculs de la prévoyance, l'humanité, autant que la morale, veut que la loi les protége contre la séduction de prêteurs avides et contre leur propre entraînement.

Quant à la prohibition de l'article 318, qui porte sur le fret à faire du navire, et sur le profit espéré des marchandises, elle me paraît donner lieu à quelques observations.

En ce qui a trait au profit espéré, l'interdiction est de rigueur, ou plutôt même elle existe de fait ; car ce profit espéré n'étant point un objet réel et distinct, et n'ayant d'autre effet, alors qu'il se réalise, que d'augmenter la valeur du gage qui le produit, il est évident que si ce gage est affecté, en totalité ou en partie, à un emprunt auquel il sert d'hypothèque, l'augmentation que ce profit occasionne à la valeur totale ou partielle, n'est qu'une partie constitutive de cette valeur, qui ajoute

(323)

aux chances favorables du prêteur à qui
elle a été affectée, et qui ne peut en être
distraite au bénéfice d'un tiers.

Il n'en est pas ainsi du fret à faire. S'il
s'agit d'un contrat de la seconde sorte, j'admets la prohibition ; car ce fret n'étant
presque jamais que la représentation du
dépérissement naturel du navire, si celui-
ci est déjà affecté en gage à un prêteur, il
est juste que l'hypothèque de ce prêteur
repose également sur une valeur qui n'est
que le remplacement d'une autre qui existait au moment de l'emprunt, et a été détruite pour compte de l'emprunteur, dans
le sens de l'article 326. Mais si le contrat
est de la première sorte, et a été consenti
en cours de voyage, je ne vois qu'utilité à
lui permettre d'affecter expressément le fret
à faire, lorsqu'il portera sur corps et quille
du vaisseau, puisque ce fret lui est déjà
réellement affecté par l'article 320.

On a dit *que cette disposition n'impliquait
pas contradiction avec la prohibition de l'article 318, celle-ci s'appliquant à la matière
du prêt, et l'autre à son gage.* [1]. Soit : mais

---

[1] *Voyez* M. Locré, tom. III, pag. 360.

si cette matière doit venir nécessairement
en accroissement de la valeur du gage,
pourquoi serait-il défendu de la mentionner
dans le contrat, lorsqu'il est convenu que
le fret se rattache essentiellement au navire,
et lorsqu'il ne s'agit que d'ajouter un titre
apparent à la sécurité du prêteur? Sur ce
point, comme sur tant d'autres, les usages
ont suppléé à l'insuffisance de la loi, et il
n'est guère aujourd'hui de contrat fait en
cours de voyage qui n'affecte spécialement
le fret du navire, sans que jamais les tribunaux en aient rejeté un seul par ce motif,
attendu que l'esprit de la loi n'en est pas
blessé, et qu'il est évident qu'en affectant
le fret acquis au paiement du contrat de
grosse sur corps, sa prohibition n'a eu
d'autre but que d'empêcher qu'il fût créé
deux contrats distinctement affectés sur
chacun; chose qui ne saurait jamais arriver
en cours de voyage, que dans un seul cas
sur lequel je reviendrai tout à l'heure, lorsque le sujet même qui me reste à traiter m'y
ramènera. Ce sujet est, sans contredit, le
plus important de ce chapitre, puisque
c'est à lui que se rattachent les abus que je
dois signaler, et dont la réformation est si

ardemment désirée par le commerce, dont ils blessent chaque jour les intérêts.

Nous avons vu que la nature du contrat de grosse et les principes sur lesquels il re- pose, exigent que la chose pour laquelle l'argent est emprunté soit seule hypothé- quée, et qu'aucune propriété, étrangère à l'emprunt et appartenant à une tierce per- sonne, ne puisse être comprise dans l'hy- pothèque. Cette vérité est rendue si claire et si incontestable par les développemens dans lesquels l'auteur anglais est entré, que je dois me borner à la rappeler, en ajoutant qu'elle n'est appliquée ici, ainsi que toutes les conséquences que je vais en déduire, qu'aux contrats de première classe consentis en cours de voyage.

Lorsqu'un navire est expédié d'un port à un autre avec un chargement, il est évident que le capitaine, constitué par la loi et par le choix même de son armateur, le repré- sentant de celui-ci, a droit d'user comme il l'entend, relativement au navire, des pou- voirs qui lui sont donnés, sauf toutefois les restrictions d'ordre public qui lui sont im- posées par le titre 4, livre 2, du Code de commerce. S'il commet des fautes ou se rend coupable de malversations, et que la responsabilité à laquelle il est soumis soit insuffisante, l'armateur en souffrira, sans doute, mais le dommage qu'il supportera sera la conséquence du tort que lui-même aura eu le premier de mal placer sa confiance, et aucune plainte ne lui sera permise, aucun droit ne lui sera acquis que contre celui qui aura abusé de ses pouvoirs.

En peut-on dire autant des propriétaires de la cargaison? Relativement à eux, le capitaine n'est qu'un voiturier constitué, pour un temps il est vrai, leur représentant, mais sous le seul rapport de préservation et de conservation des intérêts qui lui sont confiés. C'est assez pour eux d'être exposés aux fautes et aux négligences qu'il peut commettre sans donner prise contre lui, et il serait absurde de prétendre que la confiance dont il est investi, et à laquelle les propriétaires de la cargaison sont obligés de se soumettre momentanément (car ils y sont amenés par nécessité plus que par choix), pût aller jusqu'à l'autoriser à disposer des effets dont la garde lui est commise, et à les vendre ou engager en tout ou partie, dans toutes circonstances autres que celles où cette mesure peut être commandée par l'intérêt de leur propre préservation ou conservation. C'est à la loi à mettre les négocians à l'abri de manœuvres aussi coupables, en traçant des dispositions qui remplacent la responsabilité illusoire dont elle les a frappées, en la personne de l'armateur, par l'article 216 du Code de commerce, et qui les préviennent même d'une manière plus complète et plus efficace, en substituant les prohibitions les plus formelles à l'autorisation implicite qu'elle leur a accordée jusqu'ici.

Pour arriver aux dispositions nouvelles qu'un pareil ordre de choses exige, résumons d'abord celles qui s'y rapportent dans l'état actuel de notre législation.

L'article 216, dont je viens de parler, réduit la responsabilité de l'armateur, *à l'abandon du navire et du fret.*

Par l'article 234, en cas de nécessité de radoub, etc., en cours de voyage, le capitaine est autorisé *à emprunter sur corps et quille du vaisseau, mettre en gage ou ven-*

dre des marchandises, jusqu'à concurrence des besoins constatés [1].

L'article 315 explique que l'emprunt à la grosse *peut être affecté sur la totalité des objets dont se composent l'armement du navire et la cargaison, ou sur une partie déterminée.*

Par l'article 316, il est dit, *qu'un emprunt pourra être déclaré nul à la demande du prêteur, s'il est fait pour une somme excédant la valeur des objets engagés, et s'il est prouvé qu'il y ait eu fraude de la part de l'emprunteur.*

L'article 317 détermine les droits du prêteur, *alors qu'il y a excès dans l'emprunt, mais sans fraude.*

Enfin, l'article 329 stipule que celui qui emprunte sur marchandises *n'est pas libéré par la perte, s'il ne justifie qu'il y avait, pour son compte, des effets jusqu'à concurrence de la somme empruntée.*

Expliquons comment ces dispositions

---

[1] Ce chapitre étant spécialement consacré aux contrats de grosse, je renvoie à la Note sur le chapitre VI les observations à faire sur la vente des marchandises.

(329)

sont appliquées journellement aux sinis-
tres fréquens de la navigation, et nous reconnaîtrons combien la manière dont elles
sont interprétées blesse les principes d'é-
quité que nous venons de poser, et combien, par conséquent, elles sont insuffisantes et ont besoin d'être améliorées.

Un navire, parti de Marseille pour Dunkerque avec son plein chargement, éprouve,
dans une tempête, des dommages considérables qui le forcent à relâcher à La Rochelle pour s'y réparer. Ses mâts sont rompus, ses voiles déchirées, son gréement est
désemparé; sa coque a besoin d'un radoub
complet, et il est évident que ces dépenses
seront considérables. Comme cependant
toutes les réparations peuvent être faites,
il n'y a point innavigabilité, et le capitaine,
qui redoute au dessus de tout de perdre son
commandement et ne consulte que son propre intérêt, entreprend ces réparations, dont
le montant est accru par les dépenses d'un
séjour de deux mois, par les frais de justice,
et par la prime de quinze pour cent, d'un
emprunt à la grosse que le tribunal autorise
le capitaine à faire, en conséquence des

termes précis de l'article 234, et de la faculté accordée par l'article 315. Le navire
part enfin, grevé d'une dette de 25,000 fr.,
et arrive à Dunkerque sans aucun nouvel
accident fâcheux. La cargaison y est rendue
en bon état, et les propriétaires doivent
compter que c'est assez pour eux d'avoir
souffert d'un aussi long retard, et qu'en ac-
quittant le fret stipulé à Marseille, ils vont
être mis en possession de ce qui leur appartient. La justice le voudrait ainsi; car
aucune des dépenses faites à La Rochelle
ne l'a été dans leur intérêt, et le capitaine,
simple conservateur de leur propriété, n'a
pu en disposer, ni l'engager, pour des dépenses auxquels ils sont étrangers. Mais la
loi, dont j'accuse ici l'ambiguité et l'obscurité plus que l'intention, en a disposé
autrement : les magistrats chargés de l'appliquer, ne se sont pas donné la peine de
rechercher la seule interprétation qu'admette l'équité, et ont autorisé et rendu légal ce que celle-ci condamnait réellement,
ainsi que je ne tarderai pas à le démontrer.
Le capitaine a hypothéqué le chargement
en même temps que le navire, attendu qu'il

n'eût trouvé aucun prêteur sur celui-ci seul,
et ce prêteur ne se dessaisit de son gage,
que sur l'obligation de lui payer ce qui
pourra lui rester dû. Le navire, mis en
vente, ne rapporte, y compris même le
produit net du fret après déduction des gages privilégiés, que 13,000 francs ; les propriétaires de la cargaison sont obligés de rembourser au prêteur le déficit de 12,000 f. ; et
voilà comment cette cargaison, dont la valeur est de 48,000 francs, se trouve en perte
d'un quart de cette valeur, quoique cependant elle n'eût éprouvé, dans tout le cours
du voyage, aucune avarie de nature à la
concerner. Quel recours restera-t-il aux
propriétaires, en indemnité du tort qu'ils
éprouvent? rechercheront-ils le capitaine?
la procédure est régulière; il n'a agi que
duement autorisé, et d'ailleurs il n'a rien.
Actionneront-ils l'armateur? Celui-ci, dont
la propriété est absorbée par la dette, en
fait l'abandon et invoque l'article 216 pour
se mettre à l'abri de toutes poursuites, en
même temps qu'il réclame de son assureur
le remboursement de la somme totale assurée. Restent donc les assureurs de la car-

gaison ; et comme tout a été fait légalement, aucune excuse de leur part n'est admise, et c'est sur eux que vient peser, en définitive, un dommage qui n'a cependant aucun rapport avec les risques qu'ils couraient.

Q'est-il besoin de longues explications, pour montrer combien un semblable résultat, qui confond et bouleverse les droits de tous les intéressés, et rejette sur les uns les pertes des autres, est contraire à tous les principes d'ordre public, de morale et d'équité? Et cependant tout le mal est dû aux faux calculs qu'un intérêt personnel mal entendu a dictés au capitaine, et que la loi a sanctionnés. Celui-ci a voulu se conserver son commandement ; la vente forcée du navire le lui fait perdre : il a cru, je veux bien même le supposer, agir dans l'intérêt de tous ; et son ignorance est fatale à tous les intéressés, à l'exception de celui-là seul qui devrait en souffrir ; de son armateur, qui recouvre la valeur entière de sa propriété, quoiqu'il soit la cause réelle du mal, par le mauvais choix qu'il a fait. L'assureur du navire devait être seul perdant en conséquence des événemens du voyage ;

mais sa perte ne devait pas être totale, puisque ce navire avait encore une valeur quelconque à son arrivée à La Rochelle. Dans le
désordre que l'obscurité de la loi a fait naître, cette valeur est perdue pour lui; et un
fardeau plus lourd encore vient tomber
sur les propriétaires ou sur les assureurs de
la cargaison, lesquels devaient se croire en
dehors de tous dangers et de toute participation à cette affaire.

Telles sont, on ne saurait le contester,
et la marche généralement adoptée en pareilles circonstances, et les conséquences
qu'elle amène ; et celles-ci sont si révoltan-
tes, que les personnes peu habituéés à ces
sortes de réglemens voudront à peine croire
qu'elles puissent jamais avoir lieu. Si, cependant, l'on était tenté d'accuser d'exagération la perte d'un quart que je fais supporter à la cargaison dans l'exemple que
j'ai supposé, il me serait facile, au milieu
d'un grand nombre d'affaires semblables
qui m'ont passé dans les mains, d'en citer
où la cargaison a perdu moitié et plus, et
même d'en désigner nne où, par suite d'a-
varies particulières éprouvées par le navire

à la fin du voyage, sa valeur fut réduite au point que celle entière de la cargaison fut employée à l'acquit du contrat de grosse ; en conséquence de quoi les assureurs de cette cargaison furent contraints de la rembourser en perte totale, quoiqu'elle fût arrivée saine et entière au lieu de sa destination.

Modifications que l'équité commande de faire à ces articles.

Or, maintenant, replaçons l'affaire dans la situation que commandent les principes de convenance et d'équité, et la nature même des choses ; et, pour cela, ôtons à la loi son ambiguïté, et si ses dispositions sont insuffisantes, achevons de les rendre claires et efficaces, en y ajoutant ou en en retranchant seulement quelques mots. N'oublions pas que le capitaine est le représentant légal, le procurateur, enfin, de l'armateur, mais seulement le conservateur des intérêts des chargeurs ; que la loi doit à ceux-ci sa protection contre les infidélités qu'il peut commettre, et que l'armateur s'expose, par une confiance mal placée, puisqu'elle est purement volontaire, à rester garant envers eux des torts qui peuvent leur être faits. Rendons cette garantie réelle et efficace, en l'appliquant à tout emprunt fait dans les seuls intérêts de l'armateur, si nous voulons toujours permettre que cet emprunt repose sur un gage qui lui est étranger ; ou cessons plutôt d'accorder une autorisation qui est contraire au droit commun. Dans le premier cas, nous forçons l'armateur à veiller avec plus d'attention à l'usage que fait le capitaine de la confiance qu'il lui a accordée ; dans le second, nous empêchons que le capitaine puisse en abuser au préjudice d'autrui, et ce moyen me paraît être préférable.

Si nous nous arrêtons au premier, nous ajouterons à la suite de l'article 234 : *Ils* (les propriétaires du navire) *seront également responsables envers les propriétaires de la cargaison, de toute contribution pouvant tomber à la charge de ceux-ci, en conséquence d'un emprunt affecté sur cette cargaison, pour des dépenses particulières au navire.* Et, à la suite de l'article 315 : *Toutefois, ils* (les emprunts) *ne peuvent jamais grever définitivement que celui ou ceux de ces objets, dans l'intérêt duquel ou desquels l'argent a été employé, et sont soumis, en ce qui concerne les propriétaires de navires, à la responsabilité personnelle établie à l'article 234.*

Supposons que la législation eût été telle: les propriétaires de la cargaison eussent eu recours sur l'armateur du navire, pour la perte d'un quart qu'ils éprouvaient, et cependant leur garantie n'eût pas été complète; car ils couraient encore le risque de l'insolvabilité de cet armateur, et soit que cette insolvabilité eût été, ou non, garantie par l'assurance de la cargaison, elle eût toujours été une chance de perte pour le chargeur ou pour son assureur, à moins que la reprise de celui-ci ne s'étendît, par privilège spécial, jusque sur la somme due à l'armateur par l'assureur du navire [1].

On objectera que ces dispositions sont contraires à l'article 216, qui fait cesser la responsabilité de l'armateur par l'abandon du navire et du fret; mais à peine me paraît-il nécessaire de m'arrêter à cette objection. Si l'on s'est bien pénétré des abus que je cherche à réformer, on a vu à combien de

---

[1] *Voy.* Note sur le chapitre vi, tom. II: *La vente est un moyen extrême,* etc.

désordres et d'injustices ils conduisent, et combien de propriétaires de marchandises peuvent être sacrifiés aux faux calculs d'un seul capitaine. Si celui-ci n'est que le pro-curateur de l'armateur, l'intérêt public n'exige-t-il pas que cet armateur réponde de ses fautes, et ne puisse se décharger sur des tiers, avec lesquels il n'a aucuns rap-ports, de dettes contractées dans son seul intérêt, bien ou mal entendu? et si quel-qu'un doit être pillé, ruiné même, par l'i-gnorance ou la mauvaise foi du capitaine, n'est-il pas juste que ce soit celui-là seul qui l'a choisi et qui lui a volontairement confié sa fortune?

Tous ces abus, à la vérité, ne me sem-blent provenir que de la trop grande exten-sion donnée au sens du dernier paragraphe de l'article 216. La même clause existait dans l'ancienne ordonnance, article 2, ti-tre *des Propriétaires*, au bas duquel je lis, dans un ancien commentateur: *Sauf s'il s'a-gissait des dettes contractées par le capi-taine pour causes qui aient réellement tourné au profit du navire; parce que ces dettes sont propres et personnelles à l'armateur,*

I.   22

*tout comme s'il les eût contractées lui-même,
et alors il en est tenu malgré l'abandon et
la perte du navire et du fret, comme dans
les cas prescrits par l'article XIX, Titre du
capitaine*; (article 234 du Code) au bas
duquel le même commentateur observe: *Quant
au préteur, l'engagement du capitaine lui suffit pour être en droit d'exiger
de l'armateur, si le navire arrive à bon
port, le principal du prêt à la grosse avec
son change maritime, ou le payement de la
valeur de la lettre de change à son échéance,
avec le même privilége des billets à la grosse,
quand même le navire aurait depuis fait
naufrage, pourvu que la lettre de change
énonce que la valeur a été fournie pour les
besoins du navire* [1]

Telle était aussi l'opinion de Valin, lequel observait, avec raison, que l'armateur qni en souffre, doit s'imputer *talem
personam elegisse* [2]. L'opinion contraire

---

[1] *Voy.* Nouv. Comment. sur l'Ordonn. de la Marine, de 1681, par M**, av. en parl., tom. I, pages
382 et 266.

[2] *Voy.* tom. I, pag. 417.

d'Emérigon, repoussée cependant en ce qui a trait à la vente, ainsi que j'aurai occasion d'en parler dans la note sur le chapitre 6 [1], paraît avoir prévalu dans nos tribunaux, lesquels admettent généralement les délaissemens de l'article 216; et je ne connais qu'un seul jugement rendu en 1818 par le tribunal de commerce de Dieppe, et confirmé par la cour d'appel de Rouen [2], qui consacre les principes que je viens d'exposer, et dont l'admission précise et formelle serait en harmonie parfaite avec les changemens que je propose, et y suppléerait même en partie. Ces mêmes principes sont, au surplus, ceux professés par monsieur Pardessus [3].

Quoi qu'il en soit de l'objection relative a l'article 216, la chance d'insolvabilité que j'ai précédemment indiquée, nous prouve que ce moyen serait encore insuffisant; et,

---

[1] *Voy.* tom. II , *Responsabilité de l'armateur,* etc.

[2] *Voy.* Journ. de Jurisprud. de Marseille, tom. II, 2e part., p. 135.

[3] *Voy.* tom. III , pag. 97.

comme notre but doit être d'en trouver un qui, en protégeant tous les intérêts, approche autant que possible de la perfection, il faut en venir à l'examen de celui que j'ai désigné en second lieu, et qui interdirait tout emprunt sur un gage étranger à l'emploi fait de l'argent.

Dans ce cas, les mots *mettre en gage* devront être retranchés de l'article 234 (sauf toujours ce que j'ai annoncé devoir dire plus tard relativement à la vente), et nous ajouterons à la suite de l'article 315 : *Toutefois, aucun emprunt ne pourra jamais être affecté et contracté, que sur celui ou ceux de ces objets dans l'intérêt duquel ou desquels l'argent aura été employé, et proportionnellement à la part de chacun dans les dépenses donnant lieu à l'emprunt.* Une semblable disposition empêchera les chargeurs d'être à la merci du capitaine, et préservera en même temps les intérêts des armateurs et de leurs assureurs, en opposant des difficultés, le plus souvent insurmontables, à l'intention où le capitaine pourrait être d'entreprendre des réparations dont le coût doit absorber la valeur du seul gage qu'il lui soit permis d'offrir ; car il est évident que si le résultat doit être tel, aucun prêteur ne se présentera. Si, au contraire, ces réparations sont dans l'intérêt réel de l'armateur, c'est que la valeur du gage n'en pourra pas être absorbée, auquel cas il y aura toujours prêteur, si mieux n'aime l'armateur fournir lui-même les fonds.

Si le capitaine, en déguisant l'état réel de son navire, parvient à trouver un prêteur trop confiant, pour une somme qui en excède la valeur, alors les articles 316, 317 et 329, à peu près illusoires aujourd'hui, recevront leur application. En effet, l'article 329 peut-il avoir eu d'autre intention que celle d'empêcher qu'aucun emprunt se fît, pour une somme excédant la valeur des effets existant sur le navire pour le compte de l'emprunteur? Cette intention est-elle respectée lorsque vous autorisez l'armateur à emprunter sur une cargaison dans laquelle, très souvent, il n'a pas le moindre intérêt, sans même lui imposer l'obligation expresse de rembourser? Et quant aux articles 316 et 317, qui concourent avec l'article 329 à déterminer les peines encourues par un semblable délit, de quelle utilité peuvent-ils être si vous avez vous-même rendu tout excédant impossible, dans le cas dont nous parlons, en accordant la faculté d'affecter la masse entière, quels qu'en puissent être les propriétaires? Ces articles ne peuvent plus alors s'appliquer qu'aux emprunts à la grosse de la seconde classe, et il n'est personne qui, ayant de ceux-ci une idée juste, ne conçoive combien ces dispositions leur sont inutiles, les prêts de cette nature ne se faisant jamais que sur la connaissance parfaite du gage, et la certitude, positivement acquise, que sa valeur est plus que suffisante pour répondre du prêt et de sa prime.

Convenance et utilité de ces modifications.

Appliquons cette législation nouvelle à l'exemple supposé, comme si elle eût été en vigueur lors de la relâche du navire à la Rochelle, et voyons quelles en eussent été les conséquences. Tout indiquant clairement que les dépenses devaient excéder la valeur, au lieu du reste, du seul gage sur lequel l'emprunt pût être assis, le capitaine eût compris de suite l'impossibilité de trouver un prêteur, et n'eût point entrepris les réparations : la cargaison , transbordée sur un autre navire , eût acquitté le fret dû *pro ratâ itineris* , et fût arrivée aux mains de ses propriétaires , grevée seulement de quelques menus frais de transbordement , toujours moins onéreux qu'un long retard : le navire eût été vendu, et la seule perte, résultant de la différence du produit de la vente à la somme assurée , fût tombée à la charge de l'assureur, lequel seul , en effet, doit souffrir des événemens de mer qui ont rendu ce résultat inévitable , puisque la propriété des chargeurs n'en a point été atteinte, et puisque l'armateur avait payé une prime pour en être garanti.

Si telle est, effectivement, la manière dont le bon sens et l'équité eussent voulu qu'une semblable affaire se fût réglée , et je ne vois, je l'avoue, rien à y opposer , quelles raisons pourrait-on donner pour repousser la seule méthode qui puisse conduire sûrement à ce résultat? L'assureur sur corps, sur qui seul pèse ce résultat, gagne lui-même à la vente du navire; car, ce sont les réparations , les gages et les frais de toute nature qui l'ont amené au remboursement en perte totale, que, dans l'exemple donné, il a été obligé de faire, et dont la valeur telle quelle du navire, vient ici diminuer d'autant l'importance, et les chargeurs, ou leurs assureurs, sont affranchis de la perte qu'on leur faisait si injustement supporter, et protégés, par la loi elle-même, contre l'ignorance ou la mauvaise foi du capitaine.

J'ai supposé, dans cet exemple, que toutes les dépenses au port de relâche, avaient été faites dans l'intérêt et pour le compte du navire seul ; mais on conçoit assez que s'il en était autrement, et si la cargaison donnait lieu elle-même à des dépenses qui lui fussent particulières, ou se trouvait avoir à contribuer, à titre d'avaries communes, à celles faites pour le navire, le propriétaire de cette cargaison devenant, de fait, débiteur de sa contribution dès le moment du déboursé, ce serait avec toute justice que sa propriété serait, ainsi que celle de l'armateur, affectée en gage au prêteur, proportionnellement à sa quote part dans la dette commune. Ceci résulte trop évidemment des principes sur lesquels reposent,

et le système de l'auteur anglais, et l'application que j'essaie d'en faire à nos lois, pour
avoir besoin d'une plus ample explication.
La marche à suivre est clairement tracée
dans le chapitre dont nous nous occupons,
et le paragraphe que je propose d'ajouter à
l'article 315 du Code de commerce, prévoit
suffisamment ce cas, en même temps qu'il
ne laisse aucun moyen au capitaine, d'a-
buser de la faculté qu'il était indispensable
de lui conserver, ces cas étant assez fréquens.

. Ceci me ramène naturellement à ce que
j'ai annoncé plus haut avoir encore à dire
du fret; mais, avant tout, je dois rappeler
ici les explications que j'en ai données dans
la note sur le chapitre ii, et desquelles il
résulte que, dans notre système général,
le fret, n'étant jamais assuré que pour son
produit net réel, déduction faite de tous
priviléges, charges, etc. ne peut être considéré que comme une dépendance du navire, ajoutant à la valeur de celui-ci, ou
remplaçant ce qui peut en être perdu par
le dépérissement.

Or, si l'emprunt est contracté dans l'intérêt et pour le compte du navire seul, il est tout juste que le produit net de ce fret, qui en est une dépendance, so it affecté au prêteur. Rien de nouveau en cela, puisque l'article 320 le prescrit; il ne s'agit que d'en autoriser la mention expresse, ainsi que je l'ai déjà expliqué. Que cette valeur nette du fret ait été assurée par même police que le navire, ou séparément, aucun recours ne pourra être exercé par l'armateur sur son assureur, attendu que ce fret ne supporte aucune perte qui lui soit particulière, et qu'il n'est perdu pour l'armateur que comme dépendance du navire, et en acquit des dépenses faites pour celui-ci.

Si, au contraire, ces dépenses ont été la suite d'avaries communes donnant lieu à une contribution à laquelle le fret doit participer dans la proportion fixée par la loi, l'emprunt affectera directement ce fret lui-même, jusqu'à concurrence de sa portion à la contribution; et c'est évidemment le seul cas où cette circonstance puisse arriver en cours de voyage, puisque le fret ne peut jamais être atteint d'aucune avarie particulière, donnant lieu à un emprunt pour

son compte. S'il est assuré par même police que le navire, aucune difficulté ne peut
naître dans le réglement, puisqu'il forme
avec lui une seule masse appartenant à une
seule et même personne. S'il a son assureur distinct, celui-ci ne peut être tenu qu'au
remboursement de la portion des avaries
communes, restée à la charge du fret, puisque c'est la seule perte qu'éprouve réellement cet unique aliment de son assurance.

Deux points, non moins importans,
restent à traiter pour rendre complète la
doctrine qui doit régir le remboursement
de toutes dépenses faites en cours de voyage. M. Benecke en ayant fait la matière distincte du chapitre 6, je dois en renvoyer,
ainsi que lui, l'examen à la note dont je
ferai suivre ce chapitre.

CHAPITRE IV.

De l'évaluation.

De l'évaluation.

Il est plus qu'évident qu'aucune assurance maritime ne peut offrir d'indemnité parfaite, qu'autant que la somme assurée est égale à l'intérêt réel du propriétaire; mais aussi faut-il déterminer par des recherches et des calculs exacts, quel est cet intérêt réel, et quelle est la somme à assurer. Ces calculs feront la matière de ce chapitre; et comme la valeur de l'objet à assurer est souvent laissée sans évaluation dans la police, pour être déterminée ultérieurement, auquel cas cette police est nommée police

Définition.

ouverte, nous aurons à examiner la nature et les particularités de cette sorte de police, aussi bien que de celle dite police évaluée, parçe que la valeur y est précisée afin d'éviter la nécessité de la prouver en cas de perte, et nous indiquerons la manière de déterminer cette valeur dans le premier cas, conformément aux lois et aux usages.

Valeurs différentes du même objet.

L'idée du mot *valeur* est en soi même fort incertaine. On ne peut regarder comme la valeur d'une chose, celle imaginaire que lui attribuent souvent le caprice et l'intérêt de celui à qui elle appartient. La valeur des articles de commerce est subordonnée à des variations résultant des temps, des lieux et des circonstances, et peut, sur la même place, et bien plus encore sur des places différentes, être beaucoup au-dessus ou au-dessous de son coût primitif. Relativement aux marchandises envoyées au dehors, le coût, qui n'est pas toujours la valeur, s'accroît par les frais de chargement, les intérêts, le fret et les frais au lieu de la livraison.

Valeur des marchandises au lieu de départ.

En matière d'assurances sur marchandises, nous n'avons à considérer que leur va-

leur au lieu du départ et la somme à y ajouter pour les frais, afin de déterminer la
valeur à bord, dont le montant doit être
assuré pour mettre le propriétaire, relativement à ces marchandises, dans la même
situation que celle où il est au moment où
il entreprend sa spéculation, ainsi que je
l'ai expliqué ' et que le prescrivent les
principes de la seconde sorte d'indemnité.

La valeur d'une marchandise au lieu de
départ est le prix auquel elle peut y être
vendue : telle est au moins la définition applicable à tout article courant. Pour établir
cette valeur, c'est donc au prix courant et
non au coût primitif de l'article qu'il faut
avoir égard. Si le prix courant excède le
coût, c'est la valeur de ce prix courant qui
doit être assurée ; car le propriétaire, qui
peut en retirer ce prix sur le marché même,
perdrait le profit qu'il peut déjà faire, si,
en cas de perte, il n'était remboursé que
du coût primitif. Si, au contraire, l'article
est tombé à un prix inférieur à celui auquel

Articles cou-
rans.

' *Voyez* chap. 1, page 91 , ci–dessus.

il a été acheté; c'est ce prix actuel que l'assurance doit couvrir, car le propriétaire, si sa marchandise périt, ne perd réellement que cette valeur réduite. Dire que les marchandises doivent être assurées pour leur coût primitif, parce que le propriétaire est libre de les garder jusqu'à ce qu'elles vaillent encore ce prix, serait un faux raisonnement; car elles ne peuvent plus être un objet de spéculation au lieu de départ, du moment qu'elles sont envoyées sur un autre marché. Si elles promettent un accroissement de valeur à ce lieu de destination, la somme qu'elles peuvent produire au dessus du prix courant et des frais, est un profit espéré que le propriétaire peut faire assurer en plus, mais sous cette dénomination. Si, au contraire, il n'en attend aucun bénéfice, il est clair qu'en assurant plus que la valeur courante, une portion de la prime qu'il paie est sans objet. En pareil cas, l'assuré doit donc être libre de dresser sa facture d'après le prix courant de l'article qu'il expédie, et de la relater dans la police, ou d'évaluer ses marchandises en conséquence.

Marchandises. Les marchandises qui sortent des propres manufactures du propriétaire, ou qui ont été achetées, avec la seule intention de les réexpédier, dans un lieu distant du port de chargement où elles n'ont aucun cours déterminé, ne peuvent être évaluées au prix qu'elles doivent être vendues au lieu de déchargement, mais à leur valeur au lieu d'où elles proviennent, augmentée de tous les frais, et telle doit être la base de l'assurance à en faire. Le coût d'une marchandise exportée s'augmente nécessairement de tous les frais du chargement et de la prime d'assurance, et ces frais doivent être considérés comme faisant partie du coût primitif, parce qu'ils sont indispensables, quel que soit le résultat de la spéculation. L'intérêt même du capital, calculé sur la durée probable de l'opération, doit entrer dans l'évaluation.

Ce n'est pas seulement la prime d'assurance, mais encore la prime des primes, calculée jusqu'à l'entière garantie du risque, qui doit contribuer à l'accroissement de la valeur. En effet, si des marchandises, coûtant avec tous les frais 1,000 l., sont assurées à 20 p. cent, le propriétaire, en assu-

rant 1,200 l., n'est pas pleinement couvert;
car 1,200 l. à 20 p. cent lui coûtent 240 l.
de prime, et sa marchandise lui vaut 1,240 l.,
pour lesquelles, en cas de perte totale, il ne
reçoit que 1,200 l. Il est donc essentiel qu'il
assure aussi ces 40 l. et leur prime jusqu'à
la parfaite garantie du risque. L'évaluation
de la prime des primes sera rendue très facile au moyen du calcul suivant : la prime
étant toujours comprise dans la somme que
rembourse l'assureur, il est évident que ce
qui excède cette prime est la seule indemnité que reçoit l'assuré. Si, par exemple,
il reçoit 100 l. ayant-payé 20 l. de prime, il
est clair qu'il ne lui reste que 80 l. pour représenter le coût et les frais de sa marchandise, et que pour être pleinement couvert
de la prime, il lui faut faire assurer 100 l.,
par chaque 100 l. moins cette prime : ou,
en d'autres termes; pour trouver la somme
à assurer, multipliez la valeur, composée
du coût et des frais au lieu de départ, par
100, et divisez le produit par 100 moins le
taux (à tant pour cent) de la prime. Pour
assurer, par exemple, 5,000 l. avec la prime

des primes à 7 guinées par 100 livres , le calcul sera :

$$92 \tfrac{13}{20} : 100 :: 5{,}000 : x = 5{,}396 \text{ l. } 13 \text{ s.}$$

En effet, la prime de cette dernière somme à 7 guinées, est de.............. 396 l. 13 s.

A quoi ajoutant le capital... 5,000 »

Valeur totale comprenant la prime des primes............. 5,396 l. 13 s.

Si l'on doit effectuer l'assurance par l'in- Commission. termédiaire d'un agent qui perçoit une commission, cette commission doit aussi être ajoutée à l'évaluation, et comme c'est sur la somme assurée, et non sur le coût primitif qu'elle est prélevée, elle produit le même effet que si le taux de la prime était augmenté d'autant. Si, par exemple, la prime est à 10 pour cent, et la commission pour effectuer l'assurance à $\tfrac{1}{2}$ pour cent, il revient au même, relativement à la somme à assurer, de considérer la prime comme étant de 10 et demi. Cette règle établie, si la valeur d'une marchandise à bord est de 1,000 l., le calcul à faire pour trouver la somme à assurer, sera :

$$89 \tfrac{1}{2} : 100 :: 1{,}000 : x = 1{,}117 \text{ l. } 6 \text{ s. } 4 \text{ d.}$$

En effet, si au coût primitif, qui est
de.................................... 1,000 l. » »

j'ajoute la prime à 10 pour
cent sur 1,117 l. 6 s. 4 d...... 111 14 8

Et la commission à demi
pour cent, sur *idem*........... 5 11 8

Je trouve cette même som-
me de..................... 1,117 l. 6 4

Les frais ordinaires de recouvrement,
lorsque l'assurance est effectuée par un
agent qui lui-même emploie un courtier,
sont demi pour cent de courtage et 2 pour
cent de commission. Si donc la somme à
recouvrer est..................... 10,000 l.

Le courtage à demi pour
cent sera........................... 5o

9,95o l.

La commission à 2 pour
cent sur cette dernière som-
me................................... 199

Net...... 9,751 l.

Conséquemment, si l'on veut comprendre
les frais de recouvrement, il faut calculer
que $\frac{9,751}{10,000}$ de la somme assurée égalent la

valeur des marchandises, en y comprenant les frais, la prime et l'intérêt, s'il y en a, ce qui conduit à la règle suivante : de 9,751, déduisez la prime sur 10,000 (comme 700, si cette prime est à 7 pour cent, 1,200 si elle est à 12, etc.), et divisez par le reste le capital primitif multiplié par 10,000.

Pour démontrer cette règle par un exemple, supposons que la valeur d'une marchandise, y compris tous les frais, est, au comptant, de...................... 1,520 l.

et ajoutons pour intérêt à 5 pour cent, de six mois que nous calculons devoir s'écouler avant que la perte puisse être recouvrée.......... 38

Capital...... 1,558 l.

La prime est à 14 pour cent, et les frais de commission, etc., pour effectuer l'assurance, sont de 1 pour cent, il faut donc, pour trouver la somme à assurer, de...................... 9,751

déduire 15 pour cent sur 10,000...................... 1,500

Et diviser par cette somme de...................... 8,251 l. celle

de 15,580,000 (capital multiplié par 10,000),
et le quotient 1,888 liv. 5 sera la somme
cherchée. En effet, si cette somme est assurée, le risque sera pleinement couvert; car,
si au capital primitif de...... 1,558 l.   »   »
nous ajoutons la prime à
14 pour cent sur 1,888 l. 5...   264   7   1
   Commission , etc. , à 1
pour cent sur idem.............   18   17   8

nous trouvons que l'assuré
a effectivement déboursé... 1,841 l.   4   9

   Or, de la somme assurée,
qui est de.................... 1,888 l.   5   »
   Déduisons le demi pour
cent de courtage................   9   8   9

                   1,878 l.   16   3

   Et de cette dernière somme, 2 pour cent de commis-
sion...............................   37   11   6

le net produit sera égale-
ment de [1]..................... 1,841 l.   4   9

---

[1] C'est là la méthode de calcul exacte; mais, dans
la pratique, il suffira d'ajouter 2 et demi à la prime et à

Les assureurs déduisaient autrefois, en Angleterre, 2 pour cent sur toutes réclamations, et demi pour cent pour prompt paiement. Le même usage était établi à Hambourg, où il a été aboli il y a plusieurs années ; mais il existe encore sur quelques places de commerce, comme, par exemple, en Prusse, où la loi autorise l'assureur à déduire 2 pour cent (§ 2282). Lorsque l'assurance sera faite en pareil lieu, il faudra donc calculer cette réduction de même que nous l'avons expliqué pour les frais de recouvrement. Si l'assureur déduit 2 pour cent, et que les frais de recouvrement

la commission, de déduire ce total de 100, et de diviser, par le reste, le capital multiplié par 100 ; car, en supposant que les frais de recouvrement soient exactement de 2 et demi pour cent, l'assuré, dans l'exemple ci-dessus, recevrait en indemnité de son capital, et par chaque 100 liv., 100 moins 15 et moins 2 et demi, ou 82 et demi, et il devrait donc faire assurer 100 liv. par chaque 82 liv. 10 s., ce qui conduirait à cette proportion : 82 et demi : 100 : : 1,558 : $x = $ 1,888 l. 9 s. 8 d.

soient les mêmes que dessus ; du capital

de.. 10,000 l.

      L'assureur prélève...... 200
____

      9,800 l.

Le courtier, demi pour

cent sur 10,000.................. 5o
____

      9,75o l.

L'agent, 2 pour cent de

commission..................... 195
____

      9,555 l.

Conséquemment $\frac{9,555}{10,000}$ de la somme assurée, représentant le capital primitif,
les frais, la prime, etc., si le capital, la
prime, etc., sont les mêmes que ci-haut, le
calcul à faire sera 9,555 moins 1,5oo, ou
8,o55, et la proportion :

8,o55 : 15,58o,ooo = 1,934 l. 4s. 1 d.

Intérêt de la prime.

Lorsque la prime est élevée et l'opération
de longue durée, ou lorsque cette prime
doit être payée et remboursée de suite, ainsi
qu'il arrive quelquefois, il n'est pas inutile
d'en comprendre l'intérêt dans le calcul de
l'évaluation.

Réunissons maintenant tous les différens cas en un seul, afin de montrer la nécessité d'un calcul exact, et évaluons à 10,000 l. le montant d'une spéculation supposée devoir durer dix-huit mois. Supposons que l'assurance est faite sur une place où l'assureur déduit 2 p. c., et que la prime est payable au comptant ; que la commission, le courtage, etc., pour effectuer cette assurance, sont de 1 pour cent, les frais de recouvrement de 2 et demi, et l'intérêt, au taux annuel de 5 pour cent. Si, pour couvrir son capital et la simple prime de 20 pour cent, le propriétaire assure, et conséquemment, en cas de perte totale, reçoit seulement une somme de.......... 12,000 l.

Il supporte une première
réduction de 2 pour cent..   240

11,760 l.

Puis une seconde de 2 et
demi pour cent...............   294

Et ne reçoit conséquemment que............................ 11,466 l.

Cependant il a payé, en outre du capital primitif de   10,000 l.

La prime de 20 pour cent sur 12,000......................   2,400

La commission à 1 pour cent sur idem....................   120

                               12,520 l.

L'intérêt pour la première année, à 5 pour cent.........   626

                               13,146 l.

L'intérêt pour les six mois suivans............................   328   13

Total....   13,474 l. 13

Dont déduisant la somme nette qu'il reçoit..............   11,466   »

Sa perte est réellement de   2,008 l. 13

Or, supposons qu'il ait assuré, et conséquemment reçu...........................   14,753 l. 10 2

Sous déduction de 2 pour cent.............................   295   1   4

Transporté.....   14,458 l. 8 10

Transport d'autre part.	14,458 l.	8	10
Puis encore de 2 et demi pour cent......................	361	9	4
Il reçoit net.......	14,096 l.	19	6

qui l'indemnisent complé-
tement. Car, ajoutant au

capital.............................	10,000 l.	»	»
la prime à 20 pour cent sur 14,753 10 2	2,950	14	»
commission, etc., 1 pour cent sur idem.................	147	10	8
	13,098 l.	4	8
Intérêt de la première année à 5 pour cent..........	654	18	4
	13,753 l.	3	»
Intérêt des six mois sui-vans.............................	343	16	6
Total égal à celui qu'il reçoit [1]........	14,096 l.	19	6

[1] Les primes et commissions font, par chaque cent.................................... 21,00000
L'intérêt à 5 p. 100 pour un an.......... 1,05000

Transport....... 22,05000

Ce serait faussement raisonner que de prétendre qu'en assurant une somme aussi

---

Transport d'autre part.................	22,05000
Le même à 2 et demi p. 100 pour 6 mois.	55,125
	22,60125
Les autres déductions font par chaque cent...	4,45000
	27,05125
Il faut donc assurer 100 l. pour chaque.	72,94875
Le capital primitif est de... 10,000 l.	
Intérêt d'un an à 5 p. 100.. 500	
	10,500 l.
Intérêt de 6 mois à 2 et demi pour cent........................ 262 l. 5	

$$\text{TOTAL}......... \quad 10,762 \text{ l. } 5,$$ qui donnent la proportion :

$$72,94875 : 100 :: 10,762 \text{ l. } 5 : x = 14,753 \text{ l. } 10 \text{ s. } 2 \text{ d.}$$

Désignant par c le montant de la facture ; par p la fraction à laquelle une unité du capital est réduite par les autres déductions ; par m le taux de la prime, commission et courtage ; par x la somme à assurer ; et par r l'unité augmentée par un an d'intérêt ; $\frac{r+1}{2}$ exprimera l'unité avec six mois d'intérêt, et $r\frac{r+1}{2}$, l'unité comprenant les dix-huit mois d'intérêt.

forte , les dépenses sont trop augmentées. Une spéculation qui ne peut supporter la prime entière ne doit jamais être entreprise. La prime et l'intérêt de l'argent

---

Le capital et la prime payée, plus les dix-huit mois d'intérêt, étant égaux à la somme nette que l'assuré doit recevoir en cas de perte totale, nous avons :

$$\left(c + \frac{m\,x}{100}\right) \times r\,\frac{r+1}{2} = p\,x, \text{ qui donnent :}$$

$$x = \frac{100\,c\,r\,(r+1)}{200\,p - r\,(r+1)\,m} \ldots\ldots\ldots\ldots (1)$$

Au moyen de cette formule , si nous calculons $c = 10,000$; $m = 21$; $r = 1,05$; $p = 0,9555$, nous trouverons comme dessus, $x = 14,753$ 10 2.

Les applications suivantes de cette formule étant particulièrement destinées à démontrer l'utilité d'une évaluation exacte, j'espère qu'on voudra bien ne pas les trouver déplacées.

PREMIÈRE.

Magens rapporte (I. 96) qu'en l'an 1725, il était d'usage à Cadix de vendre des marchandises payables au retour de la flotte en Espagne, avec augmentation d'un intérêt de 8 p. 100. Le vendeur se chargeait même quelquefois du risque de mer, moyennant une certaine prime, et se couvrait de son intérêt, par une réassurance faite à Londres.

doivent rentrer aussi bien que le capital, et doivent conséquemment être garantis par l'assurance ; et tout négociant éclairé, en supposant même qu'il ne paie aucun

---

Supposons des marchandises ainsi ven-
dues pour.. .... P F 40,000
et chargées d'une prime de 11 pour 100,
que, par erreur, on n'a fait porter que sur
le capital primitif............................... 4,400

$$\overline{}$$
P F 44,400
Et l'intérêt pour 18 mois à 12 p. 100. 5,328

$$\overline{}$$
P F 49,728

On demande à quelle prime cette assurance aurait dû être effectuée à Londres, de manière à couvrir le capital, la prime et les intérêts, et à ne laisser aucune perte au vendeur ?

Si la réduction en faveur de l'assureur et les frais de recouvrement, sont les mêmes que ci-haut, nous avons $p = 0,9555$, et conséquemment la somme à assurer est $x = \frac{49,728}{0,9555} = 52,043,95$; $c = 40000$; $r = 1,08$; et, supposant à 1 p. 100 la commission et le courtage pour effectuer l'assurance, $m =$ égale la quantité cherchée $+ 1$. Dégageant m de la formule (1), nous trouvons :

$$m = \frac{200\, p\, x - 100\, c\, r\, (r + 1)}{r\, x\, (r + 1)} \dots\dots (2)$$

intérêt, fera entrer cet article avec la prime
qui lui est applicable , dans son assurance ;

---

et, substituant les valeurs ci-dessus,
$m = 8,21133$, et la prime $m - 1 = 7,21133$ p. 100.

Preuve. Le vendeur eût reçu après
un an et demi, en principal............ P F 40,000,00
   Prime et commission sur 52043,95
à 8,21133 p. 100...................... 4,273,50

P F 44,273,50
Intérêt de la 1re année à 8 p. 100. 3,541,88

P F 47,815,38
Idem de 6 mois à 4 p. 100......... 1,912,62

Somme égale................... P F 49,728,00

Or il faut, pour qu'il ne perde rien, que cette même
somme lui revienne nette, sur celle que l'assureur aura
à lui payer en cas de perte totale ; et, en effet, il reçoit
de son assureur....................... P F 52,043,95
   Moins la réduction de 2 p. 100. 1,040,88

P F 51,003,07
Moins encore les 2 1/2 p. 100....... 1,275,07

Somme égale............... P F 49,728,00

DEUXIÈME.

Quel aurait dû être le montant de l'obligation payable

dé même que, dans ses calculs, il ajoute la prime au capital, lorsqu'il reste lui-même chargé des risques.

---

après les 18 mois, en supposant la prime d'assurance à Londres de 10 p. 100?

Ici $m = 11$; c, r et p restant les mêmes, et $x =$ la somme à assurer, ou (par la formule (1)) $= 54,000,37$, qui, multipliés par p $x = 0,9555 = 51,600,22$, montant de l'obligation.

TROISIÈME.

Supposant l'obligation de P F 52,000, et l'assurance effectuée comme dessus, quel est l'intérêt annuel de l'argent?

Dégageant r de la formule (1), nous trouvons :

$$r = -\tfrac{1}{2} + \tfrac{1}{2}\sqrt{1 + \frac{800\,p\,x}{100\,c + m\,x}} \quad \dots\dots(3)$$

$p\,x = 52,000$; nous avons $x = \frac{52,000}{0,9555} = 54,421,768$. c, m et p restant les mêmes, et $r = 1,08478$, ou l'intérêt annuel, 8,478 p. 100.

QUATRIÈME.

Quel serait cet intérêt annuel, en supposant qu'il ne fût fait aucune autre déduction, en cas de perte, que celle du $\tfrac{1}{2}$ p. % de courtage au recouvrement?

$p\,x = 52,000$, et $p = 0,995$, ce qui donne $x = \frac{52,000}{0,995} = 52261,307$, et les autres lettres conser-

Comme le fret et les frais au lieu de livraison ne sont payables qu'après arri-

---

vant les mêmes valeurs que dans le 3e exemple, la formule (3) nous donne $r = 1,08848$, ou l'intérêt annuel, 8,848 p. 100.

Les trois formules ci-dessus deviendraient beaucoup plus simples si l'on voulait n'avoir pas égard aux intérêts composés ; la formule (1) se réduirait alors à

$$x = \frac{100\,Cr}{100\,p - mr} \quad\ldots\ldots\ldots (4) \text{ de laquelle naît :}$$

$$m = \frac{100\,(px - Cr)}{xr} \quad\ldots\ldots (5) \text{ et}$$

$$r = \frac{100\,px}{100\,C + mx} \quad\ldots\ldots\ldots (6)$$

Par la formule (4), nous trouvons la somme à assurer dans l'exemple page 361, supposant 2 et demi p. 100 seulement à payer pour frais de recouvrement. En effet, nous avons $p = 0,975$; $r =$ l'unité avec l'intérêt simple de 18 mois $= 1,075$, et $x = 14,347,68$.

Avec les mêmes suppositions, et dans l'exemple n° 1, opérant par la formule (5), nous trouvons $m = 12,271$.

Au 2e exemple, où $m = 11$, nous trouvons, par la formule (4), $px = 48,934,94$.

Au 3e exemple, par la formule (6), $r = 1,133721$, et l'intérêt annuel est 8,9147 p. 100.

CINQUIÈME.

Si 1,000 l. sont prêtées à la grosse, à la prime de

I.   24

vée, la prime seule doit être ajoutée à leur montant, ainsi que nous l'avons dit p. 351, au sujet des marchandises. De même, s'il y a des réductions et des frais de recouvrement à supporter, le calcul doit en être fait ainsi qu'il est expliqué, page 356.

Le profit espéré doit être assuré sans la prime ; car, soit que les marchandises arrivent à bien, soit qu'elles se perdent, cette prime est une charge diminutive du profit. Si, par exemple, ce profit est de 1,000 l. et la prime de 100 l., celle-ci étant indispensable pour la garantie, le réduit à 900 l. Cette somme est d'une rentrée sûre si les marchandises, à leur arrivée, donnent un bénéfice de 1,000 l. ; mais si la prime était

Du profit espéré et de la commission de l'agent.

---

5 p. 100 d'intérêt annuel ; le voyage supposé devoir durer un an ; la prime d'assurance de 20 p. 100 ; la commission et le courtage pour l'effectuer, 1 p. 100 ; quel doit être le taux de l'intérêt maritime ?

Ici $c = 1000$; $r = 1,05$; $m = 21$; $p = 0,975$.

et, par la formule (4), nous avons $px = 1356,86$, et l'intérêt maritime est de 35,68 p. 100, à quoi il faut ajouter la commission, etc., si le contrat est payable au port de destination.

comprise dans l'assurance, l'assuré recevrait, en cas de perte totale, un profit net de 1,000 l. au lieu de 900 l,, et gagnerait conséquemment 100 l. au sinistre, ce qui ne saurait être. La même remarque s'applique évidemment à la commission de l'agent.

Ayant ainsi posé les règles générales à suivre pour les évaluations, il convient maintenant d'expliquer les différentes modifications que peuvent nécessiter des circonstances particulières.

Pour évaluer des marchandises attendues en retour de pays éloignés n'ayant pas de change régulier avec l'Europe, il faut considérer comme coût primitif de ces marchandises, la somme que le propriétaire recevrait, tous frais déduits, si le retour, au lieu d'être fait en marchandises, se composait d'argent monnayé ou en lingots. Ces frais étant, en effet, une charge nécessaire de l'envoi qui serait fait en argent, il faut bien les faire entrer dans le calcul de la réduction de la monnaie étrangère en monnaie d'Europe, ainsi qu'un exemple le démontrera mieux.

Magens dit (I. 41) que du temps qu'il demeurait à Cadix, les droits, le fret et les frais sur les piastres venant de la Vera-Crux, s'élevaient à 14 $\frac{1}{5}$ p. cent : conséquemment...................... P F. 1,000

   Moins 14 1/5 p. 100.   142

   Produisaient........... P F.   858
   Laquelle somme assurée à 6 p. 100.........   50 1/2

   Laissait en net produit à Cadix.............. P F.   806 1/2, laquelle somme doit être considérée comme coût primitif de marchandises achetées dans le même temps à la Vera-Cruz, pour PF. 1,000, et s'augmente des droits, et des frais de chargement et autres. Supposons que ces frais réunis montent à P. F. 63 1/2, et que l'assurance soit faite à la prime de 10 p. 100, sans être soumise à aucune réduction; la valeur à assurer sera P. F. 966 2/3, et la police faite pour cette somme couvrira exactement le coût primitif, de manière à ce que l'assuré, en cas de perte totale, reçoive la même somme que ses P. F. 1,000 de marchandises lui eussent rendue si elles fussent arrivées saines. Si l'on s'attend à un rendement plus fort au lieu de destination, il vaudra mieux assurer l'excédant comme profit espéré, que de l'ajouter au coût primitif des marchandises.

Lorsqu'il existe un cours de change régulier entre le pays éloigné et l'Europe, et la possibilité de retour en lettres de change, non soumises au risque de mer, l'évaluation des marchandises doit se faire comme si l'envoi avait lieu d'un port d'Europe à un autre, sans que la distance mérite en aucune façon d'être prise en considération. Cette règle est fort claire, et cependant on s'en est souvent écarté. Emérigon dit [1] qu'il était d'usage d'évaluer les marchandises attendues des îles françaises, pour autant de livres de france qu'elles coûtaient de livres des colonies, quoique ces dernières ne valussent qu'environ les 2/3 des autres. Cet usage, aboli par la déclaration de 1779, est également ment détruit par l'art. 338 du Code de com-

---

[1] Tome I, chap. ix, sect. 8.

merce. Magens nous apprend [1] que la livre coloniale française s'évaluait ordinairement à Londres à 11 den. Les conséquences de cet abus ne pouvaient manquer d'être senties en Angleterre, et furent une des principales raisons qui engagèrent le gouvernement à interdire toutes assurances sur propriétés françaises, en temps de guerre.

Marchandises échangées. Le montant des marchandises qui n'ont point été payées en argent, mais qui ont été acquises en échange d'autres, ne peut être bien évalué qu'en ajoutant au coût primitif de celles données en échange, les frais qu'elles ont supportés et la prime du voyage de retour. Les lois françaises stipulent que pour les assurances sur marchandises en retour d'un pays où le commerce ne se fait que par troc, la valeur doit être estimée égale à celle des marchandises données en échange, en y joignant les frais de transport [2]. Il serait cependant injuste de ne pas

[1] Tome I, pag. 45.

[2] Ord. de la Mar., tit. *Assur.*, art. 65. — Code de comm., art. 340.

permettre d'ajouter à cette valeur la prime du voyage de retour, puisque le propriétaire la paie en sus de tous les frais qui composent la valeur des marchandises données en troc. Il en serait autrement si le voyage était assuré en prime liée pour l'aller et le retour, et, dans ce cas, aucune prime additionnelle ne pourrait tomber à la charge de la cargaison de retour.

Toutefois, une assurance faite sur la valeur des marchandises d'aller ne produirait point une parfaite indemnité, si le commerce d'échange, pendant le voyage, avait donné du bénéfice. Le propriétaire doit donc aussi être autorisé à assurer l'augmentation de valeur produite par ce bénéfice; et il n'existe aucun doute ni difficulté à cet égard, pourvu que la valeur des marchandises étrangères puisse être calculée en argent. Valin, auteur français de grande réputation, dit [1] que si le propriétaire d'une cargaison destinée pour la côte de Guinée, et de là pour Saint-Domingue, est informé du

Échange avec bénéfice augmentant le capital.

---

[1] Comment. sur l'Ord, tit. *Assur.*, art. 15.

résultat de la traite à la côte, assez à temps pour estimer le bénéfice qui lui en revient, rien ne peut l'empêcher d'assurer l'augmentation de la première valeur de sa cargaison , à titre de nouveau capital, puisque c'est un profit déjà réalisé , et qui ne dépend d'aucun événement futur.

Les frais faits sur la cargaison d'aller, au profit de celle de retour, constituent une partie de la valeur de cette dernière.

Les frais faits sur la cargaison, ou simplement même sur le voyage d'aller, dans le seul intérêt de la cargaison de retour, doivent être considérés comme faisant partie du coût primitif de cette dernière. Si un navire est expédié sur lest pour aller chercher des marchandises dans un lieu éloigné, et qu'il soit convenu qu'une partie du fret sera payée à l'arrivée en ce lieu, le propriétaire de la marchandise doit être autorisé à ajouter cette portion du fret au coût primitif, puisqu'il n'y a pour lui aucun meilleur moyen de l'assurer. Mais comme cette cargaison de retour peut être, en définitive, d'une valeur moindre que celle espérée, auquel cas il y aurait excès dans l'assurance si l'on y comprenait la totalité de cette dépense , le mieux sera de calculer quelle est la proportion de son montant à celui de l'entière cargaison attendue, et d'assurer la quotité de cette proportion en plus, par chaque 100 l. du coût primitif des marchandises réellement chargées. Supposons, par exemple, que cette dépense s'élève à 1,000 l., sur une cargaison du coût primitif de 10,000 livres; il faudra assurer 10 pour cent de plus pour la garantie de ces frais. Si la cargaison de retour, par l'effet de quelques circonstances qui n'ont pu être prévues, ne monte qu'à 2,500 l., ces circonstances constituent une perte à la charge du propriétaire; car un quart seulement des marchandises, ne peut ni ne doit supporter les dépenses qui avaient été calculées sur la totalité de celles attendues, et il serait trop dur d'augmenter encore cette perte en payant une prime inutile. Beaucoup d'autres stipulations avantageuses pourront être faites dans bien des circonstances, mais on conçoit qu'elles dépendront toujours de la nature de chaque cas, et pour les prévoir toutes, il conviendra toujours mieux, incontestablement, d'évaluer les marchandises à leur valeur brute au lieu de livraison.

Il arrive quelquefois, quoique pas souvent dans le cours habituel des affaires, que des marchandises sont assurées par même police pour le voyage du lieu de départ à un autre, et de là, par d'autres navires, à un dernier point qui est celui de la destination. Le blocus de l'Elbe a fréquemment donné lieu à des assurances de cette sorte, pour des marchandises envoyées à Tonningen, et devant être expédiées de là à Hambourg sur d'autres navires. Si, en pareil cas, les marchandises sont évaluées, comme d'usage, à leur coût primitif augmenté des frais de chargement et de la prime, cette valeur n'est exacte que relativement à la première partie du voyage, car le fret et les frais payables au premier port, augmentent nécessairement cette valeur pour la seconde partie. Supposons, par exemple, le chargement à Bordeaux pour Tonningen, de cent barriques de vin, du coût de 10,000 marcs, y compris les frais de chargement et la prime, et pour lesquelles le fret et les frais payables à Tonningen, vont à 1,000 M⁚; il est évident que leur valeur est portée à 11,000 marcs pour le trajet de Tonningen à Hambourg. Si elles n'ont été évaluées qu'à 10,000 marcs pour le voyage entier, et que cinquante barriques viennent à se perdre de Tonningen à Hambourg, l'assureur ne remboursera que 5,000 M^s, bien que la perte s'élève à 5,500 M^s pour l'assuré. Ce cas est de la nature d'une perte survenant dans le transport de marchandises, du bord du navire sur lequel elles sont arrivées à leur lieu de déchargement. Pour être pleinement à couvert de cet événement, il faut nécessairement ou faire deux évaluations distinctes, comme, par exemple, 10,000 M^s de Bordeaux à Tonningen, et 11,000 M^s de Tonningen à Hambourg, ou assurer séparément le fret et les frais payables au premier port de décharge. Dans le premier cas, les deux ports doivent être désignés et la nature du voyage clairement exprimée ; car l'assureur sur fret court plus de risque d'une perte totale que dans une assurance ne présentant qu'un lieu de destination : dans le second, la perte totale sur fret, après l'arrivée du navire, ne peut avoir lieu que par celle des allèges sur lesquelles les marchandises seront transbordées.

Evaluation dans les cas de ristournes convenues sur la prime.

Lorsqu'il est stipulé dans la police, qu'une portion de la prime sera ristournée si le navire part après un jour déterminé, ou s'il navigue sous convoi, etc., et arrive, l'évaluation des marchandises doit comprendre la prime entière, ou autrement l'assuré ne serait pas suffisamment garanti. Supposons un envoi de marchandises de 1,000 l., à la prime de 20 pour cent dont 10 à ristourner; l'assuré ne sera pleinement indemnisé, en cas de perte totale, que s'il a assuré 1,250 l. Mais alors, si les marchandises arrivent avariées, la prime ne doit point être ristournée sur la somme que l'assureur paie en remboursement du dommage, car ce serait effectivement la payer deux fois, puisqu'elle y est déjà contenue. Dans l'exemple que nous venons de poser, les marchandises vaudraient à l'arrivée, leur coût.. 1,000 l.

Les primes................. 250

————————

1,250 l.

Moins la ristourne.... 125 .

————————

1,125 l.

Si elles arrivent détériorées de 50 p. 100,

l'assuré reçoit de son assureur, 50 p. 100
sur 1,250 l. .... 625 l. »
    La ristourne sur les autres 50
p. 100. 62   10
____
                             687   10

    A quoi ajoutant le produit de
la vente, 50 p. 100 de 1,125 l.... 562   10
____
    Il reçoit, comme dans le cas
d'heureuse arrivée .... 1,250 l. »
____
    Si, au contraire, l'assureur
paie, pour le dommage............ 625 l. »
    La ristourne sur 1,250 l..... 125 »
____
                             750 l. »
A quoi ajoutant, comme dessus, 562   10
____
    L'assuré reçoit en tout..... 1,312 l. 10
et gagne donc 62 l. 10 s. au sinistre, ce qui
ne saurait être [1].

____

[1] Dans le cas de Simond, *verb. Boydell* (Doug. 255)
d'une assurance sur sucres évalués 20 l. par boucaut, à
la prime de 18 guinées pour 100 l., avec ristourne de
8 l. p. 100 si le navire naviguait sous convoi et arrivait, et où les sucres arrivèrent considérablement endommagés, la cour du banc du roi décida que la ris-

Relativement à l'évaluation des navires et de leur fret, j'ai déjà démontré, dans le

---

tourne de 8 l. p. 100 serait faite sur l'entière valeur de la police. Lord Mansfield observa que la clause d'arrivée n'avait rapport qu'au navire, ce qui était assurément vrai ; mais sa seigneurie ne fit pas attention que la condition de ristourne d'une portion de la prime était remplie, quant à la portion de sucres avariée, par le remboursement fait par l'assureur, de la proportion du dommage à la valeur entière de la police, et que, conséquemment, il ne restait plus à l'appliquer qu'à la différence existant entre cette valeur de la police et celle de la détérioration. Cette décision n'étant donc basée que sur une erreur arithmétique, ne saurait, je pense, s'opposer à un meilleur mode de calcul. Dans un autre cas (Langhorn, *verb. Alnutt*, Marshall, 676, 3e édit.), où la clause d'arrivée n'était point exprimée en la police, et où l'assuré réclamait, en outre de la perte totale dont il justifiait, la ristourne de la prime pour navigation sous convoi, le jury la lui refusa, par la raison que l'assuré était toujours libre, dans l'évaluation de son intérêt sur police évaluée, ou autrement dans l'estimation de la valeur de sa perte, d'ajouter à sa facture le montant total de la prime, et de la recouvrer ainsi dans la perte totale. Il est évident que le même raisonnement s'applique aux polices où la clause d'arrivée est exprimée dans les stipulations.

deuxième chapitre, que ces deux objets étaient si étroitement liés, que l'assurance de l'un dépendait de celle de l'autre, en ce sens que, si le navire était évalué avec les frais d'armement, il n'y avait lieu à assurer que le fret net, tandis qu'au contraire c'était le fret brut qu'il fallait couvrir lorsque les frais d'armement n'entraient pas dans la valeur du navire : j'ai ajouté qu'il était plus convenable encore d'assurer navire et fret à la fois dans une seule police ; et comme j'ai longuement expliqué la méthode de calcul applicable à chaque cas, il ne me reste que peu d'observations à ajouter ici.

Il a été décidé par les Cours anglaises de justice, que la valeur d'un navire doit être considérée, relativement à l'assureur, comme restant la même pendant tout le voyage, nonobstant son dépérissement et la consommation des provisions [1]. Il y a consé-

---

L'usage à Lloyd's est de ristourner la prime sur la différence entre la valeur totale de la police, et le montant de la perte partielle ou avarie particulière.

[1] *Voyez* Shaw, au mot *Felton*, 2 east, 109, et 13 east, 328.

quemment lieu , en cas de perte totale, au paiement de la même somme , soit que la perte ait lieu au commencement du voyage, lorsqu'il n'y a, pour ainsi dire, ni dépérissement ni consommation , soit qu'elle n'arrive qu'à la fin d'un long voyage , alors que la valeur du navire est considérablement réduite, par le dépérissement, et que toutes les provisions sont consommées. Ceci démontre évidemment qu'en Angleterre le navire ne doit point être évalué au-delà de la valeur qu'il aura au terme de son voyage, et que les provisions, bien que l'assureur en soit responsable, ne doivent point être comprises dans l'évaluation ; car autrement, si le fret brut était assuré, il ne pourrait plus y avoir d'uniformité, et le propriétaire ne pourrait plus être placé en toutes circonstances, dans la même situation. Il est vrai que la loi rendant l'assureur responsable de la perte des provisions, il ne reçoit aucun profit de ce risque si la valeur n'en est pas comprise dans l'évaluation du navire. Cet inconvénient provient de ce que la méthode adoptée pour l'assurance des navires n'est pas conforme à la nature du contrat, et l'on y peut remédier en élevant la prime dans une proportion qui offre l'équivalent de celle que les provisions ne paient pas directement. Alors tout sera établi d'une manière également juste pour les deux parties, et le propriétaire recevra dans toutes circonstances, aussi exactement qu'il est possible de l'obtenir par une assurance séparée sur navire et sur fret brut, une indemnité complète et rien de plus.

J'ai déjà dit, page 174, qu'aucune prime ne devait être comprise dans une assurance sur navire et sur fret brut, mais qu'en cas d'assurance du fret net, les primes doivent être ajoutées à l'assurance du navire. Dans le premier cas, la prime étant une partie nécessaire et constitutive de l'armement, est comprise dans le fret brut sur le produit duquel elle doit peser, soit qu'il soit payé par le consignataire des marchandises, soit qu'il vienne à être remboursé par l'assureur. Mais dans le second cas, la prime se déduit du fret aussi bien que les autres charges, et le reste seul est assuré comme fret net, de sorte que si la totalité des primes n'était pas comprise dans l'assurance du navire, le pro-

priétaire n'en recevrait point la compensation en cas de perte. L'assurance sur fret net
doit être faite sans la prime, par la même
raison expliquée p. 370, qui empêche de la
comprendre dans une assurance sur profit
espéré ; la prime du fret net, qui a pour but
de garantir le profit du voyage, diminuant
nécessairement ce profit, lequel s'augmen-
terait du montant de cette prime, si elle
était comprise dans la police et remboursée au propriétaire en cas de perte totale.

Il me paraît inutile d'ajouter que si les
sommes à recouvrer doivent être passibles
de réductions pour frais de recouvrement, etc., celles à assurer sur navire et sur
fret, brut ou net, doivent être augmentées
en conséquence. Mais la commission pour
effectuer l'assurance doit toujours être considérée comme faisant partie de la prime,
et ne doit point être comprise dans l'assurance quand celle-ci ne l'est pas. Par exemple,
dans le cas cité page 169, où le navire vaut
au propriétaire, après l'arrivée 2,446 l.   »

Supposant la prime à 3 p. 100 ;
la commission pour effectuer

Transport............ 2,446 l.   »

Ci-contre............ 2,446 l.   »

l'assurance 1 p. 100 ; les frais de
recouvrement en cas de perte
2 1/2 : si l'armateur assure navire et fret à la fois pour 2,508 l.
15 s., il paiera sur cette somme
4 p. 100, ou............................ 100   7
____

De sorte qu'il lui restera après
arrivée............................ 2,345 l.   13

En cas de perte il recevra...... 2,508 l.   15
Moins les 2 1/2 p. 100 de re-
couvrement............................   62   15
____
2,446 l.   »

Moins encore les 4 p. 100 ci-
dessus............................   100   7
____

Rendement net parfaitement
égal............................ 2,345 l.   13
=======================

La valeur du navire avec ses dépenses
d'armement, étant considérée en Angleterre
comme invariable pendant tout le voyage,
il s'ensuit que l'assurance liée du navire et
du fret en une seule police, doit être considérée comme la combinaison du navire et

du fret net, et que la somme à assurer est celle que doit produire l'heureuse arrivée, ainsi qu'il a été démontré au deuxième chapitre.

A Hambourg, l'assureur ne rembourse point les provisions perdues totalement ou endommagées, parce qu'il est d'usage d'y assurer le fret brut. Si donc on entend faire assurer un navire avec tous les frais et les provisions, il faudra le stipuler expressément dans la police, malgré que, dans celles imprimées, ces articles soient mentionnés comme couverts par l'assurance sur corps.

Assurance de l'argent dépensé pour réparations, et des contrats de grosse.

L'assurance de l'argent dépensé en cours de voyage pour les réparations du navire, etc. (page 294) doit comprendre les primes, les frais pour effectuer cette assurance, s'il y en a à payer, et ceux de recouvrement; car ce sont autant d'articles faisant partie des dépenses de réparations, et devant, en cas d'heureuse arrivée, être à la charge des parties intéressées, et en cas de perte totale, être remboursés par l'assureur. Le prêteur à la grosse, au contraire, ne doit faire assurer que le montant du con-

trat , sans la prime d'assurance , par la raison que , s'il l'y comprend , la perte du navire lui sera plus profitable que son. heureuse arrivée.

Ayant ainsi tracé les règles nécessaires à
l'évaluation de l'intérêt réel des assurés, il
me reste à indiquer la manière d'exprimer
la valeur dans les polices, ou la différence
qui existe entre celles qui expriment cette
valeur et celles où elle reste indéterminée,
et à expliquer les effets de l'évaluation.

Distinction en-
tre les polices
portant évalua-
tion , et celles ne
l'exprimant pas.

Lorsque des marchandises sont assurées
sans que l'évaluation en soit faite dans la
police, le prix de facture forme la base de
calcul de l'intérêt assuré, et il est d'usage
presque partout d'y ajouter les frais de
chargement et la prime; mais l'on n'a aucun
égard aux diverses circonstances fortuites
que nous avons dit pouvoir augmenter ou
diminuer la valeur de la marchandise , ni à
l'intérêt du capital reconnu. Cela ne saurait
être autrement; car si l'assuré, après une
perte survenue, était admis à prouver que
ses marchandises lui coûtent, en sus du
prix de facture, 500 l., par exemple , pour
frais de voyage au port de chargement, ou

Manière de dé-
terminer la va-
leur de mar-
chandises assu-
rées par polices
non évaluées.

autres imputables à la cargaison de retour, l'assureur serait trop exposé à être trompé, et il dépendrait entièrement de l'assuré de déclarer ou de taire telles ou telles circonstances, suivant qu'il le jugerait convenable.

D'après les lois et les usages d'Angleterre, le prix de facture au lieu du chargement, augmenté des primes d'assurance et des commissions, s'il y en a, est, dans tous les cas de perte totale ou d'avaries, la base du calcul à faire pour déterminer la valeur d'une police restée sans évaluation [1].

Conformément à l'article 14, tit. 21, de l'ordonnance de Hambourg, la valeur de marchandises assurées par police non évaluée, doit être fixée au prix de facture, en y ajoutant les frais de chargement et la prime, avec les primes des primes. Le même principe a été adopté en Hollande, et l'or-

----

[1] Lord Ellenborough, *in* Usher, au mot *Noble*, 12 east, 646. Quant à la faculté laissée à l'assuré de comprendre dans son assurance, non pas seulement la prime simple, mais aussi les primes des primes, elle est solennellement établie par jugement rendu en 1747, par le lord grand-juge Lee. *Voy*. Park, 7ᵉ éd., p. 166.

donnance d'Amsterdam , § 22 , établit que si des marchandises , dont la valeur ne peut être justifiée par facture , ont été assurées à Amsterdam sans évaluation , celle-ci sera laissée à la décision de commissaires nommés à cet effet.

L'art. 64 de l'ordonnance de Louis XIV, et l'art. 339 du Code de commerce décident, que la valeur de marchandises non évaluées dans la police , sera justifiée par les factures ou par les livres de commerce, ou, à défaut, qu'elle sera déterminée par estimation faite suivant le prix courant au temps et au lieu du chargement, en y comprenant les frais de chargement et les droits payés. « L'assuré, dit Emérigon [1], dont les marchandises ont augmenté de prix depuis leur achat, est libre de faire une nouvelle facture conforme à cette valeur nouvelle. On ne pourra l'obliger à produire ni ses comptes d'achat, ni ses livres ; car il n'est pas défendu d'assurer un profit déjà acquis. Il faudra , ou que les assureurs s'en rapportent à la facture

---

[1] Tome I , chap. ix , sect. 4.

qu'il présente, ou qu'ils requièrent qu'il soit procédé par experts à l'estimation, suivant le prix courant au temps et au lieu du chargement. Les frais d'estimation sont, à tout événement, à la charge de l'assuré, qui, n'ayant pas pris la précaution d'estimer les effets en la police, devrait, suivant l'ordonnance, exhiber ses livres et les comptes d'achat, et qui, en refusant de faire cette exhibition, donne lieu, par son fait, à un rapport d'experts, qui devient son titre, et sans lequel il ne pourrait continuer ses poursuites. »

Il est très juste d'admettre une facture dressée par l'assuré, conformément au prix courant de ses marchandises au temps et au lieu du chargement, pourvu qu'il s'y réfère au moment de faire le contrat ; mais s'il lui était permis de faire de cette facture la base du calcul, sans être obligé de prouver que le coût réel ne peut être déterminé, et que cette même facture eût été, dans tous les cas, la règle des droits réciproques, l'assureur serait exposé à être souvent trompé. Supposons, par exemple, un assuré dont les marchandises ont coûté 1,000 l., mais ont été assurées pour 1,500 l., valeur qu'elles avaient au temps du chargement. Il importe d'éviter qu'il puisse, en cas de perte, s'appuyer du prix courant du marché pour obtenir une entière indemnité, tandis que, en cas d'heureuse arrivée, il produirait leur facture originale, ou ses livres, pour prétendre à la ristourne de la prime sur 500 l.

Emérigon est d'avis [1] que la prime n'est pas tacitement comprise dans le montant de la facture, et que, conséquemment, elle ne peut être ajoutée à l'estimation de la valeur des marchandises assurées par polices non évaluées. Cette opinion est fondée sur l'art. 20 de l'ordonnance, auquel correspond l'art. 342 du Code de commerce, qui accorde à l'assuré la liberté d'assurer la prime, laquelle, dès lors, n'est plus comprise implicitement dans l'assurance, où, cependant, il est permis de l'exprimer. Toutefois, beaucoup de personnes sont en France d'une opinion contraire, attendu qu'il est naturel d'ajouter au coût primitif d'un

---

[1] Tom. I, chap. IX, sect. 6.

chargement, toutes les dépenses faites uniquement pour compte et dans l'intérêt de la chose chargée.

En Italie, la valeur de marchandises sur polices non évaluées, se calcule aussi, en cas de perte totale, suivant le coût primitif, ou le prix courant au temps et au lieu du chargement ; mais en cas de perte partielle, il est fait une distinction qui dépend du lieu où le sinistre est survenu. Si la perte arrive avant que la moitié du voyage soit parcourue, la valeur de la marchandise se règle sur le prix du lieu de chargement ; mais si cette perte survient dans la dernière moitié du voyage, le prix du lieu de destination sert de base à la réclamation de l'assuré [1]. L'usage des Cours de justice est de considérer le coût primitif et les frais de chargement comme formant seuls la valeur des polices non évaluées ; les primes, les commissions, etc. ne sont admises qu'autant qu'il y a conventions expresses [2].

---

[1] Baldass., tom. I, p. 4, tit. 2 ; tom. IV, p. 356. — Decis, au mot *Jannen.* Stat. , l. 4, chap. XVII.

[2] Baldass., tom. II, p. 6, tit. 1, § 80.

Pour éviter tout procès ou même toute discussion, lorsqu'il entrera dans l'intention de l'assuré de comprendre dans le risque, quelqu'un de ces articles que la loi ou l'usage ne considère pas comme implicitement contenus dans une police non évaluée, tels que commission pour effectuer l'assurance, frais de recouvrement, etc., il conviendra de le faire mentionner formellement dans le contrat.

Lorsqu'il y a demande de ristourne de prime pour diminution d'intérêt ou manque d'aliment, l'intérêt de l'assuré dans les marchandises chargées, doit être calculé de la même manière qu'il l'eût été en cas de perte, conformément aux usages du lieu où le contrat a été fait. En Angleterre, par conséquent, les primes et la commission, s'il y en a, doivent être ajoutées à l'évaluation, et la prime se ristourne sur le surplus seulement.

Il est fort rare que l'on assure un navire par police non évaluée, et plusieurs ordonnances étrangères établissent même en principe que la valeur doit être exprimée dans la police. Il serait, en effet, bien dif-

ficile, après la perte d'un navire, de déterminer la valeur qu'il pouvait avoir au commencement du voyage, à moins qu'il ne fût
nouvellement construit , ou qu'il n'eût été
vendu publiquement. Si, cependant, un
semblable cas se présentait , le seul moyen
serait de justifier aussi bien que possible,
par témoins et par appréciateurs compé-
tens, de la valeur qu'avait le navire avant
le voyage, conformément aux principes
que j'ai développés au second chapitre.
Fret. Quant au fret, s'il est assuré sans évaluation , la police devra toujours exprimer si
c'est celui brut ou celui net que les parties
ont entendu couvrir, à moins que l'usage
du pays ne soit tellement formel qu'il n'y
ait à craindre aucune dissidence d'opinion
à ce sujet. En Angleterre , le montant du
fret brut des marchandises à bord , est considéré comme formant l'intérêt de l'assuré[1].

---

[1] *In* Forbes, au mot *Aspinall.* , pag. 400 ci-dessous,
lord Ellenborough dit, que dans une police non évaluée
sur fret , la somme payable à l'armateur pour ce fret ,
augmentée des primes d'assurance et de la commission,
forme l'étendue du risque dont l'assureur est respon-

Il résulte évidemment de tout ce que nous avons dit jusqu'ici, que l'évaluation dans une police est principalement utile, lorsque la valeur de l'objet assuré ne peut être aisément déterminée par les moyens usités ; ou lorsqu'il s'agit d'assurer les produits d'une culture ou d'une manufacture, ou des marchandises venues de pays éloignés au port du chargement, ou celles, enfin, dont le prix a été essentiellement altéré depuis l'époque de leur achat : d'où s'ensuit que cette évaluation n'est point nécessaire, lorsque l'intérêt réel peut être facilement prouvé, et qu'on n'est dans l'intention d'y joindre aucuns frais extraordinaires. Néanmoins, il est d'usage, dans ces cas mêmes, d'évaluer les marchandises dans les polices, ce qu'on

Polices évaluées.

sable. Mais il n'entrait certainement pas dans l'intention de Sa Seigneurie, de sanctionner ainsi un mode de calcul qui procurerait à l'armateur plus qu'une indemnité ; car elle déclare expressément un peu plus loin, que la police doit se borner à un contrat d'indemnité aussi exacte que possible, de ce qui peut être perdu à titre de fret, par l'effet des événemens assurés.

ne saurait trop recommander comme tendant à faciliter les assurances, pourvu que l'évaluation ne diffère jamais essentiellement de la valeur réelle, et qu'on ne convertisse pas ainsi l'assurance en une gageure. .

Effets de l'évaluation.

L'usage d'évaluer les marchandises étant aujourd'hui généralement introduit, il convient de rechercher et d'expliquer quels sont les effets de cette évaluation, d'après les lois et les coutumes des différentes nations

En Angleterre.

commerçantes. En Angleterre, on n'exige pas que la valeur, fixée en la police, soit parfaitement égale à l'intérêt réel de l'assuré. Si une police évaluée l'a été dans la seule intention d'y trouver une indemnité, *bonâ fide*, les tribunaux ne recherchent pas si l'évaluation a été exactement calculée à la valeur réelle : on ne s'arrête point à une légère différence, et l'évaluation n'est contestée que lorsqu'elle est exorbitante, ou qu'il y a quelques indices de fraude. Du reste, si l'assurance est reconnue n'être qu'une gageure, il n'est pas de Cour de justice qui n'en prononce la nullité, conformément au stat. 19, Georg. 2, c. xxxvii, qui déclare ces sortes de polices illégales [1]. Dans une circonstance où lord Mansfield avait à prononcer la décision de la Cour [2], il dit : « Le seul effet de l'évaluation est de fixer le montant de l'intérêt aussi exactement que si les parties avaient à le faire en justice ; mais, dans tous les cas et dans toutes les circonstances, il faut que cette évaluation ait été faite de manière à ce que l'assuré n'y trouve qu'une indemnité. Si elle est au-dessous de la valeur, le négociant est lui-même son assureur pour le surplus ; si, au contraire, elle l'excède de beaucoup, on doit supposer quelque mauvaise intention ; comme, par exemple, d'en faire une gageure, ce que la loi défend, ou de méditer quelque fraude. » Si, donc, par erreur ou autrement, l'objet d'une assurance a été trop évalué, ou si les marchandises chargées sont en moindre quantité qu'on ne l'avait supposé, l'assuré ne peut jamais avoir

---

[1] Marshall, I, 294.
[2] *Voy*. Lewis, au mot *Rucker*.

droit que pour son intérêt réel. Les observations suivantes de lord Ellenborough, méritent une attention particulière, en ce qu'elles expliquent clairement les effets de l'évaluation.

Une police d'assurance avait été souscrite pour 6,500 l., sur fret d'un navire devant aller de Hayti à Liverpool [1]. Le navire avait péri, n'ayant encore à bord que 55 balles de coton de sa cargaison de retour; mais il avait été sauvé de celle d'aller, une valeur suffisante pour acheter cette cargaison de retour, et l'assuré se prévalait de cette circonstance pour se faire rembourser comme d'une perte totale. En prononçant le jugement de la cour, le lord ajouta : « Dans toute action résultant d'une police sur fret, il faut justifier, ou du chargement de marchandises dont le transport aurait valu le fret assuré, ou d'un contrat quelconque, en vertu duquel l'armateur aurait eu droit à ce fret, si le voyage n'avait pas été empêché par quelqu'un des événemens assu-

----

[1] *Voy*. Forbes, au mot *Aspinall.*, 13 east. 326.

rés. Dans l'un comme dans l'autre cas ; si la police ne porte pas d'évaluation , la somme payable à l'armateur pour son fret, plus les primes et la commission de l'assurance, forme l'étendue de la responsabilité de l'assureur. Dans l'affaire dont il s'agit, l'armateur, n'ayant aucun contrat en vertu duquel il pût prétendre à un fret autre que celui dû pour les marchandises de retour déjà chargées , n'aurait droit, comme assuré par police non évaluée , qu'au fret des 55 balles de coton déjà embarquées , plus les primes et la commission ; et, en effet, la chose a été jugée en ce sens, dans une circonstance où il s'agissait d'un même risque non évalué. (Forbes, au mot *Cowrie.*) La question se borne donc à savoir si l'évaluation de la police constitue une différence essentielle ; et, après un mûr examen, nous avons été d'avis qu'il n'en était rien. L'évaluation d'une police a pour objet de fixer, par accord entre les parties , l'estimation de l'objet assuré , et d'éviter la nécessité de justifier de la valeur, en spécifiant déjà une somme reconnue être le montant de cette valeur. Si l'assuré a égard , dans la fixation

I.   26

de cette somme, aux vrais principes de l'assurance, qui sont uniquement de garantir une indemnité, il n'ira jamais au-delà du coût primitif, s'il s'agit de marchandises, en y ajoutant seulement la prime et la commission, et même le profit espéré, s'il le juge convenable; et, s'il s'agit d'un fret, il ne fera assurer que celui que son navire doit réellement gagner, en y ajoutant les mêmes dépenses. L'évaluation se rapporte au surplus, et quoi qu'il en soit, sur marchandises, à toutes celles qui doivent être chargées; et sur fret, à celui de toutes les marchandises que le navire doit transporter; et si, par suite des risques assurés sur police de marchandises évaluées, une partie seulement de celles qu'on a eu l'intention d'assurer est perdue, l'évaluation doit être morcelée, et l'assuré ne peut recouvrer que la valeur de cette partie : de même, s'il y a perte du fret de partie seulement des marchandises qui devaient être transportées, cette perte ne peut donner de droit à l'assuré, qu'en proportion de la valeur de cette partie à la somme totale à laquelle le fret était estimé. Si, par exemple, une assurance

est faite dans l'intention de couvrir le risque de 5oo boucauts de sucre, avec évaluation relative ; et si le navire part n'ayant
pu en charger que 100, et se perd avec eux
par quelque événement de mer, prétendra-
t-on que l'assuré a droit de réclamer le montant entier de l'évaluation, et de se faire
payer la valeur des 5oo boucauts, quoiqu'il
n'en ait perdu que 100? De même, dans
une police sur fret, si le navire pouvait porter 5oo tonneaux ; et si, en fixant son évaluation, l'assuré a calculé le fret de ces 5oo
tonneaux, la perte de son navire lui don-
nera-t-elle droit à ce fret entier, alors qu'il
sera prouvé qu'il n'a réellement chargé que
100 tonneaux, qu'il est parti sans autre fret
acquis que celui-là, et qu'il n'avait rien de
plus à bord au moment de sa perte ? Une
pareille prétention serait monstrueuse et
absurde; car, dans ce cas, la police, qui
ne doit être qu'un contrat d'indemnité aussi
exacte que possible de ce qui peut être perdu
à titre de fret, par l'effet des événemens assurés, deviendrait un contrat d'indemnité
servant de garantie à l'assuré contre tous
les événemens divers qui peuvent empêcher

son navire de gagner le fret d'un plein chargement, et pourrait le placer dans une situation qui rendrait la perte favorable à ses
intérêts, ce qui ne doit jamais être. Il faudrait à la Cour de bien fortes autorités pour
la porter à admettre un semblable système.
On s'est beaucoup étayé de cet argument,
que, dans les cas de polices portant évaluation, la perte totale autorise l'assuré à
réclamer la somme spécifiée en l'évaluation,
lorsqu'il prouve qu'il avait quelque intérêt à
bord et qu'il n'y a eu aucune fraude. Nous
admettons cette proposition, mais avec cette
restriction que la perte totale doit porter
sur l'objet entier qui a fait la matière de l'assurance à laquelle l'évaluation se rapporte;
c'est-à-dire, s'il s'agit de marchandises, sur
la totalité de celles qui devaient être chargées, et s'il s'agit de fret, sur celui entier
qu'on supposait devoir gagner : mais nous
la repoussons si on prétend l'étendre à ce
point, que l'assureur n'aura pas le droit
d'exiger le détail de ce que l'on a eu l'intention de comprendre dans l'évaluation,
ou lorsque ce point est suffisamment éclairci, de réduire cette évaluation en prouvant

qu'une partie seulement de ce qu'elle comprenait a été perdu. »

Il résulte incontestablement de ces principes émis par lord Ellenborough, que lorsqu'il y a mise à terre, avant la perte du navire, d'une partie des objets compris dans l'évaluation d'une police, cette évaluation est morcelée, et le droit de l'assuré réduit en proportion de la valeur de la portion perdue à celle du risque entier dès son principe. Cette observation eût été à peine nécessaire, mais j'ai cru devoir la faire avant de citer le cas suivant, qui est fort extraordinaire, et fut jugé bien long-temps avant le précédent.

Un navire, évalué 6,600 l. avec les marchandises à bord, avait été assuré pour le voyage à la côte d'Afrique, et de là aux Indes occidentales [1]. Une partie des marchandises fut employée à l'achat et à l'entretien d'une cargaison d'esclaves. Le navire, après les avoir débarqués au port de destination, mais avant que le risque fût

---

[1] *Voy*. Shaw, au mot *Felton*, 2 cast, 109.

terminé, fut tellement maltraité qu'il fut condamné, et vendu pour 388 l. Il fut constaté que les esclaves avaient été vendus avec bénéfice, et que le capitaine avait reçu l'ordre de vendre le navire aux Indes occidentales, moyennant qu'il pût réaliser un profit de 1,200 l. ou de 1,000 l. au moins. L'assuré, ayant fait abandon du navire et intenté une action sur la police, obtint un jugement qui lui allouait le montant entier de la somme assurée. L'assureur en appela, se fondant sur ce que l'objet qui faisait la matière de l'assurance, était tellement réduit au moment de la perte, de sa valeur première, qu'il n'y avait même lieu à rien réclamer. Car, non seulement, et d'après l'aveu même de l'armateur, la valeur du navire était réellement beaucoup moindre que celle stipulée, mais encore les provisions, comprises dans l'assurance pour 3,000 l., avaient été employées d'une manière profitable, à l'achat et à l'entretien des esclaves, qui, tous étaient bien arrivés et avaient été vendus sur un marché avantageux ; conséquemment, l'objet faisant la matière de l'assurance, bien loin d'avoir été perdu pour l'assuré , était arrivé au lieu de sa destination, avec une augmentation de valeur qui le rendait gagnant dans l'affaire, loin qu'il eût aucune perte à supporter ; et la même observation était applicable à 400 l. environ de gages d'équipage, payés d'avance et compris dans la police, qui ne pouvaient être considérées comme perte dès lors que l'objet du voyage avait été rempli. Nonobstant ces diverses objections, la Cour confirma le jugement de perte totale.

En admettant que l'évaluation dût être concluante quant à la valeur primitive du navire, en y comprenant les gages avancés à l'équipage et les provisions à l'usage des marins, au moins est-il que les marchandises à bord et les provisions destinées à l'achat et à l'entretien des esclaves, ne pouvaient point être comprises dans l'évaluation du navire. On ne saurait, en effet, admettre, ainsi que l'établit ce jugement, que la valeur primitive des marchandises, valeur représentée ici par les esclaves, doive être remboursée par l'assureur, quoique ces marchandises aient été déchargées avant la perte du navire. Au surplus, cette partie de la décision me semble pouvoir être considérée comme entièrement renversée par celle rendue dans l'exemple précédent. Lord Ellenborough dit, que si l'on a eu l'intention de faire charger 5oo boucauts de sucre, qui servent effectivement de base à l'évaluation, et si le navire se perd n'ayant chargé que 100 boucauts, il serait absurde de prétendre que la valeur des 5oo doit être remboursée. Or, ne serait-il pas tout aussi absurde de prétendre à ce remboursement, parce que le chargement aurait réellement eu lieu en entier, dans le cas où 4oo boucauts auraient été heureusement débarqués avant la perte [1]? J'aurai occasion de revenir sur ce cas, au chapitre VIII, de l'abandon.

La valeur de l'objet assuré étant une fois déterminée dans la police, l'assuré ne peut plus être admis à prouver, après une perte survenue, que cette valeur est au dessous de celle réelle; car alors il dépendrait entièrement de lui de taire cette circonstance et de réclamer une ristourne de prime, s'il

---

[1] *Voy.*, sur ce cas, Marshall, p. 136., 3e éd.

avait fait assurer le même objet par une seconde police , et qu'il fût arrivé à bien [1]. Mais lorsque , par exemple , un navire est évaluée 8,000 l. dans une police sur laquelle 6,000 l. sont assurées, et 6,000 l. dans une autre , sur laquelle 600 l. seulement ont été couvertes [2], le cas est différent , et il a été jugé que l'assureur de la seconde police ne pouvait être admis à soutenir que l'assuré avait reçu le montant total de l'évaluation de cette seconde police, des assureurs de la première, lorsqu'il était prouvé que l'objet faisant la matière de l'assurance était d'une valeur égale à la somme reçue et à celle réclamée. Il est cependant certain qu'en cas d'heureuse arrivée, l'assuré pouvait ne pas produire la première police et réclamer la ristourne de prime sur la seconde.

L'évaluation en la police est considérée en France, comme servant de base au droit de l'assuré, à moins que l'assureur ne puisse prouver qu'elle est fausse. Le *Guidon de la Mer* autorise cependant l'assureur à criti-

En France.

---

[1] Emér. , tom. I , pag. 275.

[2] *Voy.* Bousfield , au mot *Barnes,* 4 campb. , 228.

quer cette évaluation [1]. Valin, Pothier et Emérigon [2] sont aussi d'avis que l'assureur est libre de demander une nouvelle évaluation, s'il peut prouver que celle contenue dans la police est trop élevée. L'opinion de ces auteurs est conforme à l'esprit des lois de leur pays, qui prohibent toutes polices de gageures. L'art. 8 de l'Ordonnance de Louis XIV donne à l'assureur le droit d'exiger une nouvelle évaluation d'un navire, en cas de fraude. Le Code de commerce est encore plus explicite sur ce point. L'art. 336 dit: «En cas de fraude dans l'estimation des effets assurés, en cas de supposition ou de falsification, l'assureur peut faire procéder à la vérification et estimation des objets, sans préjudice de toutes autres poursuites, soit civiles, soit criminelles.» Le *Guidon de la Mer* dit, à l'article déjà cité, que l'assureur ne doit point admettre une évaluation qui excède de moitié, du tiers, ou du quart,

---

[1] Chap. ii, art. 13.

[2] Valin, art. 64. — Pothier, n°ˢ 151 à 159. — Emér., tom. I, pag. 271.

la véritable valeur. Valin[1] fonde son opinion à cet égard sur ce qu'un assureur ne
peut légalement rejeter l'évaluation d'une
police, qu'en prouvant qu'elle excède la valeur réelle, d'un quart au moins. L'assuré
est libre de considérer comme valeur réelle
de sa marchandise, ou le prix qu'elle lui
coûte, ou celui qu'elle vaut au temps et au
lieu du chargement[2], et même, s'il le veut,
d'y ajouter la prime, ainsi que nous l'avons
déjà observé. Il est d'usage, en France, de
stipuler dans les polices sur navires, que l'estimation faite tiendra lieu de capital en tout
temps et en tout lieu, pendant le voyage; et
cette clause est réputée valide quoique la
valeur du navire diminue dans le voyage.
On y ajoute fréquemment celle qui enlève
à l'assureur tout droit sur le fret; stipulation
autorisée par la déclaration de 1779, et qui
n'a point été prohibée par le Code de commerce.

D'après l'art. 22 de l'ordonnance d'Amster-   En Hollande.

---

[1] Art. 8.

[2] Émérigon, tom. I, pag. 263.

dam, aucune évaluation ne doit être faite des marchandises dont le coût primitif, ou la valeur réelle, peut être prouvé : mais si les marchandises proviennent des propres manufactures de l'assuré, ou si elles s'écartent, en plus comme en moins, d'un prix courant, sans que, pour cela, leur valeur réelle puisse être prouvée, on peut leur donner une évaluation dans la police, et y joindre les frais du chargement et la prime. L'art. 7 de la même ordonnance autorise l'assuré à évaluer són navire avec les dépenses d'armement et la prime, sans que, toutefois, il puisse excéder la valeur réelle. Les cas d'exagération dans l'évaluation doivent être soumis à la décision d'arbitres. Les assurances par polices évaluées sont très communes en Hollande, mais les dispositions que nous venons de citer prouvent qu'elles ne lient pas tellement les assureurs, que ceux-ci ne puissent toujours contester l'évaluation lorsqu'ils ont moyen de prouver qu'elle est frauduleuse.

A Hambourg. Aucune loi, ni même aucun usage, n'a déterminé, à Hambourg, jusqu'à quel point l'évaluation d'une police peut excéder la valeur réelle, et je n'ai trouvé aucune décision légale à ce sujet. Il me paraît certain qu'aucune évaluation comprenant, indépendamment des frais et des primes, un profit modéré, ne pourrait être attaquée par des assureurs.

En Italie, l'évaluation ne devient obligatoire qu'autant qu'elle est conforme à la valeur réelle de la chose assurée. L'assureur ne peut cependant obliger l'assuré à prouver que cette conformité existe, et c'est à lui qu'il incombe de démontrer le contraire[1]. Lorsque la police contient la stipulation suivante, « *vaglia o non vaglia, con il patto di non esser tenuto a dare altre prove che quella del sinistro, e la polizza* », elle est regardée comme inattaquable dans toutes les Cours de justice[2].

En Italie.

L'ordonnance de Bilbao établit que la valeur d'un navire doit toujours être exprimée dans la police, pour éviter toute discussion en cas de perte. L'assureur qui a accepté l'évaluation, n'est plus admis à la critiquer,

En Espagne.

---

[1] Baldasseroni, tom. I, pag. 4, tit. 1, §§ 16 et 19.
[2] *Idem*, tom. IV, p. 362, n° 4.

et est obligé au remboursement des quatre cinquièmes [1]. Quant aux marchandises, il est seulement dit [2] que la police ne peut comprendre, sous peine de nullité, que leur valeur réelle, dans laquelle entrent les droits, les frais et la prime.

En Prusse, en Suède et en Danemarck.

Les lois prussiennes exigent que toutes les fois que les parties sont convenues de la valeur d'un objet, cette valeur soit exprimée dans la police [3]. Elles défendent d'assurer aucun article quelconque pour plus que sa valeur courante au lieu du contrat. Les assurances sur marchandises ne doivent point excéder leur coût primitif augmenté de tous les frais et de la prime ; celles sur fret doivent se borner au montant de ce fret, tel qu'il est stipulé par connaissemens ou charte partie ; et l'assureur est admis à prouver que l'évaluation a été portée à plus de 10 p. 100 au dessus de la valeur réelle ainsi établie [4]. En Suède, les ordonnances dis-

---

[1] C. xxii, art. 10.

[2] Art. 7.

[3] Tit. Ass., § 2087.

[4] *Ibid.*, § 1983 et suiv., et 2170.

posent que les navires ne peuvent être assurés au dessus de leur valeur réelle comprenant les frais et la prime, et que cette
valeur doit être exprimée dans la police, et,
une fois admise, rester inaltérable. [1] Si des
marchandises sont évaluées, le contrat doit
renfermer le détail explicatif de leur quantité et valeur, mais aucune autre preuve ne
peut être exigée en cas de perte. Dans les
conditions de la compagnie d'assurances
de Copenhague, les marchandises doivent
être assurées pour leur prix réel ou courant,
plus les frais, et avec ou sans la prime. Il en
est de même pour les navires ou portions de
navires, sans que, cependant, on puisse y
comprendre la valeur des articles destinés à
la consommation pendant le voyage.

Toutes les fois qu'une évaluation est faite
d'une manière telle que sa validité ne puisse
être contestée en cas de perte totale, elle
doit servir également de base à l'indemnité
dans les cas de perte partielle. Le contrat
formé entre l'assureur et l'assuré, étant que

Effets de la
perte partielle.

----

[1] Art. 352, et § 3.

le premier rétablira le dernier, à la suite
de toutes pertes provenant des risques garantis, dans la même situation que celle où
il était, relativement à la valeur de la chose
assurée, avant l'événement survenu; et l'é-
valuation en la police étant admise par les
parties comme étant la représentation de
cette valeur, il n'y a pas la moindre raison
de s'écarter de cette stipulation parce qu'une
partie de la chose, seulement, aura été détruite, ou, ce qui revient au même, parce
que le tout n'aura été qu'endommagé. Supposons que des marchandises achetées
1,000 l. ont augmenté de valeur jusqu'à
1,300 l., et que le propriétaire compte faire
un profit de 100 l. sur cette dernière somme,
au lieu de destination. S'il leur donne en
police l'évaluation de 1,400 l., et qu'il paie
la prime en conséquence, peut-on raisonnablement supposer qu'il n'entend être indemnisé sur ce pied qu'en cas de perte totale,
et qu'il se contentera de l'être sur le pied de
1,000 l., si la perte n'est que partielle? Il y a
naturellement une différence considérable
entre la prime d'une assurance faite contre
la perte totale uniquement, et celle d'un

contrat qui garantit toutes pertes quelconques : or, peut-on présumer que les parties
aient eu une semblable intention, qui sup-
poserait que la prime de 1,000 l. est le prix
de la garantie de toute perte quelconque,
et qu'on y a ajouté celle de 400 l. pour prix
de la responsabilité, beaucoup moindre, de
la perte totale seulement ?

S'il était besoin de quelqu'autre raison
pour démontrer que l'évaluation doit conserver sa force dans les cas de perte partielle,
on en trouverait une très forte dans l'imperfection de la méthode actuelle d'assurances. Tant qu'il ne sera pas d'usage d'assurer les frais payables au port de livraison [1], le négociant n'aura d'autre moyen,
même insuffisant, de se garantir de cette
perte, qu'en comprenant le montant du fret
et des frais dans l'évaluation de ses marchandises. Or, supposons leur coût primitif de
1,000 l., et le fret et les frais payables au
lieu de destination, de 500 l. Si le propriétaire n'assure que 1,000 l., et que ses mar-

---

[1] *Voy.* ci-dessus, chap. 1, pag. 107.

chandises arrivent détériorées de 5o p. 100, il perdra 25o l., puisqu'il ne recevra de son assureur que 5oo l., pour les 5o p. 100 de la somme assurée. Si, pour éviter cette perte, il évalue ses marchandises à 1,5oo l., l'usage actuel ne lui offrant aucun autre moyen d'indemnité, ne serait-il pas déraisonnable de frustrer ses intentions, qui sont aussi évidentes que légales, en refusant d'appliquer l'évaluation au cas où les marchandises arriveraient endommagées, le seul cependant qui lui offre de la perte sur le fret et les frais, tandis qu'elle resterait valable en cas de perte totale, qui ne peut lui occasioner aucune perte sur cette nature de dépenses ?

Ce raisonnement n'est pas seulement vrai dans les cas où l'évaluation a été faite, avec détail, à une certaine somme, par pièce ou colis, etc., ou, en bloc, sur une quantité de marchandises de même nature et qualité; comme, par exemple, sur 5o boucauts de sucre terré, évalués à 3o l. chaque, ou sur les mêmes 5o boucauts, évalués 1,5oo l. Il est encore applicable lorsque l'évaluation porte sur des marchandises dif-

férentes, ou sur différentes qualités de marchandises de même sorte, en une seule
somme ; comme, par exemple, sur 100 ba-
rils de riz, 50 boucauts de sucre et 50 boucauts de café, évalués ensemble à 4,970 l.
Car, si le négociant est libre d'assurer 20 p.
100, je suppose, en sus du prix de facture,
pour profit espéré et fret sur chaque pièce,
ou chaque sorte et quantité de marchandises,
il doit avoir la même faculté lorsque la cargaison se compose d'articles différens. Si,
donc, la police du riz, du sucre et du café
compris dans une seule évaluation, comporte 20 p. 100 en sus des prix de facture,
et que le sucre seul arrive endommagé, les
deux autres articles restant sains, le réglement de la perte qu'éprouve le sucre ne doit
pas se faire à son prix de facture, mais à 20
p. 100 en sus.

La question de savoir si la perte partielle
donne lieu à procéder à l'évaluation des
marchandises assurées par polices non évaluées, en la forme ordinaire voulue pour les
cas de perte totale, ne s'est jamais présentée
dans les cours d'Angleterre. A peine pour-

rait-on citer, à cette occasion, le cas[1] où une assurance avait été faite sur navire et marchandises, « évalués à la somme assurée, » sans que la police fît mention d'aucune valeur. L'objet de l'assurance était une prise, et la police avait été faite en faveur de quelques-uns des capteurs, et pour une somme plus forte que le montant de leur intérêt. Le navire s'étant perdu, et une partie seulement de la cargaison ayant été sauvée, il fallait déterminer la valeur. Le courtier attestait que sur les polices de cette sorte, lorsqu'il y avait perte totale, la somme entière était remboursée; mais que, lorsque la perte n'était que partielle, la police n'était plus qu'un contrat sans évaluation déterminée, et le remboursement n'avait lieu qu'en proportion de la valeur des marchandises, et non de la somme assurée. L'intérêt des assurés, dans le navire et les marchandises, étant d'une valeur moindre que la somme assurée, la Cour prononça que le calcul de-

---

[1] *Voy.* Marshall, 641. Lecras, au mot *Hughes.*

vait se faire sur l'intérêt réel que les assurés avaient à bord, et non sur la valeur en la police. Marshall observe très judicieusement que la véritable distinction à faire entre ce cas et celui de Lewis, au mot *Rucker* (cité plus haut, p. 96), c'est que, dans ce dernier, la valeur de la police fut considérée comme étant le coût primitif, ce qui ne fut jamais contesté, tandis que, dans l'autre, il fut démontré que l'intérêt des assurés était beaucoup moindre que la valeur donnée en la police.

Ce cas ne saurait cependant rien prouver en faveur de l'opinion dans laquelle on serait que les polices évaluées, dans lesquelles l'évaluation comprend l'intérêt réel consistant dans le coût primitif et un profit raisonnable, ont besoin de justification dans les cas de perte partielle. Les tribunaux ont, au contraire, souvent prononcé d'une manière opposée à cette doctrine. Dans le cas de Lewis, au mot *Rucker*, lord Mansfield déclara : « Que la règle qui avait servi de guide à l'assureur et au jury était, que le premier prenait la proportion de la différence entre l'état sain et celui d'avarie au

port de livraison, et payait cette même proportion sur la valeur des marchandises,
telle qu'elle était donnée en la police, etc.
Par exemple, le coût primitif, ou la valeur
en la police étant de 3o l. , et les marchandises avariées étant vendues 4o l., au lieu de
5o l. qu'elles eussent valu en état sain, la
différence est d'un cinquième, que l'assureur doit payer sur l'évaluation de 3o l. [1] »
Dans une autre circonstance [2], lord Ellenborough, faisant allusion au mode de réglement adopté pour la précédente, dit : «Cette
règle de calcul est généralement favorable
à l'assureur, mais l'assuré peut obvier à cet
inconvénient en donnant dans sa police une
valeur telle, que, etc. » Expressions qui dé-
notent incontestablement que l'évaluation
doit être considérée comme formant l'intérêt réel, même dans les cas de pertes partielles. Dans un cas plus récent, *nisi prius* [3],
sa seigneurie exprima la même opinion, en

---

[1] *Voy.* ci-dessus, chap. i, pag. 98.
[2] *Voy.* Usher, au mot *Noble*, ci-dessus, pag. 91.
[3] Hilary Term, 1811.

disant : « que dans une assurance sur marchandises évaluées par la police, on peut
comprendre un profit imaginaire, sans que
l'évaluation ait, pour cela, besoin d'être justifiée. »

Le juge Park s'exprime lui-même à ce sujet de la manière suivante [1] : « Les cas de
perte totale sont les seuls qui établissent
une différence entre les polices évaluées et
celles qui ne le sont pas : dans les premières,
la valeur est déterminée ; dans les dernières,
elle doit être justifiée. Mais lorsqu'il n'y a
que perte partielle, la valeur en la police ne
peut servir de guide pour déterminer le dommage, qui est nécessairement soumis à une
preuve, de même que dans les cas de polices
non évaluées. » Marshall dit aussi [2] : « Ce
n'est que dans le cas de perte totale qu'il
existe une différence réelle entre la police
sans évaluation et celle qui l'exprime. Dans
la première, la valeur doit être prouvée ;
dans la seconde, elle est admise. Mais, dans

---

[1] 7ᵉ éd., pag. 165.
[2] Liv. 1, chap. VII, § 1.

le cas de perte partielle, il devient indispensable de rechercher le véritable montant de cette perte, quelle que soit l'espèce
de la police ; car, s'il n'en devait pas être
ainsi à l'égard d'une police évaluée, la conséquence serait, ou que la perte partielle serait considérée comme perte totale, ou que
rien ne serait, en définitive, considéré
comme perte, à moins qu'elle ne fût totale. »
Quelques personnes expliquent l'intention
de ces auteurs habiles, en ce sens que, dans
le cas de perte partielle, l'évaluation ne peut
être prise pour base, et que l'on ne doit avoir
égard qu'au coût primitif et aux frais, de
même que dans les polices non évaluées.
Quant à moi, il me semble qu'ils ont seulement voulu dire que, dans les cas de perte
partielle, l'évaluation en la police ne suffit
pas pour déterminer le montant de l'indemnité à laquelle l'assuré a droit, et que d'autres preuves sont nécessaires pour fixer
l'importance réelle de cette indemnité. Quoi
qu'il en soit, l'opinion de ceux qui prétendent que dans les cas de perte partielle, l'é-
valuation doit être considérée comme de
nul effet, est réellement aussi dénuée d'au-

torité que de justice et de saine raison.

A Hambourg, l'évaluation en la police sert aussi invariablement de base pour le réglement des pertes partielles ; de sorte que l'assureur rembourse un quart de cette évaluation lorsque la détérioration des marchandises est d'un quart, etc. L'article 5 des stipulations de 1800, article qui a été adopté par presque toutes les compagnies d'assurances, et en vertu duquel l'évaluation n'est admise que dans le cas de perte totale, et lorsque l'objet assuré est vendu dans un lieu autre que celui de destination, et en faveur de l'assureur, ne doit point être entendu en ce sens qu'il exigerait la justification dans le cas de perte partielle. Il signifie seulement que l'assureur remboursera l'évaluation en la police sur pertes totales, sans autre preuve de la valeur réelle de l'objet assuré, et qu'il fera la différence entre cette somme et le net produit des marchandises qui auront été vendues dans telles ou telles circonstances.

Il est toujours plus convenable d'exprimer la valeur de chaque article séparément dans la police, comme, par exemple, de dire, évalué à tant par livre, par pièce, par yard, par boucaut, par caisse, etc., ou au moins d'évaluer chaque nature de marchandises séparément, que de comprendre plusieurs articles différens dans une même évaluation. Cette valeur, ainsi détaillée, dispense de la nécessité de rechercher dans quelle proportion les articles avariés sont à la cargaison entière, lorsque le dommage ne porte que sur quelques pièces ou caisses, ou sur les marchandises d'une seule espèce. Cette précaution devient encore plus essentielle lorsque les marchandises assurées sont réparties sur plusieurs navires. Cependant, si plusieurs articles sont évalués collectivement pour une certaine somme, et qu'un seul soit endommagé, il est incontestable que la proportion de la valeur de cet article à celle de tous dans l'évaluation commune, doit être regardée comme formant l'intérêt réel qu'il représente, et doit conséquemment faire la base de l'indemnité.

Réduction des monnaies étrangères.

Si la valeur des marchandises venant de pays éloignés, n'est pas connue au moment d'effectuer l'assurance, et que la police stipule la réduction de la monnaie du lieu de chargement en argent du pays où l'assurance se souscrit, comme, par exemple, de Saint-Thomas à Amsterdam, à 40 stivers par piastre, il est essentiel d'expliquer si la prime est, ou non, comprise dans cette évaluation. A défaut de cette stipulation, la prime doit être présumée comprise dans l'assurance; car, déterminer la valeur de l'argent, c'est bien, au fait, établir l'évaluation de la marchandise.

Lorsque la police est faite sur marchandises « telles qu'elles seront ultérieurement désignées et évaluées, » la déclaration de l'intérêt en risque doit être faite aux assureurs, ou à quelqu'un pour eux, avant qu'aucune nouvelle de perte soit connue [1]. L'absence de cette déclaration n'est cependant pas une condition résolutoire; seulement, si elle n'a pas été faite, la police est rangée dans la classe de celles non évaluées; et, en fournissant la preuve de son intérêt, l'assuré est admis au remboursement.

Si les marchandises ont été portées à une

Evaluation indéterminée.

Evaluation frauduleuse.

---

[1] *Voyez* Harman, au mot *Kingston*, 3 Campb. 150.

évaluation frauduleusement exagérée, dans l'intention de tromper les assureurs, le contrat est entièrement nul, et l'assuré ne peut rien recevoir, même pour la valeur réelle de ce qu'il avait en risque [1].

---

[1] *Voyez* Haig, au mot *Delacour*, 3 Campb. 319.

NOTE

SUR LE CHAPITRE IV.

En matière de contrats de grosse , l'assurance du profit
maritime doit-elle être autorisée ? 431. — Cette faculté , appliquée aux contrats de la seconde sorte,
ne pourrait qu'être nuisible et doit être interdite, 433.
— On peut en attendre d'heureux résultats, en l'accordant aux contrats de la première sorte , 436.

RIEN , dans ce chapitre, ne me paraît avoir
besoin de commentaire. Que pourrais-je,
en effet, ajouter aux explications de l'auteur anglais sur la manière d'évaluer chaque nature d'intérêt exposé aux risques de
la mer, qui les rendît plus claires et plus
évidentes ? Dans tout ouvrage élémentaire il
importe d'éviter les redites oiseuses, et, généralement, tout ce qui ne va pas droit au
but. Or, le mien n'est pas de grossir ce volume, mais de persuader, et je n'aperçois

rien ici qui me soit laissé à faire sous ce rapport.

Pour peu, d'ailleurs, que l'on s'arrête à chaque nature d'évaluation, on reconnaît que toutes s'accordent parfaitement avec les principes, et même avec nos lois et nos usages; et il n'y a de différence qu'en ce qui concerne l'assurance des frais à destination et du profit espéré, sur marchandises, et celle du fret jointe à celle du navire; objets sur lesquels les développemens dans lesquels je suis entré dans mes notes sur les deux premiers chapitres, me dispensent de revenir.

L'évaluation des articles dont se compose l'intérêt en risque, dans une assurance d'argent dépensé en cours de voyage, lorsque ce moyen de remboursement est préféré au contrat de grosse, ne me paraît, non plus, devoir être l'objet d'aucune contestation; et l'assurance du contrat de grosse lui-même, est, conséquemment, le seul point sur lequel il y ait lieu à nous arrêter.

Dans l'état actuel de notre législation, le capital prêté peut seul être assuré, et toute police qui joindrait le profit maritime au

(431)

principal du contrat, serait frappée de nullité. Il s'en souscrit, cependant, de semblables, et qui, comme celles sur fret, sont
dites *polices d'honneur ;* mais ces cas sont
assez rares, et je n'en fais mention qu'afin
d'avoir occasion de répéter qu'il n'est aucune loi prohibitive, si absolue qu'elle soit,
que l'intérêt particulier ne finisse par enfreindre.

Nous lisons dans le commentaire de
M. Locré[1], que, lors de la rédaction du
Code de commerce, le tribunal et le conseil de commerce de Nantes demandèrent
qu'il fût permis de faire assurer le profit
maritime.

En matière de contrats de grosse, l'assurance du profit maritime doit-elle être autorisée ?

On peut, disaient-ils, *en espérer les meil-
leurs effets en France, dans le moment actuel. Le préteur à la grosse, libre de faire
assurer son capital et le profit stipulé, se
contentera d'un change maritime plus faible; ce change n'étant fort qu'à raison des
risques, il diminuera nécessairement quand
il y aura un bénéfice modique, mais assuré,*

***

[1] *Voy.* tom. IV, pages 111 et 112.

et par conséquent certain. Plus le contrat de grosse sera favorisé par la loi, plus il sera fréquent; et c'est peut-être, de tous les contrats en matière de commerce, celui qu'il importe le plus de favoriser, puisqu'il y verse des capitaux effectifs qui en vivifient les opérations. Enfin, cette mesure ne peut que faire baisser le taux du simple prêt à intérêt; car, qui est-ce qui ne préférera pas d'emprunter à la grosse, surtout si le change diminue à la grosse, où l'on est libéré par la perte du capital, plutôt que d'emprunter par simple prêt à intérêt, où aucun événement ne libère de l'intérêt ni du principal?

La Cour de cassation concluait elle-même à ce qu'une entière liberté fût laissée sur ce point, de même que sur l'assurance du fret à faire du navire, et du profit espéré des marchandises.

L'opinion de cette Cour souveraine et des autorités commerciales d'une ville qui renferme tant de négocians éclairés est trop respectable pour que je puisse me dispenser de la rappeler en traitant cette question importante.

Si le propriétaire d'un contrat de grosse

est laissé libre de faire assurer, avec le capital prêté, le change maritime qu'il a pu
obtenir de son emprunteur, il est à peu
près certain, sans doute, qu'il se montrera
moins exigeant, et que ce change devra diminuer. Car, non seulement il cessera de
courir les risques dont ce change est le
prix, mais il sera même certain de jouir,
dans tous les cas possibles, du bénéfice qu'il
aura pu d'avance calculer. Cette certitude
acquise aura-t-elle pour résultat aussi probable de réduire le change à un taux qui
cesse dès lors de paraître exorbitant et
usuraire? Voilà, ce me semble, en quoi consiste réellement la question.

S'il ne s'agissait que de l'appliquer aux
contrats de la seconde sorte, à peine me
semblerait-il utile de la discuter, et je ne saurais croire que les choses pussent en venir
jamais au point de commander la préférence
que le conseil de commerce de Nantes donne
à l'emprunt à la grosse, sur celui à simple
intérêt. Nous avons vu que, dans les contrats de cette nature, le prêteur était assimilé en tout à un assureur : mais il existe
entre eux cette différence, que j'ai déjà fait

Cette faculté, appliquée aux contrats de la seconde sorte, ne pourrait qu'être nuisible et doit être interdite.

entrevoir [1], que le dernier s'engage seulement à rembourser la perte, totale ou partielle, que le capital est exposé à supporter pendant le voyage, tandis que le premier, au contraire, fait lui-même l'avance de ce capital qui ne doit lui rentrer, en totalité ou en partie, que proportionnellement aux pertes dont il pourra être atteint dans tout le cours de ce voyage. L'assureur n'a donc à calculer que les risques du voyage, pour y appliquer la prime qui en doit être le prix; tandis que le prêteur, indépendamment de ces risques qui sont les mêmes pour lui, soit qu'il veuille les courir lui-même ou les faire assurer, doit calculer l'intérêt de son argent, depuis l'instant du prêt jusqu'à celui où le remboursement aura lieu. Or, comme cette dernière époque peut être retardée indéfiniment par les accidens du voyage, il est à supposer que le calcul de probabilité que fera le prêteur sera tout à son avantage, et qu'il voudra même joindre à cet intérêt un bénéfice quelconque,

---

[1] *Voy.* Note sur le chap. III, pag. 315 ci-dessus.

plus encore la prime d'assurance de ces deux objets, s'il est laissé libre de les faire assurer, ou la valeur de cette prime, s'il faut qu'il en conserve lui-même le risque.

Si, au contraire, le même emprunteur trouve de l'argent à simple prêt; comme il dépend de lui de se procurer la garantie du capital entier, et même du bénéfice qu'il en attend et qui en comprend l'intérêt, par un contrat d'assurance qui l'affranchit de la prime de cet intérêt et du bénéfice qu'exigera le prêteur à la grosse; je ne vois aucune raison pour qu'il ait recours de préférence à ce dernier. La seule supposable, serait le défaut de crédit personnel qui l'empêcherait de trouver de l'argent à simple prêt; et plus celle-ci existera, plus le prêteur à la grosse, qui sera l'unique ressource de l'emprunteur, lui imposera des conditions onéreuses.

Considéré de cette manière, le contrat de grosse est, évidemment, la ruine du commerce, et, plutôt que de le favoriser, la loi doit tout faire pour le contrarier. Autoriser l'assurance du principal et des accessoires, nécessairement laissés au libre arbitre des parties , serait faire revivre un contrat devenu fort rare aujourd'hui , et aider des opérations plus souvent tentées par l'ambition que conçues et méditées avec sagesse et habileté. Je ne pense donc pas qu'il y ait aucune convenance à lever l'interdiction.

On peut en attendre d'heureux résultats , en l'accordant aux contrats de la première sorte.

Mais si nous ne considérons que le contrat de grosse de la première sorte, destiné à favoriser la navigation, en offrant, en tous temps et en tous lieux, aux armateurs et aux négocians, les capitaux dont ils ont besoin pour la conclusion d'expéditions entravées sur des points éloignés et hors de leur surveillance ; il pourra paraître juste que cette différence entre les deux contrats, en permette une dans les règles applicables à chacun. Un armateur n'est pas toujours disposé à faire l'avance des fonds dépensés par son capitaine dans un port de relâche, et ce capitaine n'y trouve pas toujours un correspondant auprès duquel il soit accrédité, ou qui consente à faire des déboursés dont la rentrée ne serait pas immédiate. L'emprunt à la grosse est donc alors l'unique ressource, et c'est dans ce cas qu'on peut justement dire qu'il fournit au commerce des capitaux qui le vivifient, en lui portant un secours efficace puisé à une source étrangère à l'opération dont il brise les liens.

Si, en pareil cas, le prêteur est autorisé à faire assurer, avec son capital, le change qui est la compensation du risque qu'il court, l'intérêt légal de son argent, et le prix raisonnable du service essentiel qu'il rend ; il me paraît incontestable que le taux de ce change devra diminuer et cessera promptement de rien présenter d'usuraire, et parce que la concurrence ne tardera pas à s'établir entre les prêteurs, de même qu'il arrive dans tous les genres de commerce , parce que chacun, et l'emprunteur lui-même, pouvant calculer aussi près que possible, le bénéfice certain d'une semblable opération , la part de l'arbitraire sera considérablement réduite. En effet , le cours des primes d'assurance est aujourd'hui tellement répandu , qu'à peine trouvera-t-on un seul point où cette partie de l'augmentation du capital ne soit facilement appréciée. Quant à l'intérêt de l'argent, il est impossible d'exiger un calcul exact, puisque

le terme du voyage est toujours incertain ;
mais accordons même une différence de
deux ou trois mois en faveur du prêteur,
la chose ne saurait jamais être fort importante, et il ne restera plus à fixer que le
bénéfice réel de l'opération, lequel sera nécessairement d'autant plus réduit, qu'il sera
plus sûr, qu'il y aura plus de prêteurs à le
convoiter, et qu'il viendra en accroissement
d'un intérêt largement calculé.

Dans l'état actuel des choses, au contraire, le prêteur qui ne veut point courir
le risque de son capital, ne pouvant rien
faire assurer au-delà, est exposé, en cas de
sinistre, à rester en perte de la prime et de
tous les frais de l'assurance, et de l'intérêt
légal de son argent ; et il est d'autant plus
juste et naturel qu'il compense ce risque
par une prime très élevée, que, même
ainsi, il sait qu'il est utile et qu'il rend un
service dont on ne peut se passer, et que
cette même opération, faussement qualifiée
d'usuraire, peut lui coûter le fruit légitime
d'une année entière de son argent, souvent
même plus.

Je ne saurais m'imaginer que la faculté,

laissée au prêteur à la grosse, dans ce seul genre de contrats, de s'assurer l'indemnité en cas de perte, de son capital, de l'intérêt légal qui en est le fruit, et d'un bénéfice quelconque, n'eût pour résultat très prompt de diminuer sensiblement le taux du change maritime, et de faire, de cette nature de prêt, si onéreuse aujourd'hui, un auxiliaire éminemment utile au commerce. Je ne me permets point, au surplus, de décider la question, et je me borne à soumettre ces réflexions aux personnes plus propres que moi à en juger.

CHAPITRE V.

Des avaries, et de la distinction entre celles communes et celles particulières.

———

Des avaries , et de la distinction entre celles communes et celles particulières.

LES dépenses auxquelles un voyage de mer donne lieu, sont de deux sortes : ou

Définition.

elles proviennent des circonstances ordinaires tenant à la nature même du voyage, ou elles sont des frais extraordinaires occasionés par des accidens fortuits.

Les premières, généralement connues sous le nom d'avaries simples, comprennent tous les frais ordinaires au lieu de chargement et de déchargement, et pendant la durée du voyage; tels que droits de pilotage, de tonnage, de feux, de balises, d'ancrage, quarantaine ordinaire, frais de rivières, etc.; et une portion en est supportée par la cargaison, soit sous cette propre dénomination, soit par la stipulation d'un tant pour cent sur le fret. Ces dépenses ne peuvent, naturellement, jamais devenir l'objet d'une réclamation auprès des assureurs.

Quant aux dernières, ou elles sont faites volontairement, dans le dessein d'éviter un danger éminent qui menace le navire et la cargaison, ou de s'en dégager; ou elles ont pour objet la préservation de l'un et de l'autre, ou du navire seul, ou de tel autre article particulièrement, dans lequel cas elles doivent être supportées par le propriétaire de cet article exclusivement.

De même, les pertes et dommages survenus pendant un voyage de mer, proviennent du cours ordinaire de la navigation,
auquel cas ils ne constituent pas plus de
droit sur les assureurs, que le dépérissement du navire et la détérioration des marchandises, résultat de leur nature périssable ; ou ils sont l'effet immédiat des périls
de la mer ; dans ce dernier cas, ils peuvent
provenir, ou d'une disposition volontaire
prise dans l'intention de préserver le navire
et la cargaison d'un péril éminent, ou d'un
événement fortuit qui n'atteint que le navire, ou tout autre article exclusivement ;
et alors ils tombent à la charge du propriétaire du navire ou de cet article, et par suite
à celle des assureurs.

Conséquemment à ces principes, toutes
dépenses, également que toutes pertes, résultant de causes extraordinaires ou des
périls de la navigation, rentrent nécessairement dans l'une des deux classes suivantes : ou elles sont occasionées volontairement et au bénéfice de la masse entière, et
doivent être supportées par toutes les par-

ties intéressées ; ou elles n'atteignent qu'une portion quelconque de cette masse, et ne tombent à la charge que du propriétaire de cette portion. Les pertes et dépenses de la première classe constituent ce que l'on nomme dans tous les pays commerçans, *avaries communes*. Celles de la seconde, sont nommées pertes partielles et particulières, pour les distinguer des pertes totales, et autrement, *avaries particulières*, pour les distinguer de celles communes.

L'objet de ce chapitre est de déterminer la distinction que la nature même du sujet, et les lois et coutumes des principales nations commerçantes, ont établie entre ces deux sortes d'avaries. Il importe d'autant plus de s'arrêter aux usages de chaque pays, que les armateurs et les négocians étant obligés de se soumettre aux réglemens des lieux avec lesquels ils trafiquent, et les avaries communes s'établissant à celui de destination du navire, s'il y aborde, c'est là que se détermine la contribution qu'ils ont à payer.

Les recherches à faire sur les avaries com-

munes, bien qu'elles soient d'une importance particulière en matière d'assurances,
n'appartiennent pas exclusivement à cette
partie des connaissances commerciales. Le
droit commun exige que celui dont la propriété est sauvée par le sacrifice fait de celle
d'un autre, supporte une part proportionnelle de la perte de cette dernière, sans
qu'il y ait lieu de s'informer s'il y a, ou
non, assurance de l'une ou de l'autre, ou
d'aucune, ou des deux; aussi existait-il des
lois à ce sujet long-temps avant que les assurances fussent connues. Les lois rhodiennes
concernant le jet, incorporées dans les lois
romaines, contiennent, sur cette matière,
des règlemens qui ont, plus ou moins, servi
de bases à toutes les lois maritimes.

Avant d'entrer dans l'examen qui va nous
occuper, il est essentiel d'observer que le
mot *avarie* a été employé par les législateurs
aussi bien que par les auteurs, en plusieurs
sens différens. Dans les ordonnances de
Hambourg et de Suède, il ne comprend
pas seulement les pertes de toute nature,
quelles qu'elles soient, mais encore tous les
frais ordinaires et extraordinaires survenus

dans le voyage [1]. Dans les lois françaises, il s'applique à toutes dépenses extraordinaires faites pour le navire et les marchandises, conjointement ou séparément, et à tout dommage arrivant à l'un comme aux autres, depuis l'embarquement et départ jusqu'à l'arrivée et déchargement [2]. Les auteurs anglais modernes s'en servent principalement pour désigner les dommages et frais volontairement supportés pour le salut et la préservation du navire, du fret et du chargement [3].

Définition des avaries communes. Les Cours de justice d'Angleterre ont défini les avaries communes comme com-

---

[1] Ord. de Hambourg, tit. 21, art. 1; Ord. de Suède, tit. Av. § 1.

[2] Ordon., tit. 7, art. 1 ; Code de Comm., art. 397.

[3] Quelques auteurs anglais prétendent que le mot *avarie* ne doit point être appliqué aux pertes partielles ou particulières, parce que cela est contraire à la signification habituelle du mot, par lequel ils entendent contribution proportionnée. Mais à cela je réponds que le mot *avarie* n'a cette signification dans aucune autre langue d'Europe, et que tout ce qui a été dit sur cette étymologie est aussi hypothétique que peu satisfaisant.

prenant « toutes pertes résultant de sacrifices ou dépenses extraordinaires ayant eu
pour motif la préservation du navire et de
la cargaison [1]. » Les lois françaises, après
avoir énuméré les différentes sortes d'avaries communes, ajoutent : « et en général,
les dommages soufferts volontairement, et
les dépenses faites d'après délibérations motivées, pour le bien et le salut commun du
navire et des marchandises, depuis leur
chargement et départ jusqu'à leur retour et
déchargement [2]. » L'ordonnance de Hambourg déclare avaries communes, toutes
dépenses faites extraordinairement dans le
dessein de sauver et de préserver le navire
et la cargaison [3].

Quoique ces lois et celles qui y corres-
pondent en d'autres pays, ne se servent pas
du mot sacrifice, les définitions qu'elles consacrent établissent bien positivement qu'il
n'y a que ce qui est le résultat d'un sacrifice

---

[1] Birkley, au mot *Presgrave*, 1 east, 220; Covington, au mot *Roberts*, New repts., 378.

[2] Code de Comm., art. 400.

[3] Tit. 21, art. 1, § 7.

qui puisse être rangé en avarie commune,
et toutes, conséquemment, peuvent être
considérées comme établissant les mêmes
principes généraux; savoir : qu'un sacrifice
fait pour la préservation du navire et de la
cargaison, est avarie commune. Mais les
conséquences que les législateurs et les commentateurs ont déduites de cette règle, si
simple en apparence, diffèrent sensiblement
les unes des autres, et ceci nous paraîtra
moins surprenant, si nous considérons dans
combien de sens divers ces mots, *sacrifice*
et *préservation*, peuvent être pris.

Quant au mot *sacrifice*, il est évident, et
même généralement reconnu, qu'un dommage, pour mériter le titre de sacrifice, doit
avoir été supporté à dessein et par l'intervention humaine, pour le bien et salut de
la masse entière, et que toute perte qui
n'est pas le résultat d'une semblable intention, bien qu'elle ait tourné au profit du
navire et de la cargaison, ne peut donner
lieu à contribution. Donc, si un mât est
rompu par la violence du vent ou par l'agi-
tation du navire, au moment même où il
allait être coupé, il n'y a point de sacrifice

et il ne peut y avoir lieu à contribution, puisque, alors même que l'intention n'eût pas été de le couper, ce mât eût été également perdu. Or, maintenant : '

1º Si des marchandises sont jetées à la mer par nécessité ; ou autrement, si elles sont volontairement perdues, dans le dessein de sauver la masse entière, il y a sacrifice incontestable.

2º Il en est de même des marchandises que, dans de mêmes circonstances, on exposerait à se perdre ; car, de même que personne n'a le droit de détruire la propriété d'un autre pour sauver la sienne propre, sans lui en devoir l'indemnité, de même personne ne peut, dans ce même dessein, exposer cette propriété à se perdre, sans encourir la même peine. Les marchandises ainsi exposées, si elles viennent à se perdre, constituent donc également un sacrifice.

3º Les dépendances d'un navire, volontairement et nécessairement perdues ou détruites pour le salut commun, telles que les les ancres, les câbles coupés ou abandonnés, etc., pour dégager le navire et la cargaison d'une situation dangereuse, entrent aussi dans les sacrifices, mais toutefois, seulement, lorsque, au moment de leur destruction, ces objets conservaient encore quelque valeur pour leur propriétaire, ou lorsqu'il restait encore quelque possibilité de sauver le navire sans opérer cette destruction. En effet, si des mâts sont coupés dans un moment où tout est irréparablement perdu, il est évident qu'il n'est fait aucun sacrifice, puisque ce qui avait déjà perdu toute sa valeur ne peut être considéré comme ayant été sacrifié. Il n'en est pas ainsi relativement aux marchandises jetées par-dessus le bord, lorsque, sans ce jet, tout eût été irrévocablement perdu; car ces marchandises pouvaient être préservées si d'autres, au lieu d'elles, eussent été jetées.

4° Lorsque les agrès et dépendances d'un navire sont exposés à un danger extraordinaire, il est telles circonstances où il est permis de douter s'il y a, ou non, sacrifice; car il est difficile de bien distinguer ce que le capitaine est obligé de faire à l'approche du danger, pour le compte et au risque de son armateur, de ce qui va réellement au-

delà de ses obligations. Par le contrat d'affrétement le capitaine prend l'engagement
de donner tous ses soins à la conservation
des marchandises qui lui sont confiées, et à
leur transport le plus prompt au lieu de
leur destination. Les dépenses que ces soins
occasionent, et les dommages que le navire éprouve dans le cours extraordinaire
du voyage, ne sont point des sacrifices qui
lui donnent droit à réclamer une indemnité des propriétaires de la cargaison ; mais
toutes les pertes et les dépenses auxquelles il se soumet de propos délibéré,
dans le but de prévenir des dangers qui
compromettent la masse entière, et auxquelles le contrat d'affrétement ne l'a point
obligé, sont des sacrifices et doivent, comme
tels, faire l'objet d'une contribution commune. Il n'est pas moins évident, que
cette ligne de démarcation à établir entre
ces deux sortes d'événemens n'est pas toujours facile à tracer, et nous devons, dès
lors, nous attendre à rencontrer une grande
variété d'opinions sur cette matière. Le cas
n'est plus le même pour ce qui concerne les
marchandises exposées à des hasards parti-

culiers, par la raison qu'aucun propriétaire
ne contracte envers un autre, ni envers
l'armateur, d'obligation semblable à celles
de ce dernier envers tous ceux de la cargaison.

5º Les dépenses occasionées volontairement, dans le but de dégager le navire et la
cargaison d'un péril imminent, sont indubitablement un sacrifice et, conséquemment, une avarie commune, bien que, sous
ce rapport, les lois de France fassent une
exception relativement aux dépenses du navire entré dans un port pour y réparer une
voie d'eau. Mais les dépenses qu'il est indispensable de faire dans le port, après que
le navire et la cargaison y sont en sûreté,
sont différemment classées en différens
pays, et il y a une grande variété d'opinions
sur la question de savoir si elles doivent,
ou non, être comprises dans les sacrifices.

Pour ce qui est du mot *préservation*, on
ne saurait douter qu'il ne suppose un danger réel. Le jet, ou la destruction d'un
objet quelconque du navire, s'il y a mauvaise intention, ou seulement même défaut
de nécessité, ne peut sous aucun prétexte

être admis en avarie commune, et c'est au capitaine, ou à l'armateur pour lui, à supporter la perte [1]. Mais est-il bien facile de déterminer, d'une manière suffisamment exacte, le degré de péril qui peut autoriser le capitaine à jeter des marchandises à la mer ou à faire tel autre sacrifice? Il est évident que la prudence ne permet pas d'attendre le moment du plus grand danger ; car une mesure trop tardive peut être sans efficacité, et si elle est différée jusqu'à l'instant où, sans elle, tout serait inévitablement perdu, il n'y a réellement plus de sacrifice, ainsi que nous l'avons expliqué. Il est des pays où la loi impose au capitaine l'obligation de consulter le propriétaire de la cargaison, s'il est à bord, et les principaux membres de son équipage, ou ces derniers seulement si le premier n'est pas à bord [2].

---

[1] Abott, chap. viii, 52. Les lois de Suède disent que, si le capitaine coupe un mât, ou fait tout autre dommage au navire, à la sollicitation de personnes à bord, la perte doit être remboursée par ces personnes.

[2] Ces dispositions sont contenues dans les lois rhodiennes, celles de Wisby et autres. Ord. de Ham-

Cependant Casarégis et Emérigon [1], après lui, observent que le capitaine ne doit point être commandé par la majorité des voix lorsque son opinion diffère de celle de l'équipage , et qu'il doit suivre son propre jugement sans encourir aucune responsabilité. Un sacrifice ainsi fait par l'ordre du capitaine seul, rentre indubitablement dans les avaries communes ; et l'on doit même croire qu'en supposant le cas contraire, où un sacrifice volontaire serait fait par l'équipage, dans un moment de nécessité et m lgré l'avis du capitaine , la dépense ne serait point repoussée en justice.

Il y a aussi une différence entre les mesures prises pour dégager le navire et la cargaison d'un péril imminent et déjà existant, et celles qui n'ont pour but que de prévenir un danger futur ; aussi trouvons-nous sur ce sujet une grande variété d'opinions.

----

bourg , tit. 22, art. 2 ; Ordon. de la Mar. , tit. du jet, art. 1 ; Code de Comm. , art. 410.

[1] Émérigon, tom. I , pag. 376.

Quelques auteurs prétendent que, pour qu'il y ait lieu à recours en avarie commune, il faut que le but du sacrifice ait réellement été atteint, ou, au moins, que le navire et la cargaison aient effectivement échappé au danger. Mais cette règle n'est guère compatible avec la nature même des choses; car si, d'un côté, il est extrêmement difficile de déterminer d'une manière positive si la préservation a été, ou non, due à la mesure prise; de l'autre, personne ne peut être autorisé même à tenter la préservation des intérêts communs, aux frais et périls d'un seul. Chaque partie qui eût profité de la tentative, si elle eût été heureuse, doit contribuer aux dépenses également qu'au sacrifice, de quelque manière que le surplus soit sauvé subséquemment. La condition ci-dessus ne saurait donc être exigée pour constituer l'avarie commune, et ne peut, du moins, l'être qu'autant qu'elle est particulièrement prescrite par la loi. J'aurai occasion de revenir plus tard sur ce sujet.

D'autres veulent qu'il n'y ait motif à contribution commune, qu'autant qu'un article a été spécialement choisi pour être sacrifié. Cette règle est également dénuée de fondement. La perte de marchandises déchargées dans des bateaux, dans le dessein de sauver le navire et la cargaison, doit incontestablement donner lieu à une contribution commune, de même que celle des objets jetés à la mer, et cependant on ne saurait dire qu'il y ait eu intention réelle de sacrifier les premières.

Il a aussi été dit que ces pertes et dépenses ne peuvent entrer en avaries communes, si le sacrifice avait dû s'en faire quand même la cargaison, ou toute autre, n'eût pas été à bord au moment du danger . Mais ce principe pourrait s'étendre beaucoup trop loin. Un navire voyageant sur lest, peut, tout aussi bien que lorsqu'il est chargé, être jeté sur une roche et mis dans l'obligation de couper ses mâts ou d'employer des secours étrangers pour s'en retirer ; et cependant personne ne voudra nier que de semblables pertes et dépenses ne soient un sujet

---

[a] Holt, Law of Shipping, tom. II, pag. 194.

d'avaries communes, bien qu'elles dussent avoir également lieu, soit que le navire fût sur lest, soit qu'il eût une cargaison à bord. En général il est toujours dangereux d'avancer des propositions dont l'application littérale peut produire des abus très graves et des erreurs manifestes.

Après ce coup d'œil jeté sur la matière en général, nous allons nous occuper d'énumérer les diverses genres de pertes, afin de montrer celles qui appartiennent aux avaries communes, et celles qui doivent être rangées en avaries particulières [1].

Les pertes occasionées par un naufrage ou tout autre événement accidentel, sont avaries particulières d'après l'interprétation donnée à toutes les lois, et les expressions formelles de celles de quelques pays [2]. Quels que soient les dommages éprouvés par la cargaison, aussi bien que par le navire

Enumération des avaries communes et particulières.

Pertes à la mer, par naufrage et autres événemens fortuits.

---

[1] Les mots *avaries particulières* sont employés ici comme simple opposition à ceux *avaries générales,* et sans aucun rapport à la responsabilité des assureurs.

[2] Ord., tit. Avar., art. 5; Code de Comm., art. 403; Ord. de Bilbao, chap. xx, art. 25, p. 36.

et ses dépendances, par tempête, échouement fortuit, submersion, etc., les marchandises sauvées du naufrage n'y contribuent
en rien. Le dommage occasioné par la
tempête au corps du navire, et les pertes
accidentelles d'ancres, câbles, voiles, etc.,
retombent sur l'armateur seul [1]. Les lois
romaines comparent avec raison le navire
aux outils d'un ouvrier : si ce dernier les
brise en confectionnant un ouvrage qu'il
a vendu, il n'y a aucune raison pour que
l'acheteur les lui remplace; de même, le
fréteur d'un navire n'est aucunement obligé
à l'indemnité des dommages que ce navire
éprouve accidentellement pendant le voya-

----

[1] Emér., tom. I, ch. xii, sect. 41, §§ 1 et 5; Ord.,
tit. Av., art. 4; tit. du jet, art. 1 et 5; Swed. Ord. of
Ins. § 2; Dan. Ord., art. 8, n°s 4 et 5. Ces dernières
contiennent, à l'art. 6, une exception à la règle. « Les
marchandises en grenier, avariées par une tempête et
l'embarquement d'eau de mer dans un gros temps, ou
qui, sans aucune participation du capitaine, sont pillées ou volées, doivent donner lieu à une contribution
commune, qui retombe à la charge des assureurs, si le
montant du dommage s'élève au-dessus de 3 p. 100. »

ge [1]. Par la même raison, les frais de sauvetage, après un naufrage, ainsi que les dépenses faites pour sauver tel ou tel article particulièrement, doivent être à la charge exclusive des propriétaires qui en profitent.

Les marchandises jetées par-dessus le bord pour éviter un danger pressant, soit dans une tempête, soit dans la poursuite d'un ennemi, ou pour alléger le navire et le retirer de dessus un bas-fonds, doivent entrer en avaries communes [2]. Les lois ont soumis le jet à diverses dispositions. Le capitaine, ainsi que nous l'avons déjà dit, ne peut jeter de marchandises à la mer, qu'il n'ait d'abord consulté le propriétaire ou ses principaux officiers. Les marchandises volumineuses et de moindre valeur doivent être jetées les premières ; un état du jet doit être fait avec toute l'exactitude possible, et cet état, dressé en présence de l'équipage

----

[1] L. 11 de Lege Rhodia, de jactu.

[2] A. 4, § 2, de Lege Rhodia ; Ord. de Hambourg, tit. 21, art. 9, n° 8. ; Code de Comm., art. 400 ; Ord. de Suède, § 1, 9 et 12 ; Ord. de Bilbao, ch. xx, art. 8 ; *Voyez* aussi Abbott, part. III, ch. viii ; Park, ch. vii.

et signé par lui, doit expliquer les circonstances qui ont rendu le jet nécessaire, etc. [1]. Toutes ces prescriptions ne peuvent cependant être suivies que dans les cas qui, n'étant pas très urgens, permettent de délibérer, et que les Italiens nomment jet régulier. Mais ces cas sont si rares, que Targa rapporte que, dans une période de soixante ans, il ne s'en présenta que quatre ou cinq, à sa connaissance, devant le tribunal maritime de Gênes, et qu'encore même ils parurent suspects, parce que les formalités y avaient été observées d'une manière trop stricte et rigoureuse. Dans une circonstance réellement pressante, le défaut de quelques formalités doit être excusé par la nécessité [2], mais le capitaine est obligé, dans

---

[1] Ord. de Hambourg, tit. 22 ; Code de Commerce, art. 410.

[2] Dans le cas de Birkley, au mot *Presgrave*, 1 east, 220, où il fut objecté qu'il ne paraissait pas que le capitaine eût consulté l'équipage sur la convenance du sacrifice, la Cour prononça que c'était là une règle de prudence plutôt que de néeessité, et nullement de rigueur pour constituer le droit, bien qu'elle fût destinée à prouver l'imminence du danger.

tous les cas, de dresser son protêt au premier port où il arrive, et d'y détailler toutes les circonstances qui ont rendu le sacrifice nécessaire. Comme il est dans l'obligation de prendre un soin particulier des espèces et effets précieux qui lui sont personnellement confiés, on conçoit qu'il lui serait difficile de se faire pardonner le jet qu'il pourrait faire d'articles de cette nature.

Les marchandises ainsi jetées à la mer, si elles viennent à être trouvées, appartiennent à leurs premiers propriétaires, et doivent leur être rendues sous remboursement des frais de sauvetage. Si le recouvrement ne s'en fait qu'après que la perte a été réglée, les propriétaires doivent rapporter à ceux qui y ont contribué, les sommes qu'ils en ont reçues, sous déduction d'une nouvelle contribution pour le dommage occasioné par le jet, et pour les frais du recouvrement [1]. Si le jet est recouvré avant la distribution de la perte, le propriétaire n'a recours en

Les marchandises recouvrées après jet appartiennent à leurs premiers propriétaires.

---

[1] Emérigon, tom. I, page 611 ; Code de Comm., art. 429.

avaries communes que pour le dommage qu'éprouve sa marchandise et pour les frais[1].

Le fret des marchandises jetées est avarie commune.

Le fret des marchandises perdues par le jet, doit, conformément à la nature même du cas, entrer de même qu'elles, et en totalité, en avaries communes, puisque, autrement, ce serait sur l'armateur que retomberait le préjudice du jet. Le jet de ces marchandises est un sacrifice qui donne au fret, relativement au dédommagement de sa valeur réelle, les mêmes droits sur ce qui a été préservé, que ceux dont jouit le propriétaire pour leur valeur. Les ordonnances danoises établissent cependant que le fret ne peut être alloué qu'en raison de la portion de voyage parcourue[2]. Si le jet se règle conformément à la valeur au lieu de destination, ainsi que cela se pratique en Angleterre et dans plusieurs autres pays[3], il est entendu que le fret reste à la charge du propriétaire, ou, ce qui revient au même,

----

[1] Ord. de Hambourg, tit. 22, art. 13; de Suède, art. 4, § 4.

[2] Avar., art. 1, n° 11.

[3] *Voy.* chap. VII, tom. II de cet ouvrage.

qu'il est déduit du montant de l'indemnité qui lui est allouée.

Le dommage fait au navire pour faciliter le jet, et celui qu'éprouvent les marchandises restées à bord, par l'effet de ce jet ou des mesures prises pour l'effectuer, appartiennent également aux avaries communes, mais il est nécessaire d'en bien distinguer le dommage que le navire et la cargaison pourraient éprouver accidentellement pendant le jet [1]. Les Lois de Hambourg, tit. 22, art. 9, n° 8, disent : « que tout ce qui est jeté à la mer pour le salut commun, ou est endommagé en conséquence du jet, ou par l'effet de toute mesure prise pour la préservation du navire et de la cargaison, est avarie commune ». Celles de France établissent, relativement au navire : « qu'il n'y a lieu à contribution pour raison du dommage qu'il éprouve, que dans le cas où ce dommage a été fait pour faciliter le jet ; mais que si, en vertu d'une délibération, le navire a été ouvert pour en extraire les mar-

Dommage occasioné par le jet, aux navires et aux marchandises restées à bord.

---

[1] Abott, chap viii, §§ 4 et 7.

chandises, elles contribuent à la réparation du dommage causé au navire ». Et relativement aux marchandises : «que les dommages occasionés par le jet à celles restées dans le navire, sont avaries communes [1]». Conséquemment, si les écoutilles d'un navire sont brisées pour extraire les marchandises avec plus de promptitude, il y a avarie commune ; mais si, pendant l'opération, quelque chose appartenant au navire est rompu, ce dommage accidentel est une avarie particulière que seul il doit supporter. Si des marchandises déposées sur le pont pour atteindre plus facilement celles plus communes qui sont en dessous, sont emportées par la mer, ou si elles y roulent par la négligence des travailleurs ou le roulis du navire ; ou, enfin, si ces marchandises ou celles restées découvertes dans la cale, sont endommagées par l'eau de mer, à l'occasion

---

[1] Ord. de la Mar.; tit. du Jet, art. 14 et 18; tit. des Avar., art. 6; Code de Comm., art. 400, 422 et 426; Ord. de Suède, tit. du Jet, § 3; Ord. de Dan., article Avar., n° 6; Ordenanzas de Bilbao, cap. xx, art. 13.

et par l'effet du jet, toutes ces pertes donnent lieu à contribution commune. Mais,
au contraire, le dommage que l'eau de la
mer occasionerait en entrant pendant le
jet, par d'autres ouvertures que celles pratiquées pour l'effectuer, ne serait qu'une
avarie particulière. Les lois romaines ran-
geaient également en avarie commune les
dommages occasionés par le jet. « Quelle
différence, disent-elles, peut-on vouloir
faire entre des marchandises jetées par-dessus le bord, et d'autres qui ont été endommagées pour y être restées découvertes ? Si
celui dont la propriété est perdue, doit en
être remboursé, celui qui a la sienne endommagée a également droit à être indemnisé [1] » Toutefois, lorsqu'il s'agira de régler le dommage, il conviendra, pour des
raisons que nous expliquerons plus tard,
d'avoir égard à la qualité des marchandises
endommagées, et d'allouer une indemnité
moindre à celles qui sont sujettes à dépé-

---

[1] L. 4, cap. 11, de Lege Rhod. ; Weytsen, Traité
d'Avar., etc., § 20.

I.   3o

Du jet par le-
quel le navire
n'est pas sauvé.

rissement, qu'à celles qui ne le sont pas.

Presque toutes les lois anciennes et modernes ne font, cependant, du jet, la matière d'une contribution commune, qu'autant que le but pour lequel il a été effectué est atteint [1]. L'article 9 du titre 22 des Ordonnances de Hambourg, dit : « Lorsqu'un navire n'est pas sauvé par le jet fait dans une tempête ou pour échapper à l'ennemi, et lorsque, au contraire, il est pris ou perdu, il n'y a pas lieu à avarie commune. Tout ce qui peut être sauvé du naufrage, ou recouvré du capteur, revient exclusivement à l'ancien propriétaire, sans qu'il ait à contribuer pour les marchandises perdues ». Les lois de France disent aussi : « Si le jet ne sauve le navire, il n'y a lieu à aucune contribution. Les marchandises sauvées ne sont point tenues du paiement ni du dédommagement de celles qui ont été jetées ou endommagées » [2]. Ces principes, ainsi

---

[1] Liv. 4 et 5, de Lege Rhodia ; Cons. del mare, cap. 194.

[2] Ordon., tit. du jet, art. 15 ; Code de Comm., art. 423.

que je l'ai déjà expliqué, sont absolument contraires à la nature du sujet, puisque personne n'est en droit de tenter la préservation de la masse, au risque et au préjudice d'un seul intéressé. Nous rendrons la chose très claire par un exemple.

Un navire français, cherchant à échapper à la poursuite d'un corsaire anglais, jeta à la mer ses canons, d'autres objets de son armement, et cent barriques de riz. Il fut pris néanmoins, mais six jours après il parvint à s'échapper, et il arriva en Corse. Emérigon, consulté en même temps qu'un autre jurisconsulte, sur le cas, décida, en conformité de la loi que je viens de relater, qu'il n'y avait pas lieu à contribution [1]. L'injustice de cette décision paraîtra évidente, si l'on veut avoir égard à la nature du cas, et non au texte positif de la loi. Il n'est aucune partie intéressée qui, si elle eût été présente au moment du danger, n'eût consenti volontiers au paiement des marchandises qu'il fallait sacrifier pour

-----

[1] Tome I, page 616.

donner au navire quelque chance de salut, alors même que cette tentative dût être sans succès, et que le sauvetage du navire et des autres marchandises dût avoir lieu de toute autre manière. La tentative seule était, en soi, profitable à toutes les parties ; toutes aussi devaient, conséquemment, contribuer à la perte. Les marchandises jetées, si elles ne l'eussent pas été, auraient été en même temps que les autres retirées de la possession des capteurs, et leur propriétaire se serait trouvé dans la même situation que les autres. Il doit donc être replacé dans cette même situation par une contribution, si, après une tentative inutile pour sauver la masse entière par le jet de sa portion, le surplus est sauvé par toute autre cause que ce soit.

Le même raisonnement s'applique au jet occasioné par un danger de mer, et qui ne produit pas l'effet désiré. Si rien n'est sauvé, il est clair que le propriétaire des marchandises jetées n'a rien à réclamer de ceux auxquels appartenaient celles perdues, puisqu'il ne perd rien par le jet qu'il n'eût aussi perdu autrement, ses marchandises, si elles fussent restées à bord , ayant dû nécessairement partager le sort de toutes les autres. Mais si quelques-unes ont été sauvées , le propriétaire de celles sacrifiées doit être admis à la compensation , de la manière que j'explique plus particulièrement au viie chapitre. (*Estimation des propriétés sacrifiées*, tome II). Ceci doit être pris en considération si le navire échoue après le jet , et si une portion importante de la cargaison est sauvée ; mais on ne saurait en faire l'application au cas où une très mince partie de cette cargaison serait retirée de la mer, ou recouvrée de toute autre manière.

Le principe que j'émets est confirmé par l'opinion de Weytsen , qui s'exprime lui-même (§. 33) de la manière suivante : « Si un navire se trouve en danger, et qu'après le sacrifice fait de quelques marchandises pour l'alléger , il vienne à faire naufrage , les marchandises sauvées ou retirées de là mer doivent contribuer au jet , parce qu'il n'a eu lieu que dans le dessein de préserver le navire et le surplus de la cargaison , et parce que, si les marchandises sacrifiées ne l'eussent point été, le propriétaire pouvait les recouvrer en totalité ou en partie, ainsi qu'il est arrivé aux autres, tandis que le jet lui en a enlevé jusqu'à la possibilité ». Il est vrai que le commentateur de Weytsen ajoute que ceci ne doit être appliqué qu'aux navires naufragés quelque temps après le jet et dans un autre lieu, mais il ne donne aucune raison de cette distinction qu'il est impossible de reconnaître dans la nature du sujet.

Les ordonnances de Suède (av., § 8) disent : « Si un navire est pris ou perdu, après un jet effectué, et sans qu'il soit rien sauvé ou conservé, il n'y a point contribution » ; d'où il me semble permis de conclure qu'il doit y en avoir une, si quelque chose est sauvé ou recouvré. Les lois d'Espagne (Ord. de Bilb., cap. 20, art. 16), expliquent positivement, que : « Si des marchandises sont jetées à la mer dans le but de préserver les autres, et que cependant le navire soit rompu plus tard à la côte, les marchandises sauvées devront contribuer au remboursement de celles sacrifiées, ces dernières entrant, avec les frais de sauvetage des autres, en avaries communes réglables proportionnellement à la valeur des objets perdus et de ceux sauvés. » Les lois prussiennes (§ 1790) déclarent, en général, qu'il ne peut y avoir lieu à avaries communes, qu'autant que la préservation a été totalement ou partiellement obtenue au moyen des frais et des dommages supportés.

Si le jet a préservé le navire et le restant de la cargaison, et qu'il survienne dans la suite du voyage un naufrage dans lequel partie des marchandises est sauvée, celles-ci doivent contribuer à la perte de celles que le jet à sacrifiées. Ce principe tient à la nature même du cas, et est admis par toutes les lois maritimes, tant anciennes que modernes [1]. Le navire et les marchandises, du moment de leur préservation, deviennent responsables de leur part à la con-

Navire préservé par le jet, et perdu subséquemment.

---

[1] Emér., tom. I, pag. 616 et autres, cités par lui; Abbott, chap. VIII, § 13; Ord. de Hambourg, tit. 22, art. 10; Ord. de la Mar., tit. du jet, art. 17; Code de Comm., art. 424, etc.

tribution, et cette responsabilité existe tant que ces objets existent eux-mêmes en totalité ou en partie. Ce cas ne diffère d'ailleurs pas réellement de celui précédent d'un navire que le jet n'a point préservé, et il doit conséquemment être soumis aux mêmes principes, quant à la contribution.

Les marchandises jetées et qui viennent plus tard à être sauvées, ne contribuent en rien à la perte que le navire ou les autres marchandises peuvent éprouver après le jet; car toute perte, postérieure à ce jet, en est tout à fait indépendante, et doit être supportée par ceux-là seuls qui y sont intéressés [1].

Dommages faits au navire pour le salut commun. Mâts, câbles, etc. coupés.

« Tout dommage fait au navire, à dessein et dans le but de préserver tous les intérêts en risque, constitue une avarie commune [2]. Tels sont les mâts et agrès coupés lorsque la navire est en détresse, les câbles coupés ou filés, et les ancres abandonnées pour éviter un abordage ou un échouement, ou

---

[1] Emérig., tome I, pag. 218; Ord., art. 17; Code de Comm., art. 425; Ord. de Dan., 3, 2.

[2] L. 2, § 1, de Lege Rhodia.

pour échapper à un autre navire, etc. ».
L'ordonnance de Hambourg dit : « Tous
agrès et apparaux coupés, abandonnés ou
employés et usés pour la préservation du
navire et de la cargaison, sont avaries communes ». Dans les lois prussiennes : « Il y a
lieu à avaries communes, si des mâts, vergues, voiles, agrès, ancres, ou tous autres
apparaux sont, à dessein, coupés, abandonnés, jetés à la mer, ou endommagés de
quelque manière, pour la préservation du
navire et des marchandises ; il en est de
même des embarcations, si, pour même
motif, il faut couper ce qui les retient, et
les abandonner à la mer ». Les lois de
France tracent les mêmes dispositions relativement aux « câbles ou mâts rompus ou
coupés, et aux autres effets abandonnés
pour le salut commun [1] ». J'expliquerai
plus bas comment le mot *rompu* doit être
entendu. A ces articles il faut encore ajouter, quoique n'étant pas expressément

---

[1] Ord. de Hambourg, tit. 21, article 9, n° 7; de
Prusse, § 1788; Ord. de la Mar., tit. Avar., art. 6;
Code de Comm., art. 400.

mentionné dans toutes les lois, le dommage fait au navire lorsqu'il faut couper les pavois pour faire écouler l'eau de mer qui s'est accumulée sur le pont par embarquement dans un gros temps.

Il n'est pas inutile d'observer ici que ce n'est pas l'action de couper un mât, une voile, etc. qui peut, surtout en Angleterre, donner lieu à recours en avaries communes. Cette opinion, généralement trop répandue, surtout dans l'étranger, a donné lieu à beaucoup d'erreurs. Il est très difficile, dans bien des cas, de déterminer si les fournitures d'un navire, coupées ou sacrifiées de toute autre manière, doivent être, ou non, l'objet d'une contribution commune, et cette question exige une recherche attentive de toutes les circonstances qui s'y rattachent. J'espère donc que les observations suivantes seront bien accueillies, par leur rapport intime avec la matière que nous traitons.

Lorsqu'un navire est dans une situation dangereuse, il est du devoir du capitaine d'user de tous les moyens propres à l'en retirer, ainsi que la cargaison également confiée à ses soins ; et si, en agissant d'après ce principe, des voiles sont déchirées ; si des mâts éclatent, ou si le corps du navire est offensé, il n'y a rien là qui constitue pour le capitaine un droit de réclamation, attendu qu'il n'a fait que ce qu'il était obligé de faire. De même, si la situation était telle, que sans la destruction volontaire d'une portion du navire ou de ses dépendances, le tout eût été certainement et inévitablement perdu, il n'y a pas plus lieu à restitution du dommage, car l'on ne saurait dire qu'une chose a été sacrifiée, lorsqu'elle avait déjà cessé d'être de quelque valeur. Mais s'il y a possibilité de sauver le navire et la cargaison sans la destruction volontaire d'aucune dès dépendances de ce navire, (possibilité qui est à supposer dans bien des cas) et que le capitaine ait recours à cette mesure, à dessein et parce qu'il juge plus prudent de sacrifier une partie que de risquer le tout ; alors il fait réellement un sacrifice pour le bien de tous les intéressés, et a droit à s'en faire indemniser, parce qu'il n'est pas obligé de détruire ce qui eût pu être préservé, et cela à ses propres frais et dans le seul but de donner à la cargaison une plus grande chance de salut. Conséquemment, lorsqu'un mât est coupé pour redresser le navire qui était dans un danger imminent de chavirer, il y a avarie commune, attendu qu'il y avait possibilité que le navire se redressât de lui-même sans que le mât fût coupé, auquel cas celui-ci eût été sauvé avec le reste. Le sacrifice en a été fait pour donner au navire et à la cargaison une plus grande chance d'échapper au danger ; tout ce qui a joui du bénéfice de cette chance doit donc contribuer aux frais qu'elle occasione.

Si, de deux câbles venant à se croiser et à s'embarrasser, l'un est coupé dans le seul but de préserver l'autre, ce n'est là qu'une avarie particulière : Mais si, dans de semblables circonstances, le câble est coupé pour relever le navire de la côte où il est poussé par le flot et par le vent, et lorsqu'il y avait encore possibilité de dégager et de sauver les deux câbles et les ancres, il y a avarie commune, parce que le câble et l'ancre n'ont été sacrifiés que pour donner au navire et à la cargaison une plus grande chance d'échapper au danger ; et, en effet, je ne vois pas quelle distinction on pourrait faire entre ce cas et celui du mât coupé.

Lorsqu'un mât, rompu dans une tempête, s'engage dans les agrès et qu'il faut couper ceux-ci pour dégager le tronçon du mât, il est d'usage, dans presque tous les pays, d'admettre la valeur de ces agrès en avaries communes, en calculant celle qu'ils devaient avoir en pareille circonstance. Il n'en est pas de même en Angleterre, par la raison que l'on y suppose que ces agrès n'étaient plus alors d'aucune valeur. Je ne pense cependant pas que ce soit là la vraie cause du rejet de la réclamation, puisqu'on ne saurait nier que l'article n'eût encore une valeur quelconque. Le véritable motif me paraît être que, dans une semblable circonstance et généralement parlant, il serait impossible de manœuvrer le navire sans couper le mât rompu et les agrès dans lesquels il est engagé, desorte que ce n'est plus un acte d'option, mais un devoir imposé par la nécessité, et qui, conséquemment, ne constitue pas un sacrifice. Mais si un cas semblable survenait en vue d'un port que le navire pourrait atteindre sans couper ses agrès , et que cette mesure ne fût prise que pour faciliter la manœuvre du vaiseau, et lui donner, ainsi qu'à la cargaison, une plus grande chance d'échapper au danger, alors il y aurait véritablement sacrifice, et les agrès coupés devraient être admis en contribution pour la valeur qu'ils eussent eue s'ils eussent été conservés. Cette même observation s'applique aux autres dépendances du navire , engagées dans les voiles ou les agrès par des circonstances accidentelles ; de sorte que si elles eussent pu être sauvées , et qu'elles aient été volontairement coupées pour le salut commun, mais non autrement, elles doivent être allouées pour la valeur qu'elles eussent eue si elles eussent été sauvées avec le reste.

Il arrive souvent que le journal de bord et les protêts, surtout des navires étrangers , disent que le navire ayant été jeté sur le côté dans une tempête, il a été nécessaire, pour le redresser, d'enfoncer les voiles ou de couper les drisses et les écoutes , et ces cas donnent lieu à de fréquentes discussions. Quant à ce qui est de couper les voiles sur les vergues, dans un pareil moment, il n'est personne qui ne comprenne, ce qui m'a été confirmé par tous les gens de mer que j'ai consultés à ce sujet, que lorsqu'un navire est dans une semblable position, il est impossible d'arriver aux vergues, qui sont nécessairement au niveau de l'eau, de manière à pouvoir y couper les voiles. La seule manœuvre à faire est de les larguer, pour faire cesser immédiatement la pression du vent, et il n'y a là aucun motif pour couper les drisses, puisqu'il faut autant et plus de temps pour cela que pour les larguer. Mais, dans l'un comme dans l'autre cas, les voiles restent exposées à être mises en pièces, et il y a conséquemment eu sacrifice pour le salut commun. Je suis porté à croire que, le plus souvent, c'est par suite de l'idée fausse dans laquelle sont les capitaines qu'il est nécessaire de couper pour constituer une avarie commune, et que sans cela elle ne leur serait point allouée, qu'ils donnent l'ordre de couper les drisses, etc., afin de pouvoir dire dans leur journal et leurs protêts qu'ils ont fait usage de la hache ou du couteau. Dans toutes ces circonstances et autres semblables, il est indispensable que les cas soient examinés et pesés par des personnes ayant autant d'expérience que d'impartialité, afin de déterminer si le dommage doit, ou ne doit pas, faire la matière d'une contribution commune. De plus, pour que l'armateur d'un navire ait droit à l'indemnité des fournitures ainsi coupées ou jetées à la mer, il faut qu'elles se trouvassent alors à la place qui leur est affectée. Par exemple, si des câbles, qui doivent être renfermés dans la cale du navire, sont laissés ou amarrés sur le pont, et qu'il faille les couper et les jeter, soit parce qu'ils embarrassent les matelots, soit parce qu'ils ont été détachés par l'embarquement d'un coup de mer, cette perte ne peut être imputée qu'à la négligence du capitaine, et ne doit conséquemment pas être admise en avarie commune.

Lorsque, après avoir coupé des mâts, des voiles, etc., on fait tout autre dommage volontaire au navire, le but de la préservation n'est pas atteint, il est d'usage de n'accorder aucune indemnité en avarie commune. Ceci est parfaitement juste si le navire est totalement perdu, car on peut présumer que sans les moyens employés il eût également péri, et que, dès-lors, il n'y a réellement eu aucun sacrifice de fait. Mais si des débris sont sauvés, les câbles coupés, les ancres perdues, etc., eussent pu l'être également s'ils n'eussent pas été sacrifiés, et ils doivent donc, rigoureusement parlant, être admis pour la valeur qu'ils eussent eue après le naufrage, cette valeur devant elle-même être réduite en proportion de la détérioration des marchandises préservées. Au surplus, il arrive généralement, dans les cas de naufrage, que la valeur à donner aux agrès et effets sacrifiés, s'ils eussent été sauvés, est si modique, et la difficulté de déterminer cette valeur, si grande, qu'on peut bien n'y avoir aucun égard.

Lorsqu'il y a obligation de jeter les embarcations à la mer en coupant les amarres auxquelles elles sont assujetties sur le pont, il n'est pas douteux que leur valeur doit être admise en avarie commune. Mais si, par négligence, ces embarcations sont laissées à la traîne du navire, ou suspendues en arrière de la poupe parce que la place qui leur est affectée sur le pont a été remplie de marchandises, il est évident qu'aucune indemnité ne peut être accordée [1].

Lorsqu'un navire est obligé de forcer de voiles pour se relever d'une côte où le vent le porte, ou pour échapper à l'ennemi, il y a lieu à discuter si les pertes résultant de voiles emportées, de mâts éclatés, et de tout autre dommage fait au corps du vaisseau par l'impulsion extraordinaire qu'il reçoit, doivent être compensées en avaries communes. La manière dont on procède en pareil cas en Angleterre, d'après les lois et les usages, différant de celles usitées dans les autres pays, il est à propos de faire ici quelques observations à ce sujet.

On peut argumenter dans un sens, en disant que le capitaine fait réellement un sacrifice, lorsque, pour éviter une côte ou un écueil, ou pour échapper à l'ennemi, il prend une détermination qu'il sait être préjudiciable au navire, quoiqu'il y eût

___

[1] *Voy.* Weytsen, § 21.

possibilité d'échapper au danger sans y avoir recours. Si l'on admet ce raisonnement, la perte sera une avarie commune, encore bien qu'aucun objet n'ait été spécialement choisi pour une destruction immédiate (p. 455 et 456); et c'est pourquoi, dans presque tous les pays étrangers, les réclamations de cette nature sont admises en avaries communes. Dans le sens contraire, on peut dire qu'il est très difficile, sinon même tout à fait impossible, de déterminer avec précision jusqu'à quel point le capitaine est obligé d'exposer son navire, et où s'arrête cette obligation. Il est généralement reconnu que le capitaine n'est pas tenu de détruire, au préjudice seul de son armateur, une partie quelconque de son navire ou de ses dépendances; mais on peut aussi établir justement en principe, que toute autre mesure est comprise dans l'obligation qu'il a contractée de transporter la cargaison; car, autrement, de semblables circonstances lui serviraient souvent de prétexte pour faire payer par les propriétaires de cette cargaison, et à titre d'avaries communes, des pertes qui ne seraient réellement que des avaries particulières au navire, et supportables, comme telles, par les assureurs, ou qui même ne proviendraient que du dépérissement; chose bien essentielle à considérer.

Cette question a été définitivement résolue en Angleterre, par une décision de la Cour des plaids communs. Un navire, pour échapper à la poursuite de l'ennemi, avait forcé de voiles « d'une manière qui eût été inexcusable dans un cas ordinaire, » et qui lui avait occasioné des dommages considérables [1]. La Cour prononça que la perte ne pouvait faire la matière d'une contribution commune, et qu'elle n'était qu'une avarie particulière à la charge des assureurs.

En France, l'ordonnance de la marine dit [2], que si un capitaine est obligé, dans une tempête, ou dans une poursuite de corsaires ou pirates, d'exposer sa mâture en forçant de voiles, il y a lieu a avarie commune. Valin, dans son Commentaire sur ce

---

[1] *Voyez* Covington, au mot *Roberts*, 2 New-Repts, 378.

[2] Tit du Jet, art. 1 et 5.

passage, cite le jugement rendu par la Cour de l'amirauté de Marseille, dans ce même sens, et dans un cas où les mâts furent brisés en forçant de voiles pour échapper à l'ennemi. Emérigon, en citant ce même jugement, ajoute [1] que le même principe est applicable aux voiles déchirées dans de semblables circonstances, attendu que forcer les mâts ou les voiles, c'est la même chose. Il n'est fait aucune mention particulière du dommage fait au corps du navire en forçant de voiles. Cette manœuvre n'est point comprise dans le Code de commerce, au chapitre du jet, de même que dans les articles déjà cités de l'ordonnance ; mais la portion de l'art. 400 , qui range dans les avaries communes les mâts rompus pour le salut commun, a nécessairement rapport aux cas où il devient essentiel de forcer de voiles, ce qui est aussi parfaitement conforme à l'explication que Valin donne de ce mot au 6e art., titre des Avaries. C'est probablement pour cette raison, que le mot *rompu* a

---

[1] Tome I, page 621.

été conservé dans le Code à l'article mentionné, et malgré les représentations faites par le tribunal de commerce de Caen, relativement aux abus qu'il peut occasioner [1]. J'ai cependant vù plusieurs réglemens d'avaries, faits en France postérieurement au Code commerce, et dans lesquels les dommages éprouvés en forçant de voiles n'étaient point admis en contribution.

Les lois prussiennes établissent que, « si pour éviter de donner à la côte ou sur des rochers, le capitaine d'un navire est obligé de forcer de voiles pour le salut commun, le dommage éprouvé par le navire et ses apparaux doit être remboursé en avarie commune [2]. » Les lois de Hambourg ne font aucune mention expresse de cette circonstance; mais l'usage est de considérer comme avarie commune le dommage qu'elle fait éprouver au navire lorsqu'il faut y avoir recours.

Dommage occasioné aux marchandises en forçant de voiles.

Le dommage que les marchandises peu-

---

[1] Observations des tribunaux, etc, sur le projet de Code de Comm., tom. II, pag. 251.

[2] § 1824.

vent éprouver lorsque le navire est obligé de forcer de voiles, n'est rangé en aucun pays en avaries communes, et l'on ne saurait, à la vérité, assigner aucune bonne raison pour qu'il en dût être autrement. Mais l'avarie que celles qui sont auprès des pompes peuvent éprouver, lorsqu'il faut pratiquer des ouvertures dans le navire pour conduire à ces pompes l'eau qui séjournerait sur le pont, doit être l'objet d'une contribution commune [1].

Les pertes d'ancres et de câbles qui, dans des circonstances extraordinaires, et sans être coupés, sont exposés en quelque manière et abandonnés pour le salut commun, ressemblent beaucoup à celles éprouvées en forçant de voiles ; tel est, par exemple, le cas où, pour éviter un écueil, un bas-fond, ou une côte sous le vent, le capitaine jette ses ancres parmi des roches. Weytsen est d'avis (§ 2) qu'une perte ainsi éprouvée, quoique n'appartenant pas, à proprement

Perte d'ancres par mouillage en lieux dangereux.

---

[1] Weytsen, § 16 ; Ord. de Suède, tit. Avar., § 4 ; Ord. de Bilbao, cap. xx, art. 12.

parler , aux avaries communes , doit néanmoins être remboursée , en considération
de l'avantage que produit l'acte qui l'a occasionée. Magens observe de même très
judicieusement (page 53), qu'il est de l'intérêt des assureurs d'indemniser le capitaine
en semblable occasion , parce qu'autrement
il sera peu disposé à exposer ses câbles et ses
ancres à ses frais et risques, pour empêcher
le navire d'être poussé à la côte pour le
compte des assureurs. Cet auteur ne dit
point , au surplus , si ces pertes d'ancres et
de câbles doivent appartenir aux avaries
communes ou à celles particulières (*voyez*
chap. ix , t. II de cet ouvrage.)

Dépenses et réparations dans un port atteint en détresse.

Lorsqu'un navire , n'étant plus en état de
continuer son voyage , entre dans un port
pour s'y réparer, il s'agit de déterminer si les
dépenses qu'il y fait sont avaries communes
ou particulières. Cette question exige les recherches les plus sérieuses , par la raison
que les règles tracées par les législateurs et
les auteurs , et les nombreux usages adoptés , offrent des différences marquantes et
même des contradictions.

Si , laissant de côté toutes lois en vigueur

et toutes coutumes établies, nous considérons ce sujet conformément aux seuls principes fondamentaux qui régissent les avaries communes et particulières, il nous paraîtra d'abord évident, que si le navire n'est
entré dans le port que pour y réparer des
dommages volontairement éprouvés pour
le salut commun, on doit ranger en avaries
communes, non pas seulement les simples
frais de pilotage, ancrage, droits de port,
alléges, etc. , mais encore tous ceux de déchargement et rechargement, toutes les dépenses de réparations et les gages d'équipages. Toutes ces dépenses, en effet, sont la
conséquence forcée des mesures prises pour
le salut commun, et appartiennent donc
aux avaries communes. Nous discuterons
plus bas un point sur lequel il peut s'élever
des doutes relativement à une partie de ces
dépenses.

Si l'entrée dans un port a lieu en conséquence de quelque faute ou négligence du
capitaine, comme, par exemple, si le navire n'est pas suffisamment pourvu de vivres, d'agrès, etc. , toutes les dépenses
résultant de la relâche doivent nécessaire-

ment retomber sur le capitaine et son armateur.

Si la nécessité de la relâche provient
de ce que le navire, par suite de quelque dommage particulier qu'il a éprouvé,
est hors d'état de poursuivre son voyage ;
comme, par exemple, si des mâts, des voiles,
ou autres objets indispensables ont été
perdus dans une tempête, ou si le navire a
découvert une voie d'eau dangereuse, tous
les frais d'entrée au port sont avaries communes, comme conséquence d'une mesure
prise volontairement pour le salut commun.
Mais aussitôt que le but que le capitaine
s'est proposé, de mettre le navire et la cargaison en sûreté, est atteint, la cause donnant lieu à contribution commune cesse ;
car, tout ce qui est fait subséquemment
n'est plus un sacrifice ayant trait au salut
commun ou à la préservation d'un danger
imminent, mais seulement une suite naturelle d'une circonstance fortuite. Si, en raison de dommage éprouvé par le navire, il
est nécessaire de décharger la cargaison
pour en arrêter ou en empêcher les avaries,
les frais de déchargement, de magasinage,

d'assurance contre le feu , de rechargement, etc. , sont, avec raison , à la charge
des propriétaires de la cargaison. En effet,
le déchargement est une conséquence nécessaire du malheur survenu, et on ne saurait le dire commandé par le besoin de
mettre le navire en état de continuer sa
route après les réparations , puisque les
marchandises eussent dû être déchargées
encore même que le voyage n'eût pas pu
être continué. Le navire ne doit donc supporter aucune portion de ces dépenses, qui
n'ont pas lieu avec intention à son profit,
et ne lui deviennent utiles qu'accidentellement. Quand bien même le déchargement
serait commandé par la seule nécessité de
réparer le navire, il ne pourrait encore entrer en avarie commune , par la raison qu'il
n'en serait pas moins la conséquence d'une
avarie particulière, et qu'il n'aurait lieu
qu'après que le navire et la cargaison sont
en sûreté. Rigoureusement parlant, il ne
serait pas moins injuste de répartir, ainsi
que cela se fait toujours dans les cas d'avaries communes, les frais de chargement et
déchargement, magasinage, etc., entre les

divers propriétaires de la cargaison, proportionnellement à la valeur de leurs marchandises; car, il n'y a aucune raison pour que celui dont les colis sont de grande valeur et de très peu de volume, contribue, dans les frais de cette nature, pour celui dont, au contraire, les marchandises sont lourdes, volumineuses et sans valeur.

Si le navire endommagé est réparé après avoir été déchargé, le but de cette réparation est de le remettre en son premier état, et de le rendre capable de transporter sa cargaison au lieu de destination. La réparation du navire n'est donc évidemment point, en soi, un objet qui puisse concerner le chargeur, et auquel celui-ci soit dans l'obligation de contribuer. Dans tout ce qui tend à hâter la conclusion du voyage, la réparation du navire intéresse assurément le chargeur; mais en ce sens seulement, qu'il a le droit de l'exiger et de la presser, sans être obligé de participer aux dépenses: car, en vertu du contrat d'affrétement, l'armateur s'est engagé à transporter la cargaison au port de destination, et il n'y a que l'impossibilité absolue qui puisse le dispen-

ser de l'accomplissement de cette obligation. La réparation des dommages éprouvés accidentellement par le navire, s'il
est susceptible d'être réparé, est donc une
charge imposée à l'armateur par le contrat d'affrétement, et dont il trouve, d'ailleurs, la compensation, dans l'obligation où le chargeur est, de son côté, d'attendre l'achèvement de toutes réparations
dans un port intermédiaire, ou de payer le
fret entier du voyage. Conséquemment, les
dépenses ainsi faites, bien qu'elles puissent
excéder ce que les mêmes réparations eussent coûté dans un autre port, et même l'entretien et les gages des matelots pendant
le travail et la détention, doivent rester à la
charge des propriétaires du navire. Il est
même de leur intérêt d'effectuer ces réparations après l'entrée dans un port intermédiaire; car, sans elles, et suivant la nature
des cas, ils perdraient la totalité ou une
partie proportionnelle du fret, et cette perte
sera presque toujours plus forte que celles
qu'ils auront à supporter en achevant le
voyage et congédiant l'équipage. De plus,
dans bien des cas, les dépenses de répara-

tions au port de relâche, ne sont pas plus chères qu'elles l'eussent été au port de destination, où, conformément aux principes généralement adoptés, elles fussent restées entièrement à la charge de l'armateur ; comme, par exemple, lorsque le prix des fournitures et de la main d'œuvre sont les mêmes dans un port que dans l'autre ; et cependant les retards de cette réparation et de la relâche sont évidemment préjudiciables aux propriétaires de la cargaison, s'ils eussent pu obtenir d'autres navires à un fret modéré pour la réexpédier immédiatement. Les dépenses qu'occasionent les réparations, et conséquemment l'entretien et les gages de l'équipage, ne peuvent donc constituer une avarie commune, sans blesser la nature même du cas et l'esprit du contrat.

Lorsque les causes qui ont mis le navire en détresse et nécessité sa relâche, sont d'une nature mixte, il devient nécessaire de déterminer si les principales donnent lieu à avaries communes ou à avaries particulières, et quelles sont les dépenses occasionées par chacune. Si, par exemple, un navire a découvert une voie d'eau dangereuse, et qu'il ait aussi perdu des ancres et des câbles par quelques mesures extraordinaires prises dans l'intérêt commun, il n'y a lieu à admettre en avarie commune, que la portion de l'entretien et des gages d'équipage qu'il eût fallu payer au port de la relâche pendant le temps nécessaire au remplacement de ces articles, dans le cas où leur perte eût été l'unique cause de cette relâche.

Les principes ci-dessus s'accordent parfaitement avec les lois romaines, en tout ce qui a trait à l'objet de la question. Un navire destiné pour Ostie, avait considérablement souffert dans une tempête, et avait eu son mât, sa vergue et d'autres objets brûlés par la foudre. Il relâcha à Hyppone, et après y avoir promptement pourvu à tous ses besoins, il acheva son voyage et délivra sa cargaison en bon état. Il s'agissait de déterminer si les propriétaires de cette cargaison devaient contribuer aux réparations du navire, et la question fut résolue négativement, parce que les dépenses avaient été occasionées et faites pour l'utilité et dans l'avantage du navire, plutôt que pour la préservation de la cargaison [1]. Comme rien n'indique si la relâche donna lieu à quelques frais extraordinaires , s'il fallut décharger le navire , etc., il reste indécis si ces dépenses étaient, ou non, allouées, et de quelle manière. La plupart des anciens commentateurs ont adhéré aux principes sur lesquels cette décision fut basée [2], mais, dans les temps modernes, on s'en est beaucoup écarté. Richard dit : « lorsqu'un navire est contraint par la tempête de relâcher dans un port, pour y réparer des dommages éprouvés et qui le rendent incapable de poursuivre son voyage sans courir le risque d'une perte totale, l'entretien et les gages de l'équipage, du jour où il a été déterminé de chercher un port pour s'y réparer, jusqu'à celui du départ de ce port, sont rangés en avaries communes ; comme aussi les frais de déchargement et rechargement, de pilotage, et tous autres droits et charges occasionés par cette mesure [3]. »

---

[1] L. 6 , de Lege Rhodia.

[2] Roccus , de navibus, note 61 et autres.

[3] Négoce d'Amsterdam , page 280 ; même passage dans Beawes , page 150.

Il est long-tems resté indécis en Angleterre, si l'entretien et les gages de l'équipage pendant les réparations, dans un port
intermédiaire, d'avaries particulières, devaient, ou non, être rangés en avaries communes. Il paraît que, dans les premiers temps,
les Cours penchèrent plutôt pour l'affirma-
tive, et au point qu'elles considérèrent les
réparations elles-mêmes comme donnant
lieu à recours en contribution [1]. Toutefois,
mais plus tard, lord Kennyon paraît avoir
désapprouvé cette dernière doctrine [2]. Je
citerai ici le jugement rendu dans un cas
plus récent.

Un navire, destiné de la Jamaïque pour
Londres [3], fut abordé par un autre navire,
deux jours après sa sortie; il eut sa poupe
enfoncée, plusieurs genoux rompus, et le
capitaine fut obligé de hacher quelques manœuvres et de retourner à la Jamaïque pour
s'y réparer, ces réparations étant nécessaires

Lois et usages
d'Angleterre.

---

[1] *Voy*. Dacosta, au mot *Newnham*, 2, T. R., 407.

[2] *Voy*. Jackson, au mot *Charnock*, 8, T. R. 509.

[3] *Voyez* Plummer, au mot *Wildman*, 3, M. et
S, 482.

I.   32

pour mettre le navire en état de continuer son voyage. A son arrivée à Londres, les propriétaires réclamèrent de l'affréteur sa contribution aux avaries communes, dans lesquelles ils comprenaient les frais de pilotage à Kingston, ceux de déchargement et rechargement de la cargaison, les gages et vivres de l'équipage, et le montant des réparations. Lord Ellenborough dit : « Si un navire, pour quelque cause que ce soit, est obligé de retourner au port du départ, pour la préservation des intérêts communs, les dépenses qui sont absolument essentielles pour le mettre en état de poursuivre son voyage, doivent être considérées comme avaries communes. Mais si, parmi ces dépenses, il en est qui constituent, pour le navire seul, un bénéfice réel, celles-ci doivent être déduites du montant total, et rester entièrement au compte des armateurs. Ces bases étant posées, les réparations sont avaries communes, ainsi que les frais du déchargement qu'il faut faire de la cargaison pour les effectuer ; mais il n'en est pas de même des gages et vivres de l'équipage, des dépenses du capitaine pendant les réparations, ni

des frais faits pour le remplacement de matelots désertés, ou autres semblables. » Le
juge Bailey ajouta : « Il reste douteux si les
réparations d'un dommage particulier peuvent être rangées en avaries communes,
comme étant un bénéfice réel pour le navire ; et si le capitaine était admis à les y
faire comprendre, en entrant dans un port
pour les effectuer, il serait, évidemment,
toujours dans son intérêt de l'essayer. Si,
cependant, ces réparations se bornent à
celles qui sont absolument nécessaires pour
mettre le navire en état de continuer son
voyage, et qu'elles ne soient pour lui, après
cela, d'aucun bénéfice, elles doivent, avec
raison, être rangées en avaries communes.
Conséquemment, si l'on déduit du montant
total, le bénéfice que peut, en résultat, en
retirer le navire, le reste me semble devoir
être admis en contribution. » On peut objecter à ce raisonnement, que les réparations
faites à un navire sont toujours un bénéfice
pour lui, et qu'il est bien douteux qu'en
adoptant cette distinction, aucunes portions
de ces réparations qui sont, de leur nature,

avaries particulières, pussent jamais être rangées en avaries communes.

Dans un cas qui se présenta peu après ce dernier [1], la Cour du banc du Roi prononça, que les gages et vivres du capitaine et de l'équipage pendant le séjour du navire à Cowes, où il avait été forcé d'entrer pour son propre salut et celui de la cargaison, afin d'y réparer des dommages qu'il avait éprouvés dans une tempête, ne pouvaient être l'objet d'une avarie commune; non plus que les dépenses mêmes de ces réparations, ni les gages et vivres de l'équipage pendant le séjour dans un port où les vents contraires et le gros temps l'avaient forcé de retourner et l'avaient retenu. Lord Ellenborough dit à cette occasion : « Il n'y a là aucun sacrifice quelconque de la part du capitaine, que celui de son temps et de sa patience, et le dommage éprouvé a été occasioné par la mer et par les vents. »

---

[1] *Voyez* Power, au mot *Whitmore*, 4 Maule et Selw, 114.

Il ne faudrait cependant pas conclure de cette décision, que les gages et vivres sont inadmissibles en avaries communes, alors même que le navire est obligé d'entrer dans un port pour la réparation de dommages qui, par leur nature, appartiennent à cette classe d'avaries. Les expressions de lord Ellenborough semblent, au contraire, devoir s'entendre différemment. Le président actuel de la Cour du banc du Roi, dit à la page 361 de son excellent ouvrage *on the law of shipping*, en parlant des gages et de l'entretien de l'équipage pendant le séjour dans un port, pour réparations : « Si le dommage à réparer est, en soi, un objet de contribution, il semble raisonnable que toutes les dépenses nécessaires et même celles qui s'y rattachent, entrent aussi en contribution; car l'accessoire doit toujours suivre le sort du principal dont il dérive ».

Il est d'usage dans ce pays, lorsqu'un navire relâche dans un port pour y réparer un dommage résultant d'avarie particulière, et qui le met hors d'état de continuer son voyage avec sécurité, d'admettre en avaries communes les dépenses d'entrée au port et de déchargement : de mettre à la charge des propriétaires des marchandises, ou de leurs assureurs, les frais de magasinage et autres qu'elles occasionent; et à celle du fret, les dépenses de rechargement et de sortie. Ce que nous avons établi à la page 490, démontre assez que, dès lors, aucun réglement ne peut être fait d'une manière juste et exacte ; et néanmoins la méthode actuelle paraît avoir été tellement sanctionnée par l'usage, que toute tentative pour la corriger éprouverait une grande opposition. Il est à regretter que l'on souffre l'existence de semblables irrégularités dans la pratique; car il en résulte que l'assuré est souvent obligé de réclamer ce qui, à proprement parler, ne lui est pas dû, en compensation des cas dans lesquels les mêmes usages le privent du recours auquel il aurait droit d'après tous les principes et la nature des choses.

De Hambourg. — Les lois de Hambourg, en matière d'assurance, ne tracent, à ce sujet, aucune autre disposition que celle suivante : « Les pilotages extraordinaires et les dépenses que supporte un navire obligé de relâcher dans un port, pour cause de voie d'eau ou de tout autre dommage, doivent être rangés en avaries communes [1] ». Mais l'usage est absolument conforme aux principes émis par Riccard (page 496 ci-dessus), et le navire ne supporte rien à lui seul que les dépenses de sa réparation.

Les lois de Prusse déclarent expressément que, « si un navire, pour cause de voie d'eau ou de tout autre dommage, est forcé de relâcher dans un port, tous les frais d'entrée et de sortie, même l'entretien et les gages de l'équipage, pour toute l'augmentation provenant de la prolongation du voyage, appartiennent aux avaries communes ». Ceci s'applique également aux frais de déchargement et rechargement, s'il faut que la marchandise soit mise à terre pour réparer le navire, ou par tout autre motif plausible.

Les ordonnances de Suède reconnaissent avaries communes, toutes les dépenses fai-

De Prusse.

De Suède et
de Danemarck.

---

[1] Tit. 21, art. 9, n° 2.
[2] § 1325 et 1326.

tes, « si un navire coule bas d'eau, ou touche sur un bas-fond ou sur des rochers, de manière à rendre nécessaire le déchargement de la cargaison, et à le mettre dans le cas de caréner, de réparer la partie qui a réellement été endommagée par l'événement survenu, et de se radouber pour reprendre sa cargaison et continuer son voyage ; même le remplacement des fournitures du navire qui seraient volées ou pillées pendant la détention ». Celles de Danemarck y comprennent, « les frais pour relever un navire échoué; ceux occasionés par quelque mesure ayant pour but la préservation du navire, des êtres vivans et des marchandises à bord, et ceux de réparations et de carène, pour tout dommage ayant eu lieu en dessous de l'eau [1] ».

D'Italie. Baldasseroni dit [2], qu'il n'a jamais entendu nier que les frais de relâche dans un port, et de réparations des dommages éprouvés pour éviter un naufrage, ne dussent être rangés

---

[1] Tit. Avar. Suéd., Ord., § 7; Dan. Avar., n° 6.
[2] Tom. IV, tit. 2, § 30.

en avaries communes, mais que l'opinion différente a souvent prévalu relativement à la cause et à la nature du dommage. Lorsqu'il provient d'une cause naturelle, il est d'usage de n'admettre en contribution que la portion de ce dommage ayant trait au bénéfice commun, et de laisser en avarie particulière la portion dont la cause est spéciale, et qui ne tourne pas à l'avantage commun; telles que, par exemple, les réparations qui améliorent sans nécessité la valeur du navire. Mais toutes les dépenses d'entrée dans un port pour le salut commun, et toutes celles résultant de cette mesure, ont toujours été considérées comme devant se régler par une contribution commune.

En France, l'ordonnance de la marine ne fait aucune mention des dépenses de relâche dans un port, pour cause de détresse, mais l'usage de la cour de l'Amirauté à Marseille, d'après le témoignage d'Émérigon, répondait à peu de chose près aux principes tracés par Riccard. « Un navire, dit-il, maltraité par la tempête, mis hors d'état de continuer sa navigation sans courir risque

De France.

de périr, relâche dans le premier port, pour être radoubé. Le temps qu'il y passe, les frais de décharge et recharge, les salaires et la nourriture de l'équipage, tout cela est admis en avaries communes. Mais on n'y admet ni les frais de radoub, ni le coût des réparations, ni le prix des mâts, voiles et autres agrès qu'il a fallu acheter. Si, cependant, il y avait excès dans la valeur de tous ces objets, soit par la rareté des ouvriers, soit par la cherté des bois, agrès et autres matériaux, le surcroît de prix entrerait en avarie commune [1] ». Il ajoute que les mêmes principes étaient admis dans les autres amirautés du royaume [2].

Ceux que le Code de commerce a établis depuis, en diffèrent considérablement. L'art. 4oo, § 6, dit : « Que les loyers et nourriture des matelots, pendant la détention, quand

____

[1] Ceci est évidemment injuste et erroné ; le plus ou moins de cherté des réparations ne saurait rien changer à la nature du dommage, ni le rendre commun, de particulier qu'il était.

[2] Tome I, page 6a5.

le navire est arrêté en voyage par ordre d'une puissance, et pendant les réparations des dommages volontairement soufferts pour le salut commun, sont avaries communes, si le navire est affrété au mois ». Le § 7 y ajoute : « Les frais du déchargement pour alléger le navire et entrer dans un hâvre ou dans une rivière, quand le navire est contraint de le faire par tempête ou par la poursuite de l'ennemi ». L'art. 4o3, au contraire, range en avaries particulières, § 3, « les dépenses résultant de toutes relâches occasionées, soit par la perte fortuite de câbles, ancres, voiles, mâts et cordages, soit par le besoin d'avictuaillement, soit par voie d'eau à réparer »; et, § 4, « la nourriture et le loyer des matelots, pendant la détention, quand le navire est arrêté en voyage par ordre d'une puissance, et pendant les réparations qu'on est obligé d'y faire, si le navire est affrété au voyage ».

Si nous nous arrêtons à l'examen de ces lois modernes françaises, nous y voyons que, d'un côté, elles ont aboli l'absurde usage de mettre en avaries communes, les gages d'équipage payés pendant les réparations d'avaries particulières au navire, mais que, d'un autre, elles ont établi des principes qui ne sont aucunement en harmonie avec la nature du sujet. Les frais du déchargement d'un navire, pour entrer dans un port, en cas de détresse, sont rangés en avaries communes alors seulement que la nécessité provient de tempête ou de la poursuite de l'ennemi; et ces mêmes frais sont avaries particulières, si la relâche est nécessitée par perte fortuite de voiles, mâts, etc. Si, cependant, un navire est placé, par quelque accident et sans la faute du capitaine, dans une situation telle qu'il ne puisse continuer son voyage sans un danger manifeste; si, par exemple, il a une voie d'eau considérable; s'il a perdu des mâts, des voiles ou des ancres, et que la détermination de relâcher soit motivée, non sur les périls d'une tempête ou d'une poursuite d'ennemi, mais sur le danger de couler à fond, ou sur tout autre, imminent, auquel il est exposé : la relâche, dans tous ces cas, est assurément le résultat d'une détermination sage, ayant pour but de préserver les intérêts communs d'un risque réel, et les frais qu'elle occasione doivent donc, conformément aux principes de l'art. 400, être admis en avaries communes.

Quant à la distinction faite, relativement aux gages et à la nourriture de l'équipage, des cas de détention et de réparations de dommages, donnant lieu à contribution commune, il importe d'observer que l'Ordonnance de la marine l'avait déja établie pour le cas de détention par ordre d'une puissance. L'article 7, tit. Av., dit que l'entretien et les gages de l'équipage d'un navire détenu en cours de voyage par ordre d'une puissance, doivent être considérés comme avarie commune, si le navire est affrété au mois; mais s'il l'est au voyage, ils doivent rester à sa charge seule et en avaries particulières [1]. Le Code de commerce,

---

[1] Les art. 18 et 19 du chap. xx de l'Ordonnance de Bilbao, contiennent la même disposition; mais le dernier dit, d'une manière encore plus expresse, « que l'entretien et les gages de l'équipage, en cas de déten-

en adoptant cet article, l'a étendu à la détention du navire dans le port où il est
obligé d'entrer pour réparer des dommages
appartenant aux avaries communes.

Voici comment Pothier explique l'intention de l'ordonnance, dans la distinction

---

tion, ne doivent point être rangés en avaries communes, lorsque le fret est traité pour le voyage entier,
parce que ce sont des charges restant au compte du
capitaine ou du propriétaire du navire. » L'article 20
prouve qu'en Espagne, l'entretien et les gages des
matelots, en cas de réparations ou autre détention, ne
sont pas non plus avaries communes. Il dit : « Quand
un capitaine est obligé, par tempête, crainte d'ennemi,
ou autre accident indispensable, d'entrer dans un port
et d'y faire quelque séjour pour se radouber ou pour
sa sécurité; s'il ne peut se procurer, sur son crédit ou
par contrat de grosse, l'argent dont il a besoin, et qu'il
lui faille vendre des marchandises à perte; le dommage, s'il est prouvé qu'il a réellement eu lieu dans
l'avantage commun, doit être admis en avaries communes, après déduction, toutefois, de ce qui a été
appliqué à l'achat des vivres, au paiement des gages et
à tous autres besoins particuliers du navire; objets qui
ne peuvent être considérés que comme avaries particulières à la charge du capitaine. »

faite entre l'affrétement au mois et celui au voyage [1] :

Le paiement des services rendus par les matelots, en veillant à la garde et à la préservation des marchandises des affréteurs, étant compris dans le fret, le capitaine est obligé, si l'affrétement est au voyage, d'employer son équipage à ces soins pendant toute la durée du voyage dont la détention fait partie, puisqu'il reçoit un fret pour le voyage entier qui comprend le temps de la détention de son navire. Or, si le capitaine doit les services de son équipage à l'affréteur, pendant la détention également que pendant tout le surplus de la durée du voyage, il doit entretenir et payer cet équipage, à ses frais, pendant la détention également que pendant le reste du voyage, et l'affréteur n'est obligé d'y contribuer en rien. Mais si l'affrétement est au mois, comme le capitaine ne reçoit aucun fret pendant la détention, il ne doit pas les services de son équipage à l'affréteur pendant

______

[1] Traité des Chart. part., n° 85, tome II, page 399.

qu'elle dure, et ce dernier est, conséquemment, obligé de contribuer à l'entretien et
aux gages des matelots, en récompense des
services qu'il en reçoit. On peut ajouter à
cela, et en écartant même la question des
services de l'équipage, dus à l'affréteur pour
la préservation de ses marchandises, que le
capitaine lui-même est obligé de conserver
ses matelots, afin d'être prêt à partir aussitôt
que le motif de sa détention a cessé.

Ces argumens s'appliquent avec une égale
force au cas de relâche d'un navire dans un
port, pour la réparation de dommages particuliers, et servent de nouvel appui à la
théorie que nous avons établie. Si le capitaine doit à l'affréteur les services de son
équipage pendant une détention, il les doit
indubitablement aussi pendant un séjour
accidentel dans un port intermédiaire; et
d'autant plus que ces services pour la réparation du navire, tournent exclusivement à
son profit et pas du tout à celui de la cargaison. Il est étonnant qu'Emérigon en adoptant le raisonnement de Pothier (tom. I,
pag. 539), n'en ait pas fait l'application à la
détention pour relâche par motif de dé-

tresse, et ait adhéré (pag. 625) aux usages alors existans, bien qu'ils soient contraires à cette doctrine.

On ne saurait, du reste, raisonner dans le même sens, s'il s'agissait d'une détention pour réparations de dommages qui, par leur nature, constitueraient une avarie commune. Les services des matelots pour ces réparations, ou leur entretien et leur paie pendant le temps qu'ils restent oisifs, sont une conséquence immédiate et forcée de la mesure prise pour le salut commun. Il est incontestable que si des mâts et des voiles sont sacrifiés, le voyage ne peut être continué qu'autant que ces articles sont remplacés, et qu'il ne peuvent l'être qu'au moyen de la relâche du navire dans un port, et d'un séjour plus ou moins long. Le temps employé au radoub et les dépenses qui y ont rapport, sont donc un sacrifice pour le salut commun, également que les mâts, câbles etc., et doivent être, ainsi que ceux-ci, à la charge de tous les intéressés. Aussi serait-il à désirer que la distinction faite entre le navire au voyage et celui au mois, ne s'étendît pas aux cas de réparations de dommages appartenant, par leur nature, aux avaries communes. Ces cas sont, à la vérité, les seuls qui puissent faire admettre les gages et vivres en contribution : car, bien qu'il soit établi que lorsque le fret est stipulé au mois, l'affréteur doit contribuer aux frais d'entretien de l'équipage pendant le temps qu'il ne paie aucun fret pour prix des services qu'il en reçoit ; ces frais ne sont cependant point, à proprement parler, de la nature des avaries communes, s'ils ont été occasionés involontairement, et s'ils ne sont pas la conséquence d'une mesure prise intentionnellement pour le bien du navire et de la cargaison.

Le § 3 de l'art. 403 du Code de commerce, n'explique pas assez clairement s'il entend comprendre les gages et vivres de l'équipage, dans les dépenses occasionées par la relâche, et que, sans égard au mode d'affrétement, il déclare avaries particulières, si la nécessité de la relâche provient de cause de même nature ; mais je présume que c'est ainsi qu'on doit l'entendre.

Il est très essentiel d'observer ici que les lois Françaises, dans les passages cités, emploient les mots avaries particulières, non pas seulement par opposition à ceux avaries communes, mais encore comme contribution à la charge des assureurs [1]. Or, si les frais au port, tels que droits d'ancrage, déchargement et rechargement, etc., occasionés par les réparations d'un dommage particulier au navire, ne sont pas avariés communes, ainsi que nous avons vu, page 491, que cela ne pouvait être, il n'y a pas de doute qu'ils doivent tomber à la charge des assureurs respectifs. Mais il n'en est pas ainsi, (eu égard aux principes généraux, lorsque l'assurance ne porte que sur le navire et les frais d'armement) relativement aux gages et vivres d'équipage, qui, en France, et dans les cas sus-mentionnés, retombent aussi toujours à la charge des assureurs du navire. Dans tous les autres pays, ces dépenses sont toujours supportées par l'armateur seul, à moins d'une stipulation faite expressément dans la police [2].

---

[1] Émér., tome I, page 539.

[2] *Voy.* chap. II, page 174 ; chap. IX, Tome II; *Les gages et vivres d'équipage*, etc.

Lorsque les marchandises qu'il a fallu décharger dans le port de relâche pour la réparation d'un dommage volontairement souffert pour le salut commun, sont avariées, volées, brûlées, ou détériorées ou perdues de toute autre manière, la perte qui en résulte, étant une conséquence de la mesure prise pour le bien de tous, doit entrer en avaries communes. Cette même perte, cependant, atteignant des marchandises dont le déchargement n'a eu lieu que par suite d'une perte accidentelle éprouvée par le navire, reste à la charge de leur propriétaire, comme étant le résultat d'une avarie particulière. Mais si les frais de déchargement, d'entretien et gages d'équipages, etc., sont reconnus avaries communes, alors même que la relâche du navire a été la conséquence d'une avarie particulière, ainsi que nous avons vu que l'usage l'a consacré partout excepté en Angleterre et en France, le dommage que les marchandises éprouvent par des causes extrinsèques, telles que le vol, le feu, etc., doit être rangé dans la même classe, et il est d'usage, à Hambourg et dans d'autres pays, de comprendre même dans les avaries communes la prime d'assurance contre l'incendie, sur les marchandises déchargées dans un port de relâche.

Mais si, par quelque cause intrinsèque, des marchandises éprouvaient une détérioration qui ne pût être imputée qu'à leur qualité, il n'y aurait lieu, dans aucun cas, à en faire l'objet d'une contribution; car un pareil événement ne doit jamais tourner au préjudice des autres chargeurs ni de l'armateur. Le commerce de marchandises sujettes à dépérissement, est, par sa nature, exposé à des dangers beaucoup plus grands que celui des autres marchandises, et les pertes auxquelles ces articles sont soumis par l'effet de leur détérioration interne, doivent être compensées par les bénéfices extraordinaires qu'ils produisent quelquefois, en raison même de leur nature périssable. On ne peut supposer, entre les chargeurs de ces marchandises et ceux des autres, un accord tacite en vertu duquel les premiers seraient admis à réclamer des derniers, une indemnité pour la détérioration éprouvée par leur propriété pendant une détention de

quelque nature que ce soit; car un tel accord serait trop évidemment au désavantage de ces derniers, puisqu'ils courraient
une partie du risque sur les marchandises
sujettes à dépérissement, sans avoir aucune
part aux profits qu'elles peuvent donner.
L'armateur et les chargeurs souffrent déjà
assez de l'usage établi de n'avoir aucun égard
à la distinction qui, ainsi que je l'ai expliqué, devrait être faite entre les articles sujets
et ceux non sujets à dépérissement, dans le
réglement des pertes extrinsèques, telles
que le jet, appartenant aux avaries communes; et de la nécessité d'admettre dans
ce réglement, la portion de la perte qui devrait, en réalité, être attribuée à la qualité
de la marchandise, comme si elle était aussi
la conséquence de la mesure prise pour le
salut commun. Ce serait avec autant, et peut-
être même avec plus de raison, que l'on
admettrait en avaries communes les autres
dommages résultant de la détention, tels
que la baisse des prix du marché, l'intérêt
de l'argent, etc.

Marchandises sur alléges.

Lorsqu'une portion de la cargaison est
transbordée sur des alléges ou gabarres,

afin de dégager le navire et le chargement d'une situation périlleuse; comme, par exemple, pour remettre à flot un navire échoué, ou pour alléger celui qui fait eau et l'entrer dans le port, les frais de cette mesure, ainsi que les dommages qui surviennent aux marchandises transbordées, appartiennent indubitablement aux avaries communes. Il serait tout à fait absurde d'en exclure la perte des marchandises mises sur des alléges, sous le prétexte que le sacrifice n'en est pas volontaire. C'est volontairement qu'elles sont exposées à un danger extraordinaire pour le salut commun, et cela seul constitue suffisamment leur droit à la compensation, car il serait également injuste d'exposer la propriété d'un autre que d'en opérer la destruction sans indemnité. Les lois romaines stipulaient à ce sujet; «que les marchandises mises dans de petites embarcations, si elles venaient à se perdre, devaient être considérées comme jetées pardessus le bord [1].» Le même principe est ap-

------

[1] L. 4 de Lege Rhodia.

plicable au cas où un navire, sans être trop chargé pour la profondeur ordinaire de l'eau au port de sa destination, est obligé de décharger une partie de sa cargaison, pour cause de diminution extraordinaire de l'eau, ou toute autre semblable[1]. En effet, la mesure étant occasionée par une circonstance imprévue, et ayant évidemment pour but d'éviter un danger qui menace les intérêts communs, ceux-ci doivent tous en partager les frais et les périls, et sans qu'il y ait lieu à considérer si la chose a lieu dans un port intermédiaire ou à celui de destination. Seulement, dans ce dernier cas, les frais d'allèges qui eussent été payés en supposant que l'événement n'eût pas eu lieu, doivent être déduits.

Jusqu'ici, ce me semble, il ne peut y avoir aucune différence d'opinions; mais le cas est autre si la nécessité du déchargement d'une partie de la cargaison, provient, ainsi qu'il arrive très fréquemment, de l'état naturel et ordinaire de la rivière ou du port pour le-

---

[1] Weytsen, § 30; Park, 7ᵉ édit., tom. I, p. 205.

quel le navire est destiné. Si les consignataires eux-mêmes envoient chercher leurs
marchandises au mouillage et les y prennent à leur charge, il est évident que tout
rapport cesse entre ces marchandises et le
navire ou le surplus de la cargaison. Si les
marchandises sont jetées indistinctement
dans les allèges que le capitaine s'est pro-
curées à cet effet, ou par les soins d'un com-
missionnaire, ainsi que cela se pratique au
Helder pour les gros vaisseaux chargés pour
Amsterdam, et à Cronstadt pour ceux allant
à Saint-Pétersbourg, il est clair que les frais
extraordinaires d'alléges et de déchargement doivent être supportés par les propriétaires des marchandises, en raison de
leur poids et de leur volume, et qu'ils ne
peuvent faire la matière d'une contribution,
puisqu'alors il y aurait avarie commune
même après le voyage le plus heureux. Mais
il n'est pas aussi facile de déterminer si, dans
ce même cas, le dommage pouvant survenir aux marchandises dans les gabarres,
doit être avarie commune ou particulière.
D'un côté, l'on peut dire que la mesure étant
nécessairement prise dans l'avantage de

'tous, le danger doit aussi être commun à tous; et telle a sûrement été la manière de voir de tous les législateurs du Continent, puisque les pertes de cette nature y sont toujours considérées comme avaries communes. Mais, d'un autre côté, on peut répliquer que le débarquement n'est occasioné par aucun danger imminent, ni même par un événement imprévu. Cette dernière considération semble avoir prévalu à Lloyd's, et les pertes de cette nature y sont généralement traitées sur le même pied que celles survenant dans un débarquement commun.

L'ordonnance de Hambourg dit : « Lorsqu'un capitaine, pour alléger son navire dans une rivière, ou pour entrer dans un port, décharge une partie de sa cargaison sur des chaloupes ou autres petites embarcations, tout dommage ou perte survenant aux marchandises ainsi chargées, est reconnu égal à celui provenant du jet, et doit être remboursé en avaries communes. » Les lois françaises disposent que : « En cas de perte des marchandises mises dans des barques, pour alléger le navire en entrant dans un port

(5a3)

ou dans une rivière, la répartition en est
faite sur le navire et son chargement en entier. » Celles de Russie, de Prusse, de Rotterdam, et autres ordonnances sur les assurances, contiennent de semblables dispositions [1].

Les lois citées ci-dessus, à l'exception des
deux dernières, ne font mention que de la
perte des marchandises, et pas de celle des
alléges. Il est, cependant, entendu que ces
dernières ne peuvent être allouées en avaries communes, lorsqu'elles sont louées ou
affrétées par une tierce personne, parce que
le prix de fret ou de location qu'elles reçoivent, comprend la compensation du risque
auquel elles sont exposées. Mais si la chaloupe du navire est employée au transport,
et perdue, sa valeur doit être passée en
avarie commune [1]. La loi prussienne va plus
loin relativement à la chaloupe louée ou

---

[1] Ord. de Hambourg, tit. 22, art. 11; Ord. de la
Mar., tit. du jet, art. 19; Code de Comm., art. 427;
Ord. pruss., § 1812.; Rotterd., Ord. Ass., § 92—95;
Dan. 5; de Bilbao, cap. 20, art. 14.

[2] Émérigon, tome I, page 613 et 614.

affrétée, puisqu'elle dispose que si quelque partie du chargement de cette chaloupe est jetée à la mer, la perte doit être réglée en avaries communes entre la chaloupe et le surplus de son chargement, et la portion contributive de ce restant de chargement, doit être supportée par le navire et par toute la cargaison restée à son bord. Cette méthode de compensation sera fort juste, si la perte que l'allége supporte est de la nature des avaries communes, et si le chargement de l'allége y contribue aussi pour sa part.

Lorsque l'allége dans laquelle une partie de la cargaison a été transbordée pour l'intérêt commun, arrive heureusement et que le navire périt, il n'y a lieu à aucune contribution. Ce principe est positivement exprimé dans les passages cités des lois romaines, de France et d'Espagne, et c'est avec beaucoup de raison qu'il a partout été adopté ; car, l'allége et son chargement ne devant point leur préservation à la perte du navire, ne peuvent être obligés de contribuer à cette perte. Dans le passage mentionné de la loi romaine, le motif qui sert de base au principe qu'elle établit, est qu'aucune contribution ne peut avoir lieu pour des marchandises jetées à la mer, qu'autant que le navire a été préservé.

Il n'est pas du tout conforme à la nature des choses, de considérer le déchargement de marchandises sur des alléges comme un jet, car il y a entre les deux cas cette différence réelle, que, lorsque les marchandises sont jetées, il ne reste à peu près aucune chance de préservation, tandis que leur embarquement sur gabarres ne les expose pas beaucoup plus que ne le sont celles restées à bord. C'est précisément cette différence qui fait que le principe de n'allouer aucune contribution si le navire périt, est avec une parfaite justice appliqué au cas dont nous parlons, quoique dans le cas de jet, et ainsi que je l'ai expliqué p. 466 et suiv., il ne puisse l'être également, étant trop évidemment préjudiciable aux propriétaires des marchandises jetées. Celles transbordées peuvent être entièrement sauvées, alors que le navire et celles restées à bord sont totalement perdus. Le propriétaire des premières n'a donc aucun droit à réclamer, sous le prétexte qu'elles pouvaient périr entièrement sans que celles restées à bord, et subséquemment sauvées d'un naufrage, lui payassent aucune indemnité. Si, dans une semblable circonstance, il était admis au partage des effets sauvés, ainsi que j'ai démontré que cela devait être pour le propriétaire des marchandises jetées, sa situation serait beaucoup plus favorable que celle de tous les autres chargeurs et de l'armateur, puisqu'il aurait, dans certains cas, des chances meilleures que les leurs, sans en avoir aucune qui fût plus désavantageuse.

Ce que nous avons dejà observé relativement au dommage et détérioration interne des marchandises au port de relâche, s'applique également ici. Si les marchandises sont endommagées, brisées, déchirées, ou partiellement perdues par l'effet du transbordement, ce dommage entre en avaries communes, mais il n'en est point ainsi de la détérioration qu'elles éprouvent par l'influence du chaud ou du froid, ou par le fait de leur nature périssable. Cette distinction à faire est assurément fondée sur tous les principes, et l'on n'y a cependant pas toujours égard dans la pratique.

Lorsque le départ d'un navire est empêché par le mauvais temps ou les glaces, le
retard occasioné par ces accidens naturels, et les frais qui en résultent, ne sont
point avaries. Les gages et vivres de l'équipage sont entièrement à la charge de l'armateur et entrent pour lui en déduction de
son fret. Aussi convient-il toujours, en en
fixant le prix, de songer à la possibilité de
semblables retards, surtout à l'approche de
la mauvaise saison [1]. De même, si des glaces
flottantes empêchent un navire d'entrer en
rivière au lieu de destination, et l'obligent,
sans qu'il y ait aucun autre dommage ou
péril imminent, à relâcher et hiverner dans
un autre port, les dépenses qu'il y fait ne
peuvent constituer une avarie commune;
car le retard qu'il éprouve n'est la conséquence d'aucun sinistre et ne provient que
du cours ordinaire des événemens. Le propriétaire des marchandises souffre lui même
un dommage, par suite de la privation de
son capital et peut-être de la détérioration
de sa propriété et de la baisse des prix du

Prolongation du voyage par gros temps, gla-ce, etc.

---

[1] *Voy*. Langenbeck, page 152.

marché, de même que l'armateur supporte le dépérissement de son navire et l'augmentation des dépenses du voyage. Emérigon dit : [1] « On ne fait pas attention aux retardemens causés par les vents contraires ou par le calme. S'il en était autrement, il n'est point de voyage qui ne fît naître mille contestations à ce sujet. » Cependant, lorsqu'un navire est long-temps détenu par des obstacles naturels de cette sorte, dans un port où il est entré en détresse, il me semble que la question de savoir si les gages d'équipage doivent être admis en avaries communes, devrait se résoudre par la cause même de la relâche, et suivant que les dommages qui l'ont motivée appartiennent aux avaries communes ou à celles particulières. Bynkershoek relate une décision du sénat de Hollande, admettant en avaries communes les dépenses de séjour dans un port où un navire était entré par tempête ou voisinage de corsaires, et il ajoute que l'un des sénateurs fut d'un avis contraire [2].

---

[1] Tome I, page 557.

[2] Quæst. Jur. priv. LIV. cap. 25, sub finem.

Lorsqu'un navire touche par accident sur une côte, un banc, une roche , etc., le dommage qui en résulte pour lui et pour la cargaison, est avarie particulière de même que tout autre dommage accidentel ; conséquemment, et d'après les principes, les dépenses à faire pour la réparation de ce dommage, sont, ainsi que lui, avaries particulières. Mais un navire échoué est, dans bien des circonstances, exposé à se perdre si l'on ne prend des mesures promptes pour sa conservation, et ces mesures constituent une avarie commune, si elles servent à détourner un danger qui menace les intérêts communs. Toutes dépenses et dommages supportés pour réparer ou diminuer une perte déjà survenue , doivent donc être soigneusement distingués de ceux provenant de la nécessité d'éviter une perte future qui menace le navire et la cargaison.

Conséquemment, les frais faits pour relever le navire sans le décharger sont avaries communes, puisqu'ils sont commandés dans l'intérêt de tous, ainsi que le jet effectué pour l'alléger et le remettre à flot. Les frais et les dommages occasionés par le

Echouement fortuit.

déchargement d'un navire échoué, sont
aussi avaries communes, si le déchargement
a eu lieu pour le remettre à flot, et si ce but
a été atteint. Mais si le navire échoué se
perd, ou si une portion est sauvée subséquemment et par suite de naufrage, il n'y
a plus lieu à aucune contribution, parce
que ce n'est plus qu'un cas de simple sauvetage. Si le déchargement n'a pas lieu par
nécessité expresse de faire flotter le navire
pour la préservation de tous les intérêts;
si, par exemple, le navire à été jeté par
une haute marée tellement loin sur la côte,
qu'il ne puisse en être retiré autrement et
qu'il faille même lui creuser un nouveau
lit, il ne peut y avoir lieu à aucune contribution commune. Ce cas est arrivé, il y a
quelques années à un navire parti de Londres, qui fut jeté, près de Hambourg, sur
une langue de terre nommée le Grassbrock.
En pareille circonstance le déchargement
n'a pas lieu, en effet, pour remettre le navire à flot, mais pour en retirer la cargaison ; le navire ne doit donc point contribuer
aux frais du déchargement, quoiqu'il en
profite accidentellement, et les propriétai-

res de la cargaison ne doivent en rien contribuer aux frais que la mise à flot du navire
nécessite, parce que ces frais n'ont lieu que
pour le salut et dans l'avantage de celui-ci.
Dans le cas que je viens de citer, les consignataires de la cargaison n'avaient aucun intérêt
à ce que le navire fût, ou non, remis à flot;
ils ne pouvaient donc, attendu la nature de
l'événement, être obligés à contribuer au
coût d'une transaction faite par le capitaine,
et qui ne les concernait aucunement. Mais,
en supposant même que l'échouement n'eût
pas eu lieu aussi près du port de destination, et qu'il eût été de la plus grande importance pour les consignataires que le
navire fût sauvé et pût continuer son voyage, ils n'en eussent pas moins dû être
exempts de toute contribution, le dommage étant, par sa nature, avarie particulière au navire, et que le capitaine était tenu
de réparer à ses frais pour pouvoir continuer son voyage (*Voy.* page 492). Seulement, si les frais faits pour remettre le navire
à flot, excédaient la valeur de ce qui, par
cette mesure, est sauvé pour l'armateur, et
si elle n'avait été prise après mûre délibéra-

tion, que dans le dessein d'éviter les pertes et les dépenses auxquelles des marchandises échouées sont fréquemment exposées, ou parce qu'il y aurait eu impossibilité de se procurer un autre navire, l'excédant de la dépense devrait rester à la charge de la cargaison; mais, dans aucun cas, les frais de la mise à flot ne peuvent devenir l'objet d'une avarie commune.

Il n'y a pas plus lieu à admettre comme telles, les dépenses de déchargement d'un navire échoué, lorsqu'avant ce déchargement il était incertain s'il aurait, ou non, pour résultat de remettre le navire à flot, et qu'après qu'il a été effectué on reconnaît la nécessité d'employer d'autres moyens pour relever le navire déchargé. Ce cas démontre, en effet, que le déchargement était nécessaire pour préserver les marchandises, et indépendamment du bénéfice qui peut en résulter pour le navire. Celui-ci ne doit donc contribuer en rien à une assistance qu'il reçoit accidentellement, et la cargaison, de son côté, n'a rien à payer des frais qu'il fait pour se relever. Le dommage que le navire peut éprouver pendant cette opération, ne saurait non plus, sans blesser la justice, être admis en avaries communes, à moins qu'il ne soit fait à dessein, et pendant que la totalité ou la majeure partie de la cargaison est encore à bord, pour parvenir à remettre le navire à flot. Tout dommage accidentel survenant pendant le travail, ou occasioné avec intention depuis l'instant où le déchargement a eu lieu, entre en avarie particulière au navire, conformément à ce que nous avons déjà dit.

Les règles que nous venons de poser sont basées sur les principes généraux qui distinguent les avaries communes et celles particulières, et doivent conséquemment être suivies partout où il n'existe aucune disposition particulière qui s'écarte de ces principes généraux. L'art. 9, nº 3, tit. 21 de l'ordonnance de Hambourg, déclare avarie commune le cas où un navire échoué est obligé, pour se relever, d'avoir recours à des secours étrangers ou de décharger. Mais cet article est subordonné aux règles générales tracées par les art. 7 et 11, et ne peut donc être appliqué au petit nombre de cas où la mise à flot du navire n'intéresse que lui seul, et n'a pas lieu au bénéfice commun. Cependant, dans la circonstance que j'ai relatée, les frais faits pour relever le navire furent rangés en avaries communes, parce qu'on ne s'arrêta qu'aux termes exprès de l'art. 9, dans le sens littéral. Mais ce n'est point sur un simple réglement de cette sorte, que ne confirme d'ailleurs aucune décision légale, que l'on peut établir un précédent, puisque, non seulement il ne peut avoir l'autorité d'une chose jugée, mais il ne suffit même pas pour constituer un usage. En France, l'ordonnance dit aussi, en termes généraux, que les dépenses faites pour remettre à flot un navire échoué sont avaries communes (tit. Av. art. 6); mais l'art. 400, § 8, du Code de commerce, n'admet au contraire à ce titre, « que les frais faits pour remettre à flot le navire échoué dans l'intention d'éviter la perte totale ou la prise », de sorte que, dans un échouement fortuit, ce sont des circonstances particulières de l'événement qui doivent déterminer si les frais de la mise à flot appartiennent aux avaries communes ou à celles particulières. Les lois prussiennes, §§ 1822 et 1823, disposent d'une manière trop générale « que lorsqu'un navire échoue accidentellement sur une côte ou sur une roche, et éprouve des dommages pour s'en retirer, il y a lieu à indemnité en avaries communes; et qu'il en est de même des dommages soufferts en semblables circonstances par la cargaison, des frais de déchargement et de rechargement, et de ceux faits pour remettre le navire à flot ».

D'après les lois d'Espagne (Ord. de Bilbao, cap. XX, art. 15 et 22), si quelque dommage est fait à un navire échoué, ou à sa cargaison, dans le dessein d'opérer le déchargement de cette dernière, ce dommage doit être rangé en avarie commune, également que les frais faits pour remettre le navire à flot avec la cargaison, ou pour préparer le déchargement, quand bien même celui-ci s'effectuerait plus tard par les écoutilles, pourvu que le tout ait eu pour objet de sauver et préserver les marchandises. Si le navire vient à se perdre en totalité ou en partie, par l'effet des vagues ou par toute autre cause, après que les marchandises ont été rétirées par les écoutilles, cette perte n'est plus qu'une avarie particulière; mais on range aussi en avaries communes, tout ce qui est pillé ou volé dans les alléges, ou pendant toute autre mesure entreprise dans le but de remettre à flot un navire échoué accidentellement. Quant aux lois de Suède et de Danemarck, nous avons déjà vu à la page 5o3, ce qu'elles stipulent à ce sujet.

Echouement volóntaire.

Lorsqu'un navire est jeté volontairement à la côte, puis en est retiré avec dommage, la question de savoir si les réparations de ce dommage doivent entrer en avaries communes ou particulières, dépend absolument des circonstances de l'échouement. Si la position du navire était telle, qu'elle n'admettait aucune alternative; si, par exemple, il est constant que sans l'échouement il eût été inévitablement perdu ou pris, et que celui-ci n'a eu d'autre but que de sauver la vie ou la liberté de l'équipage, il ne peut y avoir lieu à aucune contribution, parce que, dans le fait, rien n'a été sacrifié. Mais si le navire et la cargaison se trouvaient dans une situation périlleuse et non désespérée, et que la mesure eût été délibérée et adoptée comme la plus propre à conduire au sauvetage commun, le dommage devrait nécessairement être réglé en contribution commune, conformément aux règles fondamentales. Supposons qu'un navire ayant une voie d'eau considérable, le capitaine, dans le dessein de sauver une cargaison de grande valeur, se détermine à faire côte dans un lieu convenable, quoiqu'il lui eût peut-être encore été possible d'atteindre une rade quelconque, malgré l'état du navire, et qu'il eût même pour cela la faculté de jeter à la mer une partie de la cargaison; ou supposons cette même mesure prise en fuyant devant l'ennemi, et parce que le capitaine l'a considérée comme devant, plus que le jet, lui fournir les moyens de s'échapper. Certainement nous distinguons ici toutes les conditions requises pour constituer une avarie commune : danger imminent, détermination volontaire et sacrifice [1]; et

----

[1] Nous avons déjà vu, page 456, qu'il n'est pas nécessaire, pour qu'il y ait lieu à contribution, qu'une

je ne vois aucune raison pour distinguer ces deux cas de ceux où des marchandises sont jetées à la mer, et où des mâts sont coupés dans une tempête [1].

Le cas de l'échouement volontaire étant

---

chose ait été spécialement choisie et exposée à une perte inévitable et certaine.

[1] Je ne puis, d'après ces motifs, adhérer à l'opinion de Steevens, *Essay on Aver.*, 4e éd., page 35, lequel voudrait que l'échouement volontaire ne pût, dans aucunes circonstances, donner lieu à une contribution commune, quoique j'admette volontiers qu'on donnerait naissance à plus d'abus, en rangeant en avarie commune tous les cas ou le protêt établirait que le navire a été volontairement mis à la côte, qu'en en excluant absolument tous ceux de cette nature. Celui que M. Steevens cite dans son Appendix 1, pour montrer cé qu'il nomme l'absurdité de cette manière de procéder, ne prouve rien de ce qu'il veut prouver. Sans entrer dans aucuns détails, je me borne à observer que ce cas serait également applicable au jet ; car il peut aussi arriver que le jet comprenne une portion considérable de la cargaison, et que la valeur du reste soit beaucoup réduite par avarie ; de sorte que cet exemple, en en changeant seulement les termes, servirait également à prouver qu'il y a absurdité dans le principe qui fait du jet la matière d'une avarie commune ! !

compris dans les principes généraux, plusieurs ordonnances étrangères ont négligé d'en faire une mention expresse. Les lois prussiennes sont plus positives que toutes autres à ce sujet. Les §§ 1820 et 1821 disent : « Si le capitaine jette volontairement son navire à la côte dans le dessein de préserver la cargaison, le dommage que cette mesure occasione au navire et au chargement, et tous les frais qui en résultent, sont rangés en avaries communes ; mais si les circonstances de l'échouement indiquent clairement qu'il n'a été effectué que pour sauver la vie ou assurer la liberté de l'équipage, le dommage, en supposant même que la cargaison entière soit préservée, doit rester en avaries particulières. » Les lois anciennes et les jurisconsultes anglais et étrangers admettent également cette distinction, et autant que j'ai pu m'en assurer, elle sert de règle aujourd'hui dans tous les pays [1].

---

[1] Cons. de la Mar., cap. 192 et 193.—Roccus, de Nav., not. 60. — Émér., tome I, page 408.—Valin, page 620.—Abbott, 360.—Marshall, B 1, c. 13, § 1.— Steevens, 4ᵉ édit., page 35, note.

Quant au dommage fait à la cargaison par l'échouement volontaire, il faut bien s'assurer si elle n'avait pas quelque avarie antérieure, afin de ne pas s'exposer à ranger une perte particulière en avarie commune.

Le dommage occasioné à un navire et à sa cargaison par un abordage fortuit, et sans faute des deux capitaines, doit être avarie particulière, et c'est ainsi qu'il est classé par la loi civile et par celles particulières d'Angleterre, qui n'ont vu dans cet événement qu'une fortune de mer [1]. Mais lorsque, en conséquence de l'abordage, il devient nécessaire de couper un câble ou tous autres agrès; ou lorsqu'il en résulte quelques dépenses de la nature de celles qui appartiennent aux avaries communes, il y a incontestablement lieu à contribution, ainsi que nous l'avons vu à l'exemple rapporté, page 497. Les lois de France disent aussi expressément (Code de commerce, art. 407) « que, si l'abordage est purement

---

[1] Dig. 9-2. — Butler, au mot *Fisher*; Abbot, p. 3, c. 4, § 5.

fortuit, le dommage est supporté, sans répétition, par celui des navires qui l'a éprouvé. » Dans celles d'Espagne, le dommage
survenant à un navire et à sa cargaison, par
l'abordage accidentel d'un autre navire, est
également déclaré avarie particulière, et
chacune des parties supporte la perte qu'elle
éprouve, comme si elle provenait de tout
autre événement ordinaire; mais si le dommage est occasioné par faute ou négligence, la partie qui l'a commise doit indemniser l'autre de la totalité de la perte
qu'elle lui fait éprouver [1].

Ces principes ne sont cependant pas ceux
admis dans tous les pays étrangers. Par l'article 1, titre 8, de l'ordonnance de Hambourg, « le dommage, dans tous les cas de
choc accidentel, doit être réparti sur les
deux navires, leurs frets et leurs cargaisons,
comme toute autre avarie commune, chaque
navire en suportant une moitié; mais l'armateur et les chargeurs du navire qui est
préservé ou qui éprouve le moindre dom-

---

[1] Ord. de Bilbao, cap. xx., art. 34.

mage, ne sont obligés à aucune restitution au-delà de la valeur de leur navire et de leur cargaison. » Les ordonnances de Suède et de Rotterdam tracent les mêmes dispositions, si les deux navires étaient sous voiles au moment de l'abordage ; et il en est de même de celles de Prusse, avec cette différence que celles-ci mettent en avaries particulières, le dommage éprouvé en pareils cas, par les marchandises [1]. Ces trois dernières ordonnances veulent aussi que la moitié du dommage fait à un navire amarré, par un autre sous voiles ou en dérive, soit supporté par ce dernier, lequel reste, en outre, chargé seul de la propre perte qu'il éprouve. Les lois prussiennes exceptent cependant les cas où l'accident aurait été inévitable ; et tandis que les autres laissent à la charge du capitaine du navire à l'ancre, la perte qu'il éprouve s'il a pu éviter le danger, celles - ci l'obligent à rembourser la perte même que fait l'autre navire, si, par

---

[1] Swed., tit. 8, § 1 et 8 ; Rott., § 255 et seq.; Prus., § 1911 et 1933.

faute grave ou mauvaise intention, il a négligé de prendre les mesures propres à éviter ou détourner le danger. En France, et
d'après l'article 407 du Code de commerce,
le dommage est réparé à frais communs et
par égale portion, par les navires qui l'ont
fait et souffert, s'il y a doute dans les causes
de l'abordage. Mais ceci ne doit se comprendre que comme ayant rapport aux navires; car les marchandises ne contribuent
en rien au dommage, et les avaries qu'elles
peuvent éprouver sont également avaries
particulières [1].

Il ne peut être fait aucune différence entre
le jet ou tout autre sacrifice volontaire effectué pour éviter un danger imminent à la
mer, et celui motivé par poursuite de l'ennemi; et, dans un cas comme dans l'autre,
les dommages et frais se règlent en avaries
communes. Il ne nous reste donc qu'à faire
mention des cas appartenant exclusivement
aux périls de guerre, et après avoir brière-
ment expliqué comment les dépenses vo-

Périls de guer-
re.

____

[1] Émérigon, tom. I, chap. xii, sect. 14, § 4.

lontairement occasionées doivent être considérées , lorsque ce n'est point l'intérêt commun en son entier, mais seulement le navire , ou la cargaison , ou même une portion quelconque de celle-ci , qui court le risque de capture par l'ennemi. Il n'existe à ce sujet aucune ordonnance positive et expresse; mais les observations suivantes me paraissent tout à fait dans l'ordre et dans la nature des choses.

Lorsque le capitaine d'un navire neutre reçoit, en temps de guerre, à son bord, des marchandises sujettes à confiscation, en contravention aux lois de son pays et sans que les autres chargeurs en soient instruits, il devient responsable, relativement à ceux-ci, des suites de cet acte, et ne peut être admis à en réclamer aucune contribution si, eu égard à cette portion de sa cargaison, il met son navire à la côte ou éprouve tout autre dommage volontaire pour échapper à la visite d'un croiseur. Si les marchandises que leur prohibition expose au danger sont jetées à la mer, les autres ne doivent contribuer en rien, attendu que le jet n'a point eu lieu pour leur salut; et si, au contraire, ces dernières sont jetées, elles doivent être remboursées en entier aux propriétaires, et sans déduction d'aucune portion contributive à leur charge, par la raison que le jet n'a été effectué que dans l'intérêt des marchandises que menaçait le danger de saisie. Un navire neutre entièrement chargé de semblables marchandises, ne peut en pareilles circonstances être passible de contribution, qu'autant que, en cas de prise, il eût été lui-même sujet à la confiscation.

Si la totalité ou une portion seulement de la cargaison, n'est devenue matière prohibée que pendant le voyage, les frais et dommages encourus pour la préservation de cette portion, doivent être supportés par ceux-là seuls auxquels elle appartient. Mais comme le navire et les autres marchandises sont, dans toute capture, exposés à quelques dépenses et à des pertes de temps dont ils ne peuvent ici être exempts, puisque la circonstance qui a rendu le navire sujet à la capture, est purement accidentelle, il est évident que les mesures prises pour éviter la détention, sont aussi, jusqu'à un certain

I.   35

point, dans l'intérêt du navire et des marchandises permises. La justice exige donc
que chaque partie contribue en proportion
de ce qu'elle eût perdu à la capture ; les marchandises sujettes à confiscation, pour leur
entière valeur, et les autres, ainsi que le
navire, pour celle probable et approxima-
tive des frais et dommages que la détention
eût pu leur faire éprouver. Ces principes
peuvent être aisément appliqués au cas op-
posé, où c'est le navire qui devient exposé
à la saisie pendant que la cargaison reste
permise.

Convoi.

   Les frais de convoi habituel et ordinaire
ne peuvent être admis en avarie commune,
car, loin qu'ils soient accidentels, ils sont
toujours connus et calculables à l'avance.
Lorsqu'un navire est affrété, en temps de
guerre, avec condition de partir sans convoi, rien ne peut autoriser le capitaine à
s'arrêter dans un port intermédiaire pour
y attendre un convoi, sous le prétexte d'un
simple risque de guerre, et la dépense résultant de ce retard ne peut aucunement être
admise en avarie commune. Bynkershoek
relate quelques décisions de cas de cette na-

ture [1], lesquelles me paraissent mériter d'être rapportées ici.

Pendant une guerre entre la France et la Hollande, un navire se déclara en charge à Amsterdam pour plusieurs ports d'Italie, annonçant qu'il portait quarante canons, qu'il était convenablement armé et équipé, et muni d'une lettre de marque, et promettant de faire voile sans attendre de convoi. Ayant complété sa cargaison, il partit sous l'escorte d'un vaisseau de guerre pour Portsmouth, et quoique d'autres navires partissent de ce point sans convoi, il y attendit douze mois entiers une escorte sous laquelle il fut jusqu'à Cadix, où il resta encore douze mois, pour entrer sous l'escorte d'un vaisseau de guerre dans la Méditerranée. Ayant enfin achevé son voyage, le capitaine réclama le réglement en avaries communes de toutes les dépenses du retard, lesquelles s'élevaient à une somme considérable, en raison des vivres et gages de l'équipage pendant deux ans. Sa demande lui fut accordée par la Cour de la marine, dont la sentence

Convoi attendu en cours de voyage, et détention dans un port, par crainte de l'ennemi.

---

[1] Quæst. Jur. priv., l. 4, cap. xxv.

fut révoquée par la Cour d'appel, et finalement confirmée par la Cour suprême, contre l'opinion de l'auteur qui était membre de cette dernière. Les principales objections que celui-ci fit pour repousser la contribution, furent, qu'un capitaine ne peut réclamer d'indemnité que pour les dépenses ayant pour but d'éviter un danger imminent et réellement existant; qu'un risque ordinaire de guerre ne pouvait pas plus être considéré comme tel, qu'un risque de voyage d'hiver, et que, certes, aucun capitaine qui aurait passé l'hiver dans un port pour naviguer avec plus de sécurité au printemps, ne serait admis à réclamer une indemnité; que le navire en question était assez fort pour résister à un ou deux corsaires; que, d'ailleurs, il s'était engagé à naviguer sans convoi, en conséquence de quoi les chargeurs avaient été obligés de payer une plus haute prime d'assurance; et que, d'après cet engagement, ce serait même le capitaine qui devrait être condamné à indemniser les chargeurs des retards qu'il leur avait fait éprouver, et de la détérioration de leurs marchandises.

Un cas semblable à celui-ci, et avec même cette exception, qu'il n'y avait point eu déclaration expresse de naviguer sans convoi, fut jugé peu d'années après, par la même Cour, d'une manière contraire. Deux navires avaient été affrétés à Surinam pour Amsterdam, pendant une guerre entre la France et la Hollande. Étant arrivés sur les côtes d'Angleterre, en compagnie de trois autres navires marchands, ils entrèrent à Plymouth sans être poursuivis par aucun ennemi, et pour y attendre un convoi, dans la crainte que la Manche ne fût pas sûre. Au bout de six mois il s'en présenta un sous la protection duquel ils arrivèrent à Amsterdam, et là ils réclamèrent le réglement des dépenses du retard en avarie commune. La Cour de lamarine prononça encore en faveur des deux capitaines, mais son jugement fut révoqué par les deux Cours supérieures.

Bien qu'un capitaine ne puisse être autorisé à faire des dépenses considérables pour attendre un convoi, je suis cependant d'avis qu'il doit lui être permis de profiter, à frais communs, d'une occasion qui se présente d'elle-même et lui offre une plus grande sécurité, et surtout si le risque de guerre ne lui a été connu que pendant le cours du voyage ; car il est toujours convenable d'éviter un danger, même éloigné, lorsqu'on peut le faire sans un trop grand sacrifice. En pareil cas, aucun assureur raisonnable et bien avisé ne devrait refuser de contribuer à une dépense faite évidemment dans son intérêt.

Lorsque la protection d'un navire de guerre, ou la détention dans un port, est rendue nécessaire par un danger imminent, on ne saurait contester que les frais qui en résultent ne doivent être admis en avaries communes. Le même auteur en donne l'exemple suivant. Un navire avait été affrété à Amsterdam pour Cadix, avec la condition qu'il partirait sous l'escorte d'un vaisseau de guerre pour Lisbonne ou Porto. A à la hauteur de Lisbonne, le convoi fut attaqué par plusieurs navires ennemis ; quelques-uns de ceux qui le composaient furent pris, et les autres, à un signal donné par le convoyeur, se réfugièrent dans le Tage. Celui dont nous parlons était au nombre de ces derniers, et fut obligé de passer six

mois à Lisbonne avant de pouvoir continuer son voyage avec sûreté. Les dépenses
que ce retard lui occasiona, furent admises par jugemens des trois Cours en avaries communes, attendu qu'elles provenaient
d'une détention non accidentelle, et volontairement déterminée par un danger imminent.

Émérigon cite aussi l'exemple suivant,
pour prouver que les dépenses d'un convoi
nécessaire, doivent appartenir aux avaries
communes. Quelques navires chargés pour
Acre furent empêchés de continuer leur
voyage, par la présence en Chypre, où ils
avaient relâché, de deux corsaires anglais
à l'ancre dans un port de la même île, et par
l'avis qui leur fut donné que deux autres
corsaires croisaient dans les parages d'Acre.
Ils se mirent, en conséquence, sous la protection d'un navire de guerre turc, et les
frais qu'ils durent payer pour cela, furent
admis en avarie commune par le consul de
France à Seyde. Le même auteur cite un
autre cas, où les dépenses du séjour d'un
navire dans un port, pour éviter l'ennemi,

furent aussi déclarées avaries communes [1].
A Livourne, les mêmes principes s'appliquent aux dépenses d'un convoi nécessaire,
et à celles du séjour indispensable dans un
port jusqu'au moment d'en profiter [2]. Les
§§ 1827 et 1828 de la loi prussienne, disent
trop généralement : « Si un navire est forcé
d'attendre un convoi ou de séjourner quelque temps dans un port neutre, dans la
crainte d'être pris par l'ennemi, les gages
et vivres de l'équipage pendant ce temps,
sont avaries communes pour l'augmentation
que cette prolongation du voyage leur fait
éprouver. Aucune exception n'a lieu quand
bien même le risque aurait été connu au moment du départ, s'il n'a été fait aucune condition relative au convoi ». Quant à ce qui est
de l'Espagne, voyez la note de la page 509.

Rançon payée à des corsaires ou à des pirates.

Lorsqu'un capitaine, pour se dérober à
une capture où à un pillage, traite avec des
corsaires ou pirates, et leur donne, ou de

---

[1] Émér., tom. I, page 626 et 556.

[2] Baldas, tome IV, tit. 4, § 65.

l'argent, ou une portion de son chargement, ou une obligation d'une certaine
somme à titre de rançon , cette perte appartient aux avaries communes, d'après les lois
de presque tous les pays, qui sont en cela
conformes à la nature même du sujet [1]. Les
ordonnances de Suède et Hambourg rangent encore dans le même cas, les marchandises enlevées du navire par des corsaires
n'appartenant à aucune nation ennemie , et
sous promesse de paiement qui ne sont point
acquittées [2].

S'il a fallu donner un otage en garantie
de la rançon, l'indemnité à accorder à celui-ci doit également entrer en avaries
communes. Si le capitaine trouvait quelque
moyen de persuader au corsaire que les
marchandises à son bord ne sont pas toutes
propriété ennemie, celles appartenant réel-

---

[1] L. 2 , § 3, de Lege Rhodia. — Ord. de la Mar.,
tit. Avar., art. 6; Code de Comm., art. 400, § 1 ;
Hambourg, Ord., tit. 21, art. 9, n° 4; Pruss., §§ 1829
et 1834; Swed., § 5; Dan. , 1 , n°s 8 et 12; 2 , n° 2 ,
Weytsen; § 28 ; Ord. de Bilbao, cap. xx, art. 9.

[2] Hambourg , l. c., n° 9 ; Swed., l. c. § 10.

lement à un ennemi, et qui seraient sauvées par cette ruse, devraient supporter la perte des autres [1]. Mais si, en effet, une portion des marchandises était propriété ennemie, et que le corsaire, la reconnaissant pour telle, se contentât d'une somme ou d'une obligation quelconque à titre de rançon, il est évident que la portion neutre de la cargaison ne saurait être appelée à contribuer à cette perte. Mais si, ne distinguant point ce caractère ennemi, le corsaire fait avec le capitaine un traité général, il me semble que le réglement du dommage ne peut s'établir mieux que conformément à l'indication que j'en ai donnée page 545. Au surplus, dans les cas de capture, et à l'exception des assurances sur propriétés étrangères, la rançon ne peut guère fournir matière en Angleterre à une avarie commune. Par le xxiie stat. Georg. III, chap. xxv, la rançon de tout navire ou cargaison à bord, appartenant à un Anglais, et pris « par les sujets d'une puissance en guerre

---

[1] Émér., tome I, page 63o.

avec Sa Majesté, ou par toute personne commettant des hostilités contre les sujets de Sa Majesté », est absolument prohibée ; et le stat. xliii, Georg. III, chap. lxxii, § 16 et 17, défend également à la Cour de l'amirauté d'allouer de semblables rançons, à moins que ce ne soit dans un cas d'extrême nécessité [1].

Lorsqu'un corsaire ou un pirate, sans vouloir composer avec le capitaine, s'empare d'une portion des marchandises, la perte est incontestablement avarie particulière, puisqu'elle n'a point lieu avec intention dans l'avantage de tous, et parce que toute capture d'ennemi est avarie particulière [2]. Au contraire, le droit à payer à des gens de guerre ou à des corsaires, pour la recousse faite sur l'ennemi, et les frais provenant de semblables circonstances, sont de la nature des avaries communes. [3].

Saisie, pillage.

Recousse.

---

[1] Abbott, page 358.

[2] L. 2 de Lege Rhodia. ; Code de Comm., art. 403, § 1 ; Weytsen, § 27 ; Ord. de Bilbao, cap. xx, art. 33.

[3] Abbott, p. 3, ch. x.

Les ancres, les câbles, et autres articles sacrifiés pour le salut commun et pour échapper à des ennemis ou à des pirates, sont avaries communes. On y admet également, dans presque tous les pays, les ancres abandonnées et les câbles coupés pour n'ètre point séparé d'un convoi, pourvu qu'il n'y ait point eu négligence, et bien que ce sacrifice soit fait pour éviter un danger futur et n'ayant rien d'imminent [1]. L'usage d'Angleterre n'est pas le même dans ce dernier cas, sans doute parce que l'on considère que ce sacrifice rentre dans les obligations du capitaine [2] : et cependant, peut-on raisonnablement croire le capitaine d'un navire, obligé à détruire une partie de sa propriété pour le bien de tous ?

Une question plus difficile à décider, est celle de savoir si le dommage qu'éprouve un navire en se défendant contre des cor-

---

[1] Émér. , tome I, page 626, 621 ; Weytsen, § 18; Baldass., 4, page 83 ; Ord. de Swed. , art. Avar. gr., § 5.

[2] Steevens's Essay, 4ᵉ édit. , page 16.

saires ou des pirates, doit être rangé en avaries particulières ou en avaries communes. Cleirac, Targa, Émérigon et autres [1] en ont fait une avarie particulière, en se fondant sur ce que la rencontre de corsaires n'est pas moins accidentelle qu'un échouement ou tout autre événement semblable. Dans ces différens cas, disent-ils, on n'admet en avarie commune que la portion de la perte qui a été la suite d'un sacrifice fait avec intention pour éviter le dommage, et jamais ce qui a été occasioné par des causes externes et sans la coopération de l'équipage du navire. On ne doit donc, par la même raison, ranger en avarie commune, que le dommage fait au navire par son propre équipage et comme mesure de défense, et non celui que le navire ou les marchandises éprouvent de la part de l'ennemi. Valin est d'un avis contraire [2], et il me semble que le raisonnement suivant peut suffisamment le justifier. Un navire, pour être attaqué par

---

[1] Emér., tome I, pag. 627.
[2] Tit. Avar., art. 6.

l'ennemi, n'est pas encore perdu et n'est que placé en danger de l'être ; car, en supposant même que le capitaine se rende sans se défendre, il reste encore la chance de recousse, de sorte que l'on ne peut pas dire que tout était irréparablement perdu et qu'il n'y a eu aucun sacrifice réel. Si des câbles avaient été coupés ; si des marchandises avaient été jetées à la mer, ou si le navire avait été mis à la côte pour échapper à l'ennemi, le dommage eût été admis sans discussion en avarie commune. Or, la défense du navire est entreprise aussi bien que toutes ces mesures, pour le salut commun, et il me semble injuste que le dommage qui en résulte retombe sur une seule des parties intéressées, l'armateur particulièrement, alors que l'avantage est commun à toutes. Il est certain que le dommage occasioné au navire par le canon de l'ennemi, ne provient que de causes externes et étrangères à la volonté du capitaine ; mais il est, cependant, la conséquence de la détermination prise de résister, et peut donc être considéré comme souffert volontairement.

Quoi qu'il en soit, on n'admet en avaries

communes, en Angleterre, ni les réparations des dommages occasionés par une
résistance, même heureuse, contre des corsaires, ni les munitions consommées, ni le
traitement des blessés ; et c'est ainsi que la
Cour des plaids communs l'a jugé dans les
derniers temps, et après une longue et sé-
rieuse discussion [1]. Par les stat. XI et XII,
Guill. III, chap. VII, la Cour de l'amirauté
est autorisée, lorsqu'il y a requête, à or-
donner aux chargeurs , etc., de lever une
certaine somme ne pouvant excéder deux
pour cent de la valeur du navire, du fret et
du coût primitif de la cargaison , pour être
distribuée entre les matelots blessés et les
veuves de ceux qui ont été tués, etc.

L'ordonnance de Hambourg range en avaries communes, tout le dommage éprouvé
par le navire, ses apparaux et la cargaison,
dans les cas de résistance heureuse contre
ennemis , corsaires ou pirates. Celles de
Prusse et de Suède contiennent les mêmes
dispositions , à l'exception, toutefois, de la

---

[1] *Voy*. Taylor, au mot *Curtis*, 6 Taunt, 608.

dernière qui ne fait aucune mention du dommage des marchandises [1]. Mais il en est tout autrement si le navire n'a été exposé au feu que par accident, ou pour avoir refusé le salut, ou par toute autre cause excluant la nécessité de se défendre. Les munitions consommées pendant la résistance, ne sont point admises en avaries communes par l'ordonnance de Hambourg ; et celle de Prusse, au contraire, les y comprend expressément. A Hambourg, en Suède, en Prusse, en Danemarck et en Espagne, la loi admet en avaries communes, le traitement et les soins des matelots blessés dans un engagement, et même l'idemnité à accorder aux veuves et aux orphelins de ceux qui ont été tués [2]. Ailleurs on y joint les frais d'enterrement des morts, et ceux à payer pour la délivrance des matelots faits prisonniers dans le cours de toute occupa-

---

[1] Ord. de Hambourg, tit. 21, art. 5 et 10 ; Pruss., § 1835 ; Suède, tit. Nav. et Ap., § 6.

[2] Ord. de Hambourg, tit. 21, art. 9, n° 5 ; Pruss., §§ 1837, 1838 ; Ord. de Bilbao, cap. xx, art. 17.

tion relative aux intérêts communs [1]. Le traitement des maladies et des blessures provenant de toute autre cause, n'entre pas en avaries communes, mais quelques lois le mettent à la charge du capitaine lorsque cette cause est purement accidentelle.

Dans quelques pays, les gratifications promises aux matelots, par le capitaine, à titre d'encouragement pendant un combat ou toute autre circonstance périlleuse, sont aussi l'objet d'une contribution commune; mais, en Angleterre, aucune réclamation de cette nature ne serait admise. Une semblable promesse faite par un capitaine dans un moment de détresse de son navire, pour exciter ses matelots à un travail extraordinaire, fut jugée nulle, par la raison que chaque homme de l'équipage est tenu de s'employer, autant que ses forces le lui permettent, au service du navire [2].

Gratifications.

Les arrêts de princes sont des dommages fortuits [3], et les conséquences qui en résul-

Arrêt de princes; détention.

---

[1] Baldass., tome 4, p. 91.

[2] Abbott, page 4, ch. 1, § 8.

[3] Si le souverain du pays auquel le navire appartient,

-tent , telles que prolongation du voyage , baisse des prix du marché, détérioration des marchandises, dépérissement du navire, et augmentation des vivres et des gages d'équipage , sont naturellement avaries particulières, sans qu'il y ait lieu à considérer si la détention a eu lieu au port de départ, ou pendant le voyage, ou au lieu de destination ; car aucun de ces cas ne présente les conditions requises pour constituer une avarie commune. La détention , alors même qu'elle a eu lieu dans l'intérêt du navire et de la cargaison , ou d'un seul de ces objets , ainsi qu'il arrive lorsqu'il est mis quelque embargo dans la crainte

---

ou tout autre n'étant point en guerre avec lui, mu par des motifs de nécessité, arrête le navire dans un port ou à la mer, avec l'intention de rendre navire et cargaison ou d'en payer la valeur, il y a détention ou arrêt de prince. L'arrestation avec intention de prendre est une capture. Si un navire neutre est arrêté en mer et conduit dans un port, parce qu'il est présumé appartenir à un ennemi ou être chargé pour compte ennemi, il y a réellement capture puisqu'il est commis un acte d'hostilité. Cependant, dans un cas semblable, l'assuré ne fut admis à réclamer qu'à titre de détention arbitraire. *Voy*. Marshall, 3e édit., t. 2 , page 509.

d'une guerre prochaine, n'est point la suite d'une détermination libre du capitaine et de l'équipage ; et il n'est pas possible de prétendre que la détention de l'équipage doive être considérée comme le résultat d'une mesure adoptée dans l'intérêt commun, parce que le capitaine doit les services de cet équipage à ses chargeurs, pendant toute la durée du voyage et même des retards provenant de causes accidentelles. Un embargo, ou tout autre obstacle semblable et momentané, ne produit aucune altération au contrat d'affrétement, et, conséquemment, le dommage qui en résulte pour le capitaine, ne peut jamais l'autoriser à abandonner le voyage sans le consentement des chargeurs. En attendant, avec sa cargaison à bord, que cet obstacle soit levé, il ne fait donc aucun sacrifice pour l'intérêt commun, et se borne seulement à remplir l'engagement qu'il a contracté.

Casarégis a dit avec raison [1], que les dépenses supportées pendant un arrêt de

---

[1] Dis. 46 et 59, et 121 n° 8.

prince, sont avaries particulières et non communes. Baldasseroni relate [1] un jugement rendu par la cour maritime de Pise, en 1778, par lequel les dépenses d'un navire hollandais, chargé de blé et détenu à Mahon, furent laissées en avarie particulière. Verwer dit également[2], que les vivres et gages de l'équipage n'entrent point en avaries communes, si le navire a été empêché de partir par ordre supérieur. « En pareil cas, dit-il, la première condition essentielle pour constituer le droit à une contribution, manque totalement. Ce n'est point pour conserver la possession du chargement que les matelots sont détenus à bord : par quelle raison leurs vivres et leurs gages seraient-ils donc admis en avaries communes, plutôt que le dommage que la cargaison éprouve par l'effet du même accident? » Ces vivres et gages pendant une détention, n'appartenant pas aux avaries

---

[1] Tome 4, pag. 111.

[2] Nederlants see Rechten Amsterdam, 1716, page 125, § 2.

communes, ne devraient même point, d'après la nature réelle des choses, être considérés comme avaries particulières à la charge des assureurs du navire, et devraient se compenser sur le fret; car c'est bien pour gagner ce fret, et non pas dans l'intérêt du navire, que l'équipage est conservé. Dans plusieurs pays, cependant, les lois mettent ces frais à la charge des assureurs [1].

Magens rapporte, page 68, que pendant une guerre entre l'Angleterre et l'Espagne, une flotte marchande fut, par ordre du gouvernement espagnol, détenue pendant plus d'un an à la Havane pour attendre l'arrivée d'une escorte suffisante, sans que les armateurs fissent aucune réclamation relativement aux frais considérables d'entretien des équipages, ni auprès des réclamateurs des cargaisons, ni auprès des assureurs, parce qu'eux mêmes ne virent dans cette détention qu'un événement fortuit dont la

____

[1] Ordon. Hamb., tit. 5, art. 4; Pruss., § 2,232; ch. IX, t. II de cet ouvrage.

perte devait retomber sur eux seuls. Magens paraît cependant d'avis qu'il devrait être fait une distinction pour les cas où la détention peut être considérée comme mesure hostile; mais il n'y aurait aucune raison de l'appliquer au capitaine qui a été forcé de garder sa cargaison à bord, et qui, conséquemment, n'a fait aucun sacrifice. Le même auteur ajoute: « Relativement à la détention de navires étrangers en Angleterre, pendant la dernière guerre, il fut justement établi partout que les frais en seraient compensés en avaries communes, mais seulement pour ce qui était vivres et gages d'équipages, et sans y comprendre le dépérissement des navires, etc [1]. » Il eût, en effet, été très absurde de ranger cette détention dans la même catégorie que celle qui a lieu par la faute du fréteur. Il n'a jamais été décidé légalement en Angleterre, si les vivres et gages des équipages de navires détenus,

---

[1] Magens parle sans doute ici des navires arrêtés ou conduits dans les ports, pour y examiner s'ils sont ou non propriété ennemie.

doivent être payés en avaries communes.
Dans le cas de Dacosta, au mot *Newnham*,
le juge Buller, parlant de la dépense de gages
et entretien pendant la détention d'un navire mis en embargo, dit : « La cour a jugé
que ces frais devaient retomber sur les armateurs seuls, et être supportés par le fret [1]. »
Ce qui, probablement, voulait dire que cette
dépense devait être payée en déduction sur
le fret.

En France, il est fait une distinction entre l'arrêt de prince qui survient avant le
départ du navire, et celui qui a lieu pendant le voyage. Le capitaine doit, dans le
premier cas, attendre que l'obstacle ait
cessé, sans avoir droit à aucun recours
contre l'affréteur [2]. Il n'est point dû de gages aux matelots, et ils ne sont payés que
pour le temps employé à l'équipement du
navire ; mais si l'arrêt a lieu en cours de
voyage, ils reçoivent la moitié de leurs ga-

---

[1] Abbott, p. 3, ch. 8, § 9.

[2] Ord., tit. Chart. part., art. 8 ; Code de Comm.,
art. 277.

ges pendant la détention, s'ils sont engagés au mois [1]. De plus, si la détention a lieu pendant le voyage, il importe de s'assurer si le navire est affrété au mois ou au voyage. Dans ce dernier cas, qui est le plus ordinaire, les vivres et gages des matelots sont avaries particulières, et, dans le premier, avaries communes. J'ai déjà eu occasion, en faisant mention de ces dispositions de la loi, à la page 511, de relater l'explication que Pothier a donnée de cette distinction. Valin la juge tout à fait fausse, et prétend que, d'après leur propre nature, les vivres et gages d'équipage devraient, dans les deux cas, être à la charge de l'armateur. Il dit que la loi ne les a admis en avaries communes que par des motifs d'humanité, et dans la crainte que la charge n'en fût trop lourde pour les armateurs lorsque la détention est de longue durée, et il soutient que les mêmes principes d'équité sont applicables aux deux sortes d'affrétement. Mais la nature même du contrat

---

[1] *Ibid*, tit. des Loyers, art. 5. — *Ibid*, 254.

exigerait également que le fret stipulé au mois fût payé pendant la détention, et cependant la loi a modifié, dans cette circonstance, les principes ordinaires en faveur des chargeurs ; il est donc juste qu'elle leur impose aussi une nouvelle obligation d'indemnité au profit de l'armateur. Or, cette indemnité est sans motif si le fret est stipulé au voyage, puisque l'armateur n'éprouve aucun préjudice en ne recevant que le fret auquel lui-même a consenti : la distinction faite par la loi est donc très convenable et bien fondée '. A Hambourg, il

---

' L'art. 16 de l'Ord., tit. du fret, dit « Si un navire est arrêté en cours de voyage par ordre de quelque puissance, il n'est payé aucun fret pour le temps de la détention, si le navire est affrété au mois, ni aucune augmentation de fret, s'il l'est au voyage ; mais les vivres et gages de l'équipage sont réputés avaries. » L'art. 7, tit. Avaries, dit cependant : « Les vivres et gages de l'équipage d'un navire détenu en cours de voyage par une puissance, sont avaries communes si le navire est affrété au mois ; mais s'il est loué au voyage, ils sont supportés par le navire seul, comme avaries particulières. » Valin trouve ces deux articles contradictoires et rejette le dernier entièrement, le premier lui parais-

est d'usage de comprendre en avaries communes les vivres et gages d'équipage, dans tous les cas de détention du navire et de la cargaison.

Lorsque des navires neutres sont arrêtés en temps de guerre, et conduits dans un port pour l'examen de leur neutralité, les frais à payer pour en obtenir la restitution sont incontestablement avaries communes, s'ils ont pour motif la délivrance du navire et de la cargaison. Mais si le navire seul, ou la cargaison seule, ou une partie seulement de cette dernière, avait été la cause de la détention, les frais de la réclamation

---

sant plus juste. Mais le dernier n'est certainement pas sans fondement, ainsi que nous l'avons expliqué, et comme, d'ailleurs, il est très positif, il ne peut être rejeté. Il est, du reste, très remarquable que ces deux articles, malgré leur apparente contradiction et les nombreuses discussions auxquelles ils ont donné lieu, aient été admis sans altération ni explication au Code de Commerce, art. 3oo, 4oo et 4o3. Quant au classement en avaries particulières, en France, des vivres et gages pendant la détention d'un navire loué au voyage, je ne puis que renvoyer le lecteur à la page 5i3 ci-dessus.

ne doivent être supportés que par l'objet seul qui y a donné lieu. Il serait absurde de faire contribuer une cargaison évidemment neutre, à des frais qui ne sont occasionés que par le navire, en se fondant sur ce que la restitution hâte là conclusion du voyage; car il y aurait tout autant de justice à admettre en avaries communes tout dommage particulier éprouvé par le navire. Il est également injuste, quoique ce soit l'usage, de mettre à la charge de la cargaison seulement les frais d'une réclamation commune, par la seule raison qu'un tribunal étranger l'a ainsi décidé; et, quand une semblable décision peut être écartée, on ne devrait y avoir aucun égard. La restitution de la cargaison est toujours une preuve qu'aucune faute n'a été commise par l'armateur ou le capitaine neutre.

A Hambourg, on range en avaries communes les frais faits pour obtenir la délivrance de la cargaison seule, alors même que le navire n'est pas compromis, et on les répartit sur la cargaison avec la portion des autres charges d'avaries communes auxquelles elle contribue. On s'écarte en

cela du principe général et de la loi elle-
même, qui dispose, art. 7. tit. 21 , qu'on ne
doit admettre en avarie commune que ce
qui est fait dans l'intérêt du navire, de la
cargaison et du fret.

Il arrive souvent que les capteurs es-
saient, par adresse et même par des offres
d'argent, de faire consentir les capitaines
de navires neutres à décharger leurs cargaisons, dans l'espoir d'obtenir des propriétaires des arrangemens plus avantageux.
Baldasseroni relate, sans toutefois les offrir
comme des exemples à suivre, plusieurs cas
où des capitaines arrachèrent de fortes
sommes des propriétaires de leurs cargaisons pour ne pas les décharger, ceux-ci ayant
consenti à ce sacrifice pour n'être point exposés à des risques et à des dommages plus
grands [1]. C'est probablement pour éviter,
autant que possible, ce déchargement dont
les capitaines peuvent rarement être appelés à rendre compte, que l'on a admis
presque partout en avaries communes, les

------

[1] Tome 4, tit. 4, §§ 16 et 17.

(573)

gages et vivres d'équipage pendant le séjour
dans un port d'un navire détenu pour l'examen de ses papiers. Baldasseroni fait aussi
mention de divers cas, et même d'un jugement rendu par le tribunal maritime de
Pise [1], constatant l'admission en avaries
communes, des dépenses faites pour la restitution du navire et de la cargaison et particulièrement de cette dernière, des gages
et vivres d'équipage, et même de la prime
de grosse accordée pour se procurer les
fonds nécessaires à l'acquit de toutes ces
dépenses. La même chose avait lieu autrefois en Hollande, et a lieu encore à Hambourg. Riccard dit : « Si un navire est pris
par force et conduit dans quelque port,
et que l'équipage reste à bord pour le garder et le réclamer, non seulement les frais
de la réclame entrent en avaries grosses,
mais aussi les gages et la dépense de l'équipage pendant le temps que le navire a de-
meuré en arrêt [2]. » Emérigon, en rapportant

----

[1] L. c. § 20 et suiv., et pag. 234.

[2] Négoce d'Amst., p. 279 ; Verwer, § 1 ; Émér.,
tome I, page 631.

ce passàge, ajoute que les mêmes principes
ont toujours été suivis à Marseille. Toutefois, il relate une décision de laquelle il résulte qu'une détention qui n'avait eu lieu
que relativement à la cargaison, fut considérée comme un cas de prise, et que la loi
faite pour les cas de détention ne parut pas
applicable à celui-ci. Il n'en est cependant
pas toujours ainsi en France, et les gages
et vivres payés pendant une détention ont
souvent été rangés en avaries particulières
au navire. En Angleterre, il n'a point encore
été décidé légalement si les gages et vivres,
dans les cas d'injuste détention, appartiennent aux avaries communes [1]; mais comme,
d'après les principes généraux, ils devraient
en être exclus, je doute beaucoup qu'on
trouvât aucune convenance à les y admettre.

Peste.

Emérigon, tom. I, pag. 631, rapporte le
fait suivant : Le capitaine et deux matelots
d'un navire chargé pour Marseille, mouru-
rent de la peste pendant qu'ils achevaient

---

[1] Park, 7ᵉ édit., tome I, 206; Marshall, 3ᵉ édit.,
tom. II, 542; Magens, page. 67.

leur chargement à Satalie. Les balles de laine qu'on lui envoyait étant infectées, l'équipage refusa de les embarquer et partit. Le navire ayant fait une voie d'eau dans un gros temps, relâcha à Rhodes pour s'y réparer et se pourvoir de vivres. Un novice qui descendit dans la cale, tomba malade de la peste et mourut; les habitans forcèrent le navire à partir. Le canonnier ayant aussi eu besoin de descendre dans la cale, tomba malade à son tour et mourut. On arriva à Stancho, et là, au moyen d'un présent de 200 piastres, on obtint la permission de mettre les malades à terre, de louer une maison dans la campagne et d'exposer les marchandises à l'air, jusqu'à ce que, ayant appris que la peste avait cessé à Satalie, on y retourna pour prendre le surplus de la cargaison. Emérigon, dont l'avis fut demandé, décida que la totalité des dépenses faites devait entrer en avaries communes, attendu qu'elles avaient eu pour but le salut commun. Il est cependant bien certain que le départ de Satalie n'avait eu pour objet ni le salut commun ni celui de la cargaison, et qu'il ne fut résolu que pour le salut de l'équipage du navire. Les gages et vivres de cet équipage ne devaient donc point entrer en avaries communes, non plus que le dommage éprouvé à la mer, puisque ce n'était point dans l'intérêt commun qu'on s'y était exposé. La relâche dans un port, pour y réparer une voie d'eau et y faire des vivres, n'est qu'une avarie particulière d'après les lois actuelles de France , Code de com. art. 403 , §3. En jugeant conformément aux principes que j'ai posés, les frais de l'entrée à Stancho, en supposant qu'elle fût nécessaire pour la préservation de tous les intérêts , devaient être avaries communes , ainsi que les 200 piastres payées pour la permission; ceux de déchargement des marchandises et les dépenses pour les aérer, avaries particulières à la cargaison ; les réparations, avaries particulières au navire, et les vivres et gages d'équipage , si toutefois il en était dû, devaient rester à la charge de l'armateur

Quarantaine. Les frais d'une quarantaine ordinaire et constamment imposée à certains voyages, ne peuvent être considérés comme avaries communes, puisque le capitaine, en traitant de son fret, a dû les calculer. Les charges résultant d'une quarantaine ordonnée dans des circonstances particulières , ne peuvent d'ailleurs point être considérées comme un sacrifice volontaire fait pour le salut commun. L'ordonnance de Hambourg, tit. 21 , art. 9, n° 10, déclare avaries communes , les frais occasionés par une quarantaine extraordinaire et tous autres événemens inévitables. Mageus observe avec raison, pag. 67, que ceci ne peut s'entendre que comme ayant rapport aux frais extraordinaires résultant d'opérations exécutées volontairement pour la plus grande sécurité du navire et de la cargaison ; et c'est évidemment à une fausse interprétation , qu'est dû l'usage établi à Hambourg de ranger les frais de quarantaine en avaries communes, puisque cela est contraire à un autre passage , tit. 5, art. 3, de la loi.

Le dommage fait par le feu, soit qu'il ait été occasioné par la foudre, par la qualité intrinsèque des marchandises, ou par tout autre événement fortuit, est indubitablement avarie particulière [1]. Mais s'il est fait

Feu.

---

[1] L'assureur de marchandises détruites par un feu

des sacrifices pour éteindre le feu; si, par exemple, des mâts ou des câbles sont coupés, ou si le navire est mis à la côte, je pense que le dommage résultant de semblables dispositions doit être classé en avaries communes, quoique Émérigon rapporte, tom. I, pag. 436, un cas où le jugement fut rendu dans un sens contraire. Si l'on est dans la nécessité de jeter de l'eau par les écoutilles ou dans l'entrepont, pour arrêter les progrès d'un feu pris accidentellement dans la cale, cette mesure doit être envisagée comme étant prise dans la double intention d'empêcher l'entière destruction des objets que le feu a déjà atteints, et de préserver le navire et le surplus de la cargaison d'un danger imminent. L'effet de l'eau sur les premiers articles est une avarie particulière, car ce n'est point un dommage qui leur est fait, mais un service réel qui

provenant de leur qualité intrinsèque, ne peut, naturellement, être responsable de cette perte; mais, relativement au navire et aux autres parties de la cargaison, cet événement ne peut être considéré que comme une cause externe de destruction.

leur est rendu. Au contraire, il me semble
que le tort que l'eau peut faire aux autres
marchandises est de la nature des avaries
communes, d'après les mêmes principes qui
régissent les cas où des marchandises sont
endommagées par et pendant le jet[1]. Dans
les ordonnances de Bilbao, il est stipulé que
lorsqu'un navire prend feu dans un hâvre
ou dans une rivière, s'il faut couler celui
qui l'avoisine pour préserver les autres, le
dommage doit être compensé en contribution commune par tous ces derniers et leurs
cargaisons[2].

Les divers frais résultant nécessaire- **Frais divers.**
ment et étant la conséquence d'une me-
sure prise pour le salut commun, doivent,
sans contredit, également que les dommages que cette mesure occasione, être admis
en avaries communes. Les plus importans
de ces frais accessoires, sont les dépenses à
supporter pour se procurer les fonds nécessaires à l'acquit de toutes celles faites

[1] Stevens's Essay, 4ᵉ édit., p. 45.
[2] Cap. 20, art. 21.

dans le port où le navire a été obligé de relâcher en détresse, et le chapitre suivant
sera particulièrement consacré à l'examen
de ce sujet très intéressant. Pour le moment
je me borne à faire observer que l'on doit
seulement admettre en avaries communes, la
portion des frais faits pour se procurer l'argent des sommes employées à des dépenses
d'avaries de même nature, et rien de plus;
et qu'il y a abus et renversement de tous les
principes, lorsqu'on y comprend, ainsi que
cela arrive quelquefois, la totalité de ces
frais, intérêt maritime, etc., bien qu'une
portion des fonds ait été employée à la réparation d'avaries particulières au navire, ou
à l'occasion de tout autre dommage particulier. Cette observation s'applique également aux commissions des agens et procu-
rateurs, aux salaires des surveillans, aux
courtages, aux ports de lettres et autres frais
semblables.

Indépendamment des diverses circonstances mentionnées dans ce chapitre, il
peut s'en présenter beaucoup d'autres donnant lieu à contribution commune, mais
qu'il est presque impossible de prévoir et de

déterminer à l'avance, parce que les hasards de la navigation sont très variés. Cela n'est d'ailleurs point nécessaire, parce que les principes généraux que nous avons posés étant applicables à tous les cas, toute personne qui en aura acquis une connaissance parfaite pourra faire l'application des règles générales à chaque cas particulier.

NOTE

SUR LE CHAPITRE V.

Distinction à faire entre les avaries commu-

La classification des avaries, résultat de la distinction à faire entre celles communes et celles particulières, a dû nécessairement nes et celles particulières. être, pour les législateurs ainsi que pour les commentateurs, l'objet des plus sérieuses méditations. Dès qu'il y eut une marine marchande, à laquelle furent confiés des intérêts distincts et souvent même placés en opposition directe, il fallut songer à reconnaître tous les rapports que les événemens de mer pouvaient faire naître entre les diverses parties intéressées, et à combiner et établir, d'une manière positive et invariable, les droits de chacune. De là naquirent les ordonnances rendues, en différens temps, chez tous les peuples commerçans, pour déterminer quels dommages, désignés sous le nom d'avaries particulières, resteraient à la charge de celui-là seul qui en aurait souffert; quels autres, réputés communs à tous et pour cette raison nommés avaries communes (expression qui en rend bien mieux l'idée que celle avaries grosses) devraient donner lieu à une contribution à la charge de toutes les parties intéressées; et enfin, quelles règles seraient suivies dans la répartition proportionnelle de cette contribution commune, dans laquelle le jet dût nécessairement être compris.

Les Titres xi et xii, articles 397 à 429 du Code de commerce, renfermant toute la partie de notre droit maritime, applicable aujourd'hui à ces divers intérêts, je suis dispensé de m'occuper de nos anciennes ordonnances que remplacent ces nouvelles dispositions. C'est donc à celles-ci seules que je m'arrêterai, lorsque j'y serai conduit par les explications que m'ont paru exiger quelques-uns des points traités par M. Benecke : mais je dois, avant tout, rappeler ici, qu'ainsi que lui je traite la matière théoriquement et d'après les idées que je me fais de la nature même des choses, et des droits que l'équité, à défaut des usages, me semble tracer.

Ce chapitre étant le premier où je me trouverai sur quelques points en opposition avec cet auteur qui m'a, jusqu'ici, servi de guide, je prie le lecteur de ne point oublier ce que j'ai dit, à ce sujet, dans ma préface. Afin d'éviter toute confusion, j'ai cru convenable de suivre, dans l'examen des matières auxquelles je dois m'arrêter, l'ordre établi dans le chapitre que je commente, et je me trouve ainsi avoir à parler d'abord du jet.

Tout ce qu'en dit l'auteur anglais s'accorde parfaitement avec notre législation, sauf toutefois un point essentiel sur lequel il diffère, et qu'il combat à l'aide d'argumens qui me paraissent pleins de force et de raison. Il s'agit du jet par lequel le navire n'est pas sauvé, et de l'article 423 de notre Code de commerce, qui prescrit que, dans ce cas, il n'y a lieu à aucune contribution, et que les marchandises sauvées ne sont point tenues du paiement ni du dédommagement de celles qui ont été jetées ou endommagées.

Quel droit, en effet, le capitaine, ou l'équipage, peut-il avoir d'opérer la destruction de la propriété d'un seul, dans le but de sauver le navire et le restant de la cargaison? aucun, sans doute, que celui qui naît de la considération d'un péril imminent qui menace les intérêt communs, et de la possibilité d'y échapper au moyen d'un sacrifice qui pèsera sur tous à la fois. S'il en est ainsi, et il serait difficile de le contester, le droit du propriétaire de la chose sacrifiée , à une contribution commune, naît du fait seul du sacrifice, au moment même où il s'effectue et quelque en soit le résultat. Si la mesure est inefficace et que tout vienne à périr , ce droit est nul , car rien n'est perdu que ce qui l'eût été ; mais si un sauvetage quelconque a lieu, qui pourra dire que les effets sacrifiés n'eussent pas aussi été sauvés ? et lorsque, indépendamment de cette chance dont personne n'était en droit de les priver sans retour , il restera toujours indécis si le sacrifice n'a pas évité une perte totale et contribué au sauvetage partiel , par quels motifs prétendrait-on que le sauvetage complet dût seul avoir pour effet de conserver des droits acquis dès l'instant d'un sacrifice, que l'ouverture seule de ce droit pouvait justifier et autoriser ?

Lorsque la mesure a été prise , elle n'a pu l'être que parce qu'elle a été jugée indispensable. Si elle eût été couronnée d'un succès complet, tous les intérêts sauvés eussent contribué à l'indemnité dont elle leur imposait la charge. Quelques-uns seulement échappent au malheur commun ; le propriétaire des objets sacrifiés est en droit de s'en attribuer la préservation, et de prétendre que celle-ci se fût étendue jusques aux siens, si, en les détruisant, on ne lui avait pas enlevé jusqu'à la possibilité de jouir d'une chance dont personne ne peut profiter à à ses dépens. On ne saurait donc refuser de l'admettre au partage proportionnel de ce qui est sauvé, en indemnité du tort qui lui a été fait. Tout cela me paraît tellement conforme aux principes d'équité et même de justice rigoureuse, que je partage entièrement l'opinion de l'auteur anglais, et je pense que la contribution, dans le cas de l'article 423, devrait se régler d'une manière conforme à celle prescrite par l'article 424, pour celui où il y a perte avec sauvetage, après que le navire a été sauvé par le jet.

Ce n'est pas à ce qui s'est passé, dit-on, *mais au résultat, qu'il faut s'attacher pour juger s'il y a lieu à contribution* [1]. Admettre ce principe serait dire que l'on doit juger des choses par l'événement, et je ne pense

---

[1] *Voyez* M. Locré, tome IV, page 414.

(588)

pas qu'une telle proposition puisse être sé-
rieusement avancée. Si les intérêts d'un
seul sont positivement sacrifiés à l'espoir,
incertain et douteux, de préserver ceux des
autres, et que ce but ne soit atteint qu'en
partie, ce résultat fâcheux doit peser proportionnellement sur les effets sacrifiés, mais
ne peut détruire en entier un droit acquis
par l'exécution d'une mesure que, dans l'é-
quité et dans le droit commun, personne
n'était autorisé à prendre au préjudice d'un
seul.

Mais, ajoute-t-on, *res perit domino* [1] : oui,
si la perte est naturelle ; mais si elle n'a eu
lieu que par l'intervention humaine et de
propos délibéré, prétendra-t-on faire de
cet axiome une règle d'équité ?

Les mêmes principes étant applicables
aux navires qu'à leur chargemens, je pense,
ainsi que M. Benecke, qu'alors qu'il y a sauvetage, avec bris, d'un navire dont quelques dépendances ont été sacrifiées pour le
salut commun, les effets sauvés, dans lesquels je comprends nécessairement le fret

---

[1] *Voy.* Sanfourche-Laporte, page 687.

qu'ils peuvent devoir et la valeur des débris du navire, doivent contribuer à l'indemnité proportionnelle des dépendances sacrifiées, puisqu'elles eussent pu être sauvées, pour l'armateur, avec la portion préservée de son navire, et encore parce que c'est au sacrifice qui en a été fait que cet armateur est en droit d'attribuer le sauvetage partiel qui a eu lieu.

Il me semble également que l'armateur est lésé par le cinquième paragraphe de l'article 400 du Code de commerce, qui accorde aux marchandises seules l'indemnité des dommages occasionés par le jet; et par l'article 422 qui restreint cette indemnité, quant au navire, aux seuls dommages faits pour faciliter le jet. Car, si les marchandises doivent être remboursées en avaries communes, des pertes que le jet peut leur occasioner pendant qu'il s'effectue, pourquoi la même faveur serait-elle refusée au navire, dans les cas où ce jet lui occasionerait des dommages autres que ceux faits volontairement pour le faciliter? Si, par exemple, des marchandises lourdes, que le capitaine est tenu de jeter les premières [1], endommagent le pont, les pavois, les agrès ou les bordages du navire, par suite du désordre et de la précipitation qui accompagnent toujours une semblable opération, sera-t-il juste que ces dommages restent à la charge seule du navire parce qu'ils n'auront pas été soufferts volontairement pour faciliter le jet, tandis qu'il devra contribuer à la perte qu'aura occasionée dans le même moment, aux marchandises, une lame d'eau qui se sera introduite par l'écoutille? Cette distinction est assurément contraire à l'équité.

Agrès coupés pour dégager le tronçon d'un mât rompu.

Une autre question reste à résoudre relativement à ce qui concerne le navire, et ne me paraît pas suffisamment éclaircie par les dispositions de notre Code. Il s'agit des agrès coupés pour dégager le tronçon d'un mât rompu dans une tempête, et dans une circonstance qui ne permet d'en considérer

---

[1] *Voyez* art. 411 du Code de Commerce, et aussi, sur cette question, Valin, tome II, pages 177 et 190.

la perte que comme avarie particulière au navire. Il est assez d'usage d'y comprendre ces agrès, pour leur valeur entière, en avaries communes, et par analogie aux paragraphes 3 et 6 de l'article 400, parce que les capitaines ne manquent jamais d'insérer dans leurs rapports, qu'ils ont été coupés pour le salut commun : mais est-il bien vrai que la chose doive être entendue dans ce sens ?

Si la perte du mât n'a été qu'un accident de mer, purement fortuit, n'est-ce pas à celui-ci seul que celle des agrès doit être attribuée ? Ces agrès, devenus inutiles par la chute du mât auquel ils tenaient, sont déjà perdus en partie pour le navire ; car s'ils restent en cet état ils seront bientôt rompus et hors de service. En les coupant, le capitaine cherche à sauver la valeur qu'ils conservent, et à se préserver de nouveaux dommages que le tronçon du mât peut occasioner aux autres parties du gréement ; dommages qui tomberaient incontestablement en avaries particulières à la charge du navire. Ce n'est donc point pour le salut commun, mais pour celui particulier du navire que ce sacrifice à lieu; si même on peut donner ce nom à une opération qui a souvent pour résultat de sauver ce qui allait être perdu, et qui, toujours, et alors même que les agrès ne sont pas recueillis, a eu pour but d'éviter un dommage plus considérable auquel le navire était exposé. On objectera que la mesure est nécessaire à la manœuvre, et que c'est là ce qui constitue le salut commun. Mais n'entre-t-il pas dans les obligations de l'armateur (et du capitaine pour lui) envers les chargeurs, de manœuvrer le navire et conséquemment de pourvoir, à ses frais, à la mise en place, conservation en bon état et remplacement de tous objets nécessaires à cette manœuvre? et peut-on bien faire un cas d'avaries communes, d'une mesure qui n'est que l'accomplissement d'un devoir tant qu'elle n'est pas nécessitée par un fait se rattachant lui-même au salut commun? Je ne puis croire, en vérité, que telle ait été l'intention du législateur, et j'adhère de préférence aux usages d'Angleterre, qui rangent cette perte en avarie particulière et la laissent à la charge du navire.

Il en serait autrement si le mât avait été rompu par suite d'une opération jugée nécessaire au salut commun; puisque, dans ce cas, l'événement imprimerait nécessairement son propre caractère à une mesure qui n'en serait plus que la conséquence inévitable. C'est ainsi que, comme M. Benecke, j'entends le sens à donner au mot *rompu*, conservé à l'article 400, malgré les représentations du commerce et du conseil d'État, afin de prévoir les cas où une perte de cette nature aurait lieu en forçant de voiles, ou en exécutant une manœuvre impérieusement commandée par le salut commun [1]. Je dis impérieusement, parce que, bien que le principe en soi me paraisse juste, je pense que toute circonstance conduisant à son application doit être soumise à l'examen le plus scrupuleux, afin d'éviter que les capitaines en puissent profiter pour se créer, par des rapports mensongers, des droits à une indemnité de dommages qui ne proviendraient que de vétusté, ou d'événemens appartenant aux avaries particulières.

---

[1] *Voy*. M. Locré, tome IV, pages 329 et suiv.

Il me reste encore à faire une observation relativement aux droits que la destruction volontaire, ou le sacrifice, dans l'intérêt commun, de telle ou telle portion du navire ou de la cargaison, fait naître en faveur du propriétaire de cette portion ; et cette observation est commandée par l'article 408 du Code, lequel établit qu'aucune demande en avaries communes n'est recevable si la perte n'excède 1 p. 100 de la valeur cumulée du navire et des marchandises.

Cette disposition étant assez vague, il est beaucoup de personnes qui ont pensé, et même quelques tribunaux de commerce qui ont jugé qu'elle n'était pas seulement applicable aux droits entre assureurs et assurés (sauf les changemens que l'usage a introduits dans le taux de cette franchise, et dont il sera question dans la note sur le chapitre 10), et qu'elle devait aussi s'entendre en ce sens, qu'entre armateur et chargeurs d'un même navire, elle excluait tout recours en contribution pour une avarie commune qui n'excéderait pas 1 p. 100 de la valeur cumulée du navire et de son chargement. Cette interprétation est con-

traire à tous principes de justice et d'équité ;
car, si la loi a voulu qu'un dommage de très
faible importance et qui pèse fort peu sur
l'assuré, ne tombât pas à la charge de l'assureur dont il absorberait toujours les profits
et souvent même plus, elle n'a pu vouloir
qu'il existât tel cas où un seul intéressé serait constitué, au bénéfice de tous les autres,
dans une perte totale ou au moins fort importante pour lui, parce qu'il serait privé
du droit d'exercer un recours en contribution qui rend le dommage à peu près nul
pour tous.

. L'article 47 de l'ancienne Ordonnance
avait déjà donné lieu à agiter cette même
question, et la manière dont Emérigon
l'avait résolue [1] devait éviter toute fausse
interprétation, et porter même à la prévenir en rédigeant l'article 408 dans des termes plus précis et plus formels.

Supposons, en effet, que des marchandises lourdes et communes, d'une valeur de
3,900 f., aient été jetées d'un navire dont la

---

[1] *Voyez* tome I, page 662.

valeur, cumulée avec celle de la cargaison, s'élevait à 400 mille f.; ou que le capitaine ait fait, sur son navire et pour le salut commun, des sacrifices pour cette même somme de 3,900 f. Est-il permis de penser que la loi ait voulu que l'armateur, dans ce dernier cas, ou le propriétaire des marchandises, dans l'autre, supportât seul la perte occasionée pour le salut et dans l'intérêt de tous, par la raison que cette perte ne va pas à 1 p. 100 de la valeur entière de la masse contribuable? et n'est-il pas vrai de dire, au contraire, que moins la perte doit être rendue sensible pour tous par l'effet de la contribution, plus il y a de justice à ce que cette contribution ait lieu?

Comment, d'ailleurs, l'entendre autrement, lorsque nous lisons dans l'exposé des motifs qui ont déterminé cet article? *Nous avons considéré que la demande ne devait point être admise, quand, pour jouir de son effet, il faudrait dépenser en frais autant ou plus que le dommage qu'on obtiendrait; parce que, alors, il n'y avait d'intérêt pour personne soit à demander, soit à défendre. Cependant, nous n'établissons ce principe que dans les cas où le silence des parties n'aurait pas fait connaître leurs volontés* [1]. Il est évident que ces expressions ne peuvent s'appliquer qu'aux droits entre assureurs et assurés, et c'est aussi de cette manière que M. Pardessus l'a entendu [2].

Au moment où, cet ouvrage étant terminé, je me disposais à le livrer à l'impression, j'ai connaissance d'un jugement rendu par le tribunal de commerce de Marseille, le 1er décembre 1824, lequel confirme et consacre le principe que j'ai énoncé, en statuant : *Que la disposition de l'article 408 ne peut être invoquée par les propriétaires du chargement, contre le capitaine, ni par celui-ci contre les premiers ; et qu'une demande en avaries communes est recevable, bien que cette avarie n'excède pas un pour cent de la valeur cumulée du navire et des marchandises* [3].

---

[1] *Voyez* Disc. de M. Maret, sur les titres xi à xiv du ivre II.

[2] *Voyez* tome III, pages 202 et 409.

[3] *Voy.* Journ. de Juris. de Mars., tome V, 1re part., page 305.

La distinction établie par les articles 400 et 403 , entre les cas donnant lieu au classement en avaries communes ou en avaries particulières, des pertes réelles et des réparations , me paraissant suffisamment claire et s'accordant d'ailleurs en tous points avec les principes de l'auteur anglais, j'en viens à la partie la plus épineuse de cette discussion ; celle relative à toutes dépenses quelconques de la relâche, et conséquemment aussi aux loyers et à la nourriture des matelots pendant la détention. Ici ma tâche devient plus difficile ; parce que je ne suis pas toujours d'accord avec l'auteur dont j'ai, jusqu'à présent, adopté tous les principes , et parce que j'ai à traiter , relativement aux loyers et à la nourriture, une matière, dont il n'a pu s'occuper attendu qu'elle est étrangère aux usages de la navigation en Angleterre, et que notre Code lui-même n'a pas suffisamment expliquée.

Frais de relâche.

Si nous nous arrêtons d'abord aux frais, il me paraît incontestable que lorsque la relâche est motivée par la nécessité de réparer des dommages volontairement soufferts pour le salut commun, ou de se dérober à la fureur de la tempête ou à la poursuite de l'ennemi, tous frais quelconques résultant de cette relâche, étant la conséquence forcée de la même cause, en reçoivent le même caractère et doivent entrer en avaries communes. Je dis tous frais quelconques, parce que j'y comprends toute la surcharge *légale* des loyers et de la nourriture de l'équipage, les droits de port, le pilotage, etc, même les dépenses de déchargement, magasinage et rechargement de la cargaison, si les réparations à faire au navire exigent qu'elle en soit momentanément retirée.

Relativement aux droits de port, de pilotage et autres mentionnés en l'article 406 du Code, on a souvent argumenté des dernières expressions de cet article et de celui 354, pour les rejeter des avaries; mais cette prétention ne pouvait manquer d'être écartée. Tous ces droits, tant qu'ils ne sont dus et payés que comme charges ordinaires et indispensables de la navigation, ne peuvent, en effet, donner lieu à aucun recours de la part de l'armateur, ni sur les chargeurs, ni même sur son assureur, et c'est ce que la loi a voulu expliquer. Mais s'ils ne faisaient pas partie des chances naturelles du voyage, et s'ils ne sont devenus exigibles, dans un ou plusieurs ports étrangers à ce voyage, que par suite d'événemens extraordinaires qui ont forcé d'y relâcher, ils prennent évidemment le caractère d'avaries [1]. Celles-ci donneront lieu à contribution commune, si la relâche a eu lieu pour le salut commun; mais elles resteront en avaries particulières à la charge du navire et de son assureur, si les besoins seuls du navire l'ont nécessitée. Enfin, si la relâche a eu lieu sans motifs urgens et dans l'intérêt seul de la navigation, comme pour attendre un vent favorable, etc., il n'y aura plus avaries, mais simples frais à la charge du navire. Telle est l'interprétation qui dérive de la nature même des choses, et qu'on peut même dire être généralement adoptée par tous les assureurs. J'aurais pu, par cette raison, me dispenser d'entrer dans ces ex-

---

[1] *Voy*. M. Pardessus, tome III, page 401.

plications, mais je désire, autant qu'il me sera possible, de ne laisser aucune question dans le doute et dans l'indécision.

J'ai mis au nombre des dépenses devant entrer en avaries communes, dans le cas d'une relâche portant ce caractère, celles de déchargement, magasinage et rechargement de la cargaison, lorsqu'il devient nécessaire de la mettre à terre pour effectuer les réparations du navire ; et je n'ignore pas , cependant , qu'il est d'usage de les considérer autrement et de s'étayer, pour les ranger en avaries particulières à la cargaison , des expressions de l'article 403 du Code, lequel comprend *les dépenses faites pour les marchandises seules.*

Tel doit être, sans contredit, le sens à donner à ces expressions, lorsque le déchargement est commandé par la nécessité de veiller à la conservation de la cargaison, qui, ayant été atteinte dans le voyage d'une avarie particulière, demande à être visitée pour arrêter les progrès de cette avarie.

Mais si la relâche n'a eu lieu que pour entreprendre les réparations de dommages faits volontairement au navire pour le salut commun, et si la nature de ces réparations ou du local où elles doivent être effectuées, exige que le navire soit déchargé bien que sa cargaison n'ait pas souffert; est-il juste que les frais de cette mesure, née du fait même qui donne lieu aux avaries communes, pèsent sur une seule des parties intéressées, lorsque celle-ci contribue par ailleurs à toutes les charges quelconques que l'autre supporte? Je ne puis croire que telle ait pu être l'intention du législateur, et, en fût-il ainsi, je ne laisserais pas de combattre un pareil principe.

C'est, en effet, bien moins l'application que la nature de la dépense qu'il faut considérer; car s'il en était autrement, il serait aussi vrai de dire, relativement au navire, que ses réparations sont *des dépenses faites pour lui seul*. Celles-ci deviennent avaries communes, d'avaries particulières qu'elles eussent été, en raison du motif qui les a occasionées : pourquoi n'en serait-il donc pas de même pour les marchandises, lorsque ce motif n'est autre qu'un malheur commun auquel tous les intéressés doivent contribuer proportionnellement? J'applique donc de préférence au déchargement, les expressions de l'article 400, *les dépenses faites d'après délibérations motivées , pour le bien et le salut commun du navire et des marchandises ;* et cette interprétation, qui est dans l'équité, ne paraîtra pas moins légale, si l'on considère que les réparations ne s'entreprennent qu'après qu'elles ont été autorisées par experts-visiteurs; qu'il en est de même du déchargement, et qu'il est aussi simple que naturel de soumettre les visiteurs, alors qu'ils prescrivent cette mesure, à l'obligation de déclarer formellement si elle est nécessitée par les réparations à faire au navire, ou par l'état d'avarie et de détérioration de la cargaison. Dans le premier cas, la délibération est motivée et a bien pour but l'intérêt commun ; car il est avantageux pour tous les intéressés que les réparations soient faites au plutôt, et si, pour les hâter ou les rendre plus faciles , le navire doit être déchargé, ce n'est là, évidemment, qu'un accessoire de ces réparations [1].

---

[1] *Voy*. M. Pardessus, tome III, page 2oo.

Le principe incontestable, que l'accessoire doit toujours suivre le principal , étant une fois adopté comme devant servir de base au classement de toutes avaries quelconques, l'application que nous venons d'en faire aux cas d'avaries communes s'étendra nécessairement à tous les autres ; et il semblerait, d'après cela, qu'aucunes difficultés ne dussent s'élever en aucun temps , puisque rien n'est plus facile que de discerner si telle ou telle dépense est, ou non, la conséquence immédiate de tel ou tel fait.

Par exemple, si le déchargement de la cargaison n'est point commandé par les réparations à faire au navire, mais par l'intérêt même de la marchandise, dont l'état exige des soins, il est évident que cette dépense n'est plus la conséquence immédiate de la relâche entreprise pour le salut commun, et qu'elle doit être supportée par l'objet seul qui en profite. Il faut en dire autant des frais de réparations, etc., qui seraient nécessités par des caisses, barriques ou autres colis, alors même que les dépenses de déchargement, magasinage et

rechargement entreraient en avaries communes : et comme les mêmes règles doivent
régir tous les intérêts, il me paraît évident
que le navire, de son côté, devra supporter
tous les frais dont lui seul aura été la cause
immédiate, lorsque la relâche aura eu lieu
dans son seul intérêt, et pour réparations
de dommages particuliers qu'il aura soufferts. L'analogie me paraît, en effet, si frap-
pante, que je suis, à cet égard, dans la plus
entière conviction, bien que ma manière
de voir ne s'accorde ni avec celle de M. Benecke, ni avec nos usages reçus.

Cette diversité d'opinions exige que je
développe ici les raisonnemens sur lesquels
la mienne se fonde, et que je discute ceux
de l'auteur anglais. Ce sera combattre, en
même-temps, le seul point de nos usages
sur lequel je diffère ; car ceux-ci rangent,
comme je le fais, en avaries particulières au
navire dont la relâche n'a été motivée par
aucun des cas prévus en l'article 4oo, la
surcharge *légale* des loyers et de la nourriture de l'équipage, et tous les droits et frais,
sauf ceux de déchargement, magasinage et
rechargement, qu'ainsi que l'auteur anglais

ils laissent à la charge de la cargaison, quand bien même le déchargement aurait été commandé par la seule nécessité de réparer le navire.

Indépendamment de ce que je remets à parler plus tard et à la fois, de tout ce qui est relatif aux loyers et à la nourriture de l'équipage, je n'ai rien à en dire ici, puisque cette dépense est partout classée de la même manière. Occupons-nous donc des frais d'entrée au port; frais que M. Benecke veut faire admettre en avaries communes jusqu'à ce que le but que le capitaine s'est proposé, de mettre les intérêts communs en sûreté, soit atteint; la relâche, dit-il, devant être considérée comme une mesure prise volontairement pour le salut commun.

Aucune contestation ne peut s'élever sur l'expression *volontairement*; celle *pour le salut commun* est la seule que je ne puisse admettre, et comme c'est d'elle que dérive le classement des frais, celui-ci devra être changé si elle doit être retranchée. Les explications données par l'auteur anglais lui-même, suffisent à elles seules pour en démontrer la nécessité.

Si le navire a fait des pertes de mâts, de voiles, ou d'autres objets indispensables à la navigation, n'est-ce pas son propre intérêt qui exige l'entrée dans un port où il pourra se procurer le remplacement des objets perdus? ou plutôt, ce remplacement n'est-il pas de nécessité absolue et compris dans l'obligation que l'armateur ou son capitaine pour lui, a contractée de conduire le chargement à destination, et de mettre et entretenir le navire dans le parfait état de réparation qui est la garantie et le moyen d'exécution du contrat d'affrétement? Il y a intérêt commun, sans doute, à ce que les remplacemens soient fournis au plutôt, puisque c'est par eux seuls que le but du voyage pourra être atteint; mais cette communauté d'intérêt ne peut aller jusqu'à imposer au propriétaire de la cargaison une charge à laquelle il est tout à fait étranger; et comme, au contraire, il souffre assez de l'obligation où la loi le met d'attendre ou d'acquitter le fret en entier, les réparations ne l'intéressent qu'en ce sens qu'il a le droit d'exiger qu'elles se fassent. Or, l'entrée au port étant, pour cela, de toute nécessité, les frais qu'elle

occasione ne sont que la conséquence indispensable, l'accessoire immédiat de la dépense principale ; ils doivent donc en suivre
le sort, et ne peuvent être classés en avaries
communes si celle-ci ne l'est pas.

J'observe à cette occasion que M. Benecke
se montre surpris de ce que les Lois françaises seules aient rangé en avaries particulières les frais d'une relâche occasionée
par voie d'eau à réparer, et je ne puis, non
plus, être de son avis sur ce point. A moins
que cette voie d'eau ne provienne du travail
extraordinaire du navire dans une tempête,
auquel cas la tempête elle-même donne à la
relâche le caractère d'avarie commune ¹,
elle n'est qu'un dommage particulier au navire, et provenant même assez ordinairement de la négligence et de l'économie
apportées dans le carénage : c'est une réparation se rattachant, ainsi que toutes les autres, aux obligations de l'armateur envers les
chargeurs. Si le mal est assez grave pour
compromettre la cargaison avec le navire,

---

¹ *Voyez* art. 400 du Code de Commerce.

la relâche sera bien, en effet, dans l'intérêt
commun, mais comme elle aura pour cause
immédiate un dommage particulier, les frais
qu'elle occasionera devront prendre le même
caractère ; car autrement, quelle différence y aurait-il entre ce cas et celui où
la relâche a lieu par suite de dommages volontairement soufferts pour le salut commun? Le chargeur n'est-il pas, d'ailleurs,
toujours en droit d'objecter à l'armateur,
que les dangers que sa cargaison courait ne
provenant que du mauvais état du navire,
l'obligation de le réparer est, bien plus encore que le salut commun, la cause de la
relâche ?

Voyons maintenant ce qui a trait au déchargement, magasinage et rechargement
de la cargaison, pour tout autre cause que
l'intérêt de sa propre conservation. Ce que
j'ai déjà dit de cette question, au sujet de
la relâche motivée par le salut commun, indique assez quels sont les raisonnemens applicables à celle qui n'a lieu que dans l'intérêt seul du navire : ce sont les mêmes
principes d'équité. Et d'abord, est-il bien
vrai, comme le dit l'auteur anglais, que le

I.   39

déchargement étant une conséquence nécessaire du malheur survenu, on ne puisse le dire commandé par le besoin de mettre le navire en état de continuer sa route, puisque les marchandises eussent dû être déchargées encore même que le voyage n'eût pas pu être continué ; et que le navire ne doive supporter aucune portion de cette dépense, parce qu'elle n'a pas lieu avec intention à son profit, et parce qu'elle ne lui devient utile qu'accidentellement? Loin que j'admette ces explications, j'envisage les choses d'une manière tout à fait contraire.

Excluons, avant tout, le cas où il est nécessaire de décharger la cargaison pour en arrêter les avaries, puisque je me suis déjà prononcé formellement à cet égard ; et celui où ce déchargement est devenu indispensable par l'impossibilité de continuer le voyage, puisque cette circonstance est étrangère à l'objet que nous traitons.

Si le déchargement de la cargaison est commandé par la seule nécessité de réparer le navire, quelles causes peuvent y donner lieu ?

Ou le navire tire trop d'eau pour se ren-

dre sans retard sur le plateau ou le lieu où
il doit être réparé;

Ou le capitaine craint qu'il ne fatigue trop
sous sa charge, pendant le temps qu'il faudra le tenir à sec pour procéder à ses réparations;

Ou ces réparations sont de nature à exiger
que la cale soit vidée et le vaigrage défait;

Ou, enfin, il y a nécessité d'éviter les avaries que la cargaison pourrait éprouver pendant les réparations, si des bordages doivent être enlevés ou des ouvertures pratiquées au navire, dans un lieu que la marée
atteint au moment du flux.

Il me paraît plus qu'évident que, dans les
trois premiers cas, la dépense a bien lieu
avec intention au profit du navire, et que
ce n'est pas accidentellement qu'elle lui est
utile, puisqu'elle ne l'est même qu'à lui
seul : c'est donc aussi à lui seul à la supporter. Quant au dernier cas, à peine est-il
besoin de s'y arrêter pour comprendre que
la conservation des marchandises entrant
dans les devoirs du capitaine, il ne lui est
permis de les compromettre par aucun fait
quelconque dérivant des besoins particu-

liers de son navire, et conséquemment de son propre intérêt ; et que si ce navire ne peut fournir pour un temps, à sa cargaison, la sûreté qu'il lui doit, le capitaine est tenu de lui fournir, à ses frais, un autre abri.

Je ne puis, je l'avoue, considérer la chose autrement, et tout me semble commander que le navire seul acquitte des frais, que seul aussi il occasione, et qui sont dans son unique intérêt. Je partage, du reste, entièrement, l'avis de M. Benecke sur la non admission de ces frais en avaries communes ; et, cependant, si nos usages actuels ne devaient être réformés qu'en ce sens, cette contribution, bien que contraire aux principes, me paraîtrait encore moins injuste que la disposition qui fait peser la charge entière des frais sur la marchandise, qu'ils n'intéressent en rien, et qui ne peut même que souffrir d'un déplacement assez difficile à opérer sans secousses, et sans qu'il en résulte des dépenses et des pertes d'une autre nature, qui restent au compte particulier de la cargaison.

Loyers et nourriture d'équipage.

Après avoir ainsi traité tous les frais di-

vers de la relâche, à l'exception de ceux résultant des loyers et de la nourriture de l'é-
quipage, il me faut aborder cette question
essentielle sur laquelle on a tant argumenté
en raison de la distinction, entre l'affrétement au mois et celui au voyage, établie par
l'article 7, titre Avaries, de l'ancienne Ordonnance, et par les articles 400 et 403 du
Code de commerce.

Établissons d'abord l'ordre de la discussion, en résumant toutes les dispositions du
Code qui y sont applicables : l'explication
du sens à leur donner, sera rendue plus facile et plus claire.

L'article 254 dispose : *qu'en cas d'arrét
en cours de voyage, le loyer des matelots,
engagés au mois, court pour moitié seulement
pendant l'arrét ; et qu'il doit étre payé aux
termes de leur engagement, si celui-ci est au
voyage.*

L'article 255 établit l'augmentation des
prix *des loyers des matelots, engagés au
voyage, à proportion de la prolongation ; si
le voyage est prolongé.*

L'article 257 explique : *que si les matelots sont engagés au profit ou au fret, il ne*

leur est dû aucun dédommagement ni journée, pour retard ou prolongation de voyage, résultant de force majeure.

L'article 300 stipule : *que dans le cas d'arrêt par ordre de puissance, aucune augmentation n'est due sur le fret, soit que l'affrétement ait lieu au mois ou au voyage; mais que les loyers et la nourriture sont réputés avaries.*

L'article 400 range *en avaries communes, les loyers et la nourriture des matelots pendant la détention, si elle a lieu par ordre de puissances, et pendant les réparations de dommages volontairement soufferts pour le salut commun, si le navire est affrété au mois.*

Enfin, l'article 403 range *ces mêmes dépenses en avaries particulières au navire, pendant la détention et les réparations à faire, si le navire est affrété au voyage.*

Voilà des dispositions bien expresses et formelles : il ne faut que les analyser et les rapprocher pour en comprendre l'intention, et pour distinguer quelle sera, dans les différens cas, la surcharge *légale* des dépenses de loyers et nourriture. J'ai déjà dit et je ré-

pète ici surcharge *légale*, parce que, alors
même que l'on applique ces principes d'une
manière convenable, l'arbitraire s'introduit
souvent dans le calcul de la dépense, ainsi
que j'aurai bientôt occasion de le démontrer.

Si nous nous arrêtons à l'article 400 iso-
lément, il nous paraîtra bien évident que le
législateur n'a voulu faire, de cette nature
de dépenses, la matière d'une avarie commune, que dans le seul cas où le navire serait *affrété au mois;* parce qu'il aura jugé
que dans tout autre genre d'affrétement,
l'armateur, ou son capitaine, ayant dû faire
entrer dans le calcul de son fret, la considération des retards et dommages extraordinaires que les événemens de la navigation
peuvent lui faire supporter, aucune indemnité ne lui est due, dans de semblables cas,
par le chargeur auquel il doit les services
de son équipage pendant toute la durée du
voyage, à moins que celui-ci, par un affrétement au mois, ne se soit soumis à partager
cette chance des retards. Or, comme ces af-
frétemens au mois sont extrêmement rares
aujourd'hui, il en résulte que l'admission
de cette dépense en avaries communes doit

l'être également, puisqu'elle est restreinte à ce seul cas, et que, dans tous les autres, c'est sur son assureur seul que l'armateur doit recourir.

L'article 403 vient, d'ailleurs, achever aussitôt d'éclaircir cette disposition, et établir les droits de l'armateur à ce recours, *lorsque l'affrétement a été fait au voyage*; et, après avoir rappelé la dépense résultant de l'arrêt de prince, que l'article 300 avait déjà rangée en avaries, il y ajoute celle qui a lieu pendant les réparations à faire au navire : et remarquez que le mot *réparations* est ici pris en général, et s'applique autant aux dommages soufferts volontairement qu'à ceux particuliers : *réparations qu'on est obligé d'y faire.*

Ceci posé, il ne reste plus qu'à déterminer la quotité *légale* de la dépense, que l'armateur sera en droit de répéter; et il résulte évidemment des art. 254, 255 et 257 :

Qu'en cas d'arrêt, les gages ne sont dus que pour moitié, si les matelots sont engagés *au mois*, et qu'il n'en est pas dû s'ils le sont *au voyage*, puisqu'ils ne sont payés qu'aux termes de leur engagement.

Qu'en cas de réparations, seule manière d'entendre le voyage prolongé, l'augmentation doit avoir lieu, si les matelots sont engagés *au voyage*, en proportion de la prolongation.

Il est inutile de parler ici de l'engagement *au mois*, puisqu'il est clair que, dans ce cas, le matelot a droit à ses gages jusqu'au terme du voyage; l'exception de l'article 254 ayant, sans doute, été dictée par la volonté de le faire aussi contribuer à un retard provenant d'une force majeure qui n'est ni dans l'intérêt, ni du fait d'aucune des parties, et dont chacune se trouve avoir ainsi à souffrir : l'équipage, par la réduction de ses gages à moitié; le chargeur, par la privation de son capital et la dépréciation que sa marchandise peut éprouver pendant l'arrêt; l'armateur, parce que l'article 403 lui laisse en avaries particulières les gages dont l'article 300 lui refuse l'indemnité.

Enfin, dans l'un et l'autre cas, si l'équipage navigue *au profit ou au fret*, il ne lui est rien dû.

Conséquemment, lorsqu'il y a détention d'un navire affrété *au voyage*, la surcharge *légale* de loyers, imposée à l'armateur et qu'il est en droit de classer en avaries au compte de son assureur, se réduit :

En cas d'arrêt de prince, à la moitié seulement des gages de l'équipage, et encore même moyennant qu'il navigue *au mois* ;

En cas de réparations, aux gages entiers de l'équipage, s'il navigue *au mois* ; et, s'il est engagé *au voyage*, à une augmentation proportionnelle, résultat de la comparaison du temps passé en réparations, à celui employé pour toute la durée du voyage.

Chacun sait, au surplus, que l'engagement de l'équipage *au voyage*, est aussi rare aujourd'hui que l'affrétement du navire *au mois* ; et, sous ce rapport, ces dispositions auraient peut-être besoin d'être conçues en termes plus analogues aux usages actuels de la navigation. Mais pour ce qui est de leur véritable sens, je n'y trouve ni la contradiction ni les difficultés que Valin reprochait à l'ancienne ordonnance, d'où elles ont passé dans notre Code [1].

---

[1] *Voy.* Valin, tome II, pages 156 et suiv.

Quant à la nourriture, il est évident qu'elle est toujours due, puisque c'est une dépense réelle dont l'armateur doit être indemnisé. Mais c'est ici le moment de faire observer que rien d'arbitraire ne doit entrer dans le calcul de ces dépenses, que beaucoup d'armateurs sont dans l'usage d'exiger sur le pied de tarifs exagérés qu'aucun assureur bien avisé ne doit admettre. Le contrat d'assurances a pour but de garantir à l'assuré une juste indemnité, et non de lui procurer aucun bénéfice. L'armateur ne doit les augmentations de gages à son équipage, *qu'aux termes des engagemens;* il ne peut réclamer plus, et le rôle doit faire foi. Il en est de même pour la nourriture ; elle n'est due que sur le pied de l'ordinaire du bord et de la dépense effective et justifiée, sauf le plus ou moins de cherté des vivres dans les différens lieux de relâche.

Beaucoup de capitaines ajoutent à leurs comptes, des mémoires de pensions extraordinaires et logemens pendant les relâches. Ce sont choses à régler entre eux et leurs armateurs ; mais il est essentiel que ceux-ci se persuadent bien que la loi n'admet aucune dépense pareille en avarie , et qu'elle n'a pas entendu qu'un événement malheureux pût autoriser le capitaine et son équipage , à se nourrir et loger , aux dépens de l'assureur , mieux qu'ils ne le font habituellement, en temps de prospérité, au compte de l'armateur.

Navigation à la part.

Une autre observation non moins importante doit trouver ici sa place, et c'est celle que j'ai annoncée au commencement de cette discussion : elle s'applique à la navigation au tiers , dont j'ai déjà parlé dans la note sur le chapitre ii. Il n'est pas de jour qu'il ne s'élève, entre les armateurs et les assureurs, des difficultés provenant des prétentions des premiers, qu'appuient souvent des jugemens rendus par des tribunaux de commerce n'ayant pas suffisamment approfondi la matière, et ayant appliqué les dispositions de l'article 403, sans égard à celles de l'article 257. Il est, cependant, évident que, dans une semblable navigation, la détention, de quelque cause qu'elle provienne autre que du fait même des chargeurs, n'imposant à l'armateur aucune surcharge de loyers, il n'a droit à rien réclamer à ce titre de son assureur, puisque ce qu'il en recevrait serait un bénéfice et non pas une indemnité. Il n'y a donc, en pareil cas, de dépenses extraordinaires constituant avarie *légale*, que la nourriture, laquelle doit être remboursée sur le pied du coût réel, ainsi que je viens de l'expliquer.

Ceci concourt à démontrer combien il serait essentiel que tous tribunaux ou arbitres appelés à opérer des réglemens d'avaries, avant que d'en venir au chapitre des loyers et de la nourriture, se fissent représenter les rôles d'équipage indiquant les conditions établies entre l'armateur et les matelots, puisque c'est dans le sens de ces conditions et des articles 254, 255 et 257, que l'application de l'article 403 doit toujours être faite entre l'armateur et son assureur.

Il est encore un autre objet qui donne lieu à discussions entre ces derniers, dans presque tous les réglemens d'avaries, quoique, cependant, la loi me semble l'avoir expliqué en termes assez clairs et formels. Il s'agit du temps pendant lequel la surcharge de loyers et nourriture doit peser sur l'assureur, à titre d'avaries, dans les cas de réparations.

Les armateurs prétendent avoir droit au remboursement de la dépense entière qu'ils ont faite pendant la relâche ; les assureurs maintiennent que ce droit est restreint à la portion imputable au temps employé aux réparations, et je suis entièrement de l'avis de ces derniers : pour cela je m'appuie sur les termes exprès du Code.

Les articles 400 et 403 disent tous les deux : *pendant la détention, quand le navire est arrêté en voyage par ordre d'une puissance, et pendant les réparations qu'on est obligé d'y faire.* Rien ne saurait être plus positif. La dépense est avarie, *pendant toute la durée de la détention*, quand celle-ci résulte d'un arrêt de prince ; elle n'a ce caractère que *pendant les réparations*, lorsque tel est le motif de la détention. Si le législateur l'eût entendu autrement, il n'eût pas manqué d'énoncer, *pendant la détention, soit qu'elle ait lieu par ordre d'une puissance, ou qu'elle provienne de réparations à faire.* La distinction qu'il a établie entre ces deux cas doit être respectée et ne peut s'interpréter autrement que je le fais, puisqu'elle ne présente pas la moindre ambiguité : l'intention , d'ailleurs, me paraît facile à saisir.

Dès que les réparations sont terminées , la cause de la relâche a cessé d'exister. Si le navire ne part pas aussitôt, en supposant même que le capitaine eût tout disposé pour être prêt au même moment, c'est que les vents ou toute autre circonstance fortuite et naturelle s'y opposent : ce ne sont plus , enfin , que des chances ordinaires de la navigation , chances que le contrat d'assurances ne garantit pas et auxquelles le chargeur ne doit pas non plus participer , parce qu'il souffre , de son côté, du retard qui en résulte. S'il en était autrement, et si l'assureur était tenu de subvenir aux loyers et à la nourriture de l'équipage pendant toute la durée de la relâche (c'est-à-dire de payer toute la dépense du navire, puisque les autres frais sont avaries), combien de capitaines en pourraient profiter pour se défrayer de cette manière , de prolongations de séjour n'ayant ni motif ni utilité ! C'est donc avec raison, et très sagement, que la loi a prévu ce cas, en établissant une distinction pour la détention que le capitaine pourrait être tenté de prolonger.

Le même raisonnement s'applique à celle provenant d'arrêt de prince. Dès que l'arrêt est levé; les loyers et la nourriture cessent d'être avaries au compte de l'assureur, soit que le navire parte, ou non, immédiatement : l'obstacle extraordinaire n'existe plus ; tous autres sont chances ordinaires de la navigation.

Transbordement sur alléges. M. Benecke énonce, au sujet des cas de transbordement sur alléges, une opinion sur laquelle je crois devoir entrer dans quelques explications relatives seulement à l'arrivée au port de destination. Si le transbordement a lieu, dit-il, pour cause de diminution extraordinaire de l'eau, et quoique le navire ne fût pas trop chargé pour la profondeur ordinaire, les frais de cette mesure doivent entrer en avaries communes. Je ne le pense pas ainsi, et je ne puis admettre les raisons qu'il en donne.

Si le capitaine s'est engagé, par charte-
partie ou par connaissement, à délivrer les
marchandises au port même devant lequel
il est rendu, la circonstance imprévue qui
l'empêche momentanément d'y arriver,
n'est la conséquence d'aucun sinistre, ne
provient que du cours naturel des événemens, et ne peut l'affranchir de son obligation. C'est une chance ordinaire de la
navigation, ne constituant même pas avarie à la charge de l'assureur et à laquelle le
propriétaire de la cargaison n'est aucunement tenu de participer; parce que si, d'un
côté, il a intérêt à recevoir sa marchandise,
de l'autre, il est incontestable que celui qui
la lui doit a plus d'intérêt encore à la lui
rendre, et à se libérer d'un engagement
que rien n'a détruit et qui l'empêche de
disposer de son navire : car le consignataire, qui n'est pas tenu à faire la dépense
de l'allége, peut déclarer que, s'il y a empêchement, il attendra qu'il ait cessé.

J'en dis autant du cas où le transbordement a lieu en conséquence de l'état naturel
et ordinaire de la rivière ou du port de destination. C'est toujours à la charte-partie ou

I.   40

aux connaissemens qu'il faut s'en rapporter, et si cet état est naturel et ordinaire, le capitaine doit l'avoir connu et prévu. Or s'il n'a point expliqué qu'il déchargerait au plus haut point que la marée ou la rivière lui permettrait d'atteindre sous charge, il est évident qu'il doit la marchandise au port, et, conséquemment, que les frais d'alléges sont compris dans le fret stipulé et payables par lui seul, sans qu'il ait aucun droit à s'en faire indemniser.

Frais de mise à flot après échouement.

Je ne partage pas plus l'opinion de l'auteur anglais, lorsque, après avoir relaté le huitième paragraphe de l'article 400 de notre Code, relatif à l'échouement, il ajoute que ce sont, dans un échouement fortuit, les circonstances particulières de l'événement qui doivent déterminer si les frais de la mise à flot appartiennent aux avaries communes ou à celles particulières. L'article est trop formel pour admettre une semblable interprétation, et il me paraît incontestable que les frais de la mise à flot ne peuvent être avaries communes que lorsque l'échouement a eu lieu pour éviter la perte totale ou la prise, c'est-à-dire lorsqu'il a été volontaire;

et que tout échouement fortuit et toutes conséquences pouvant en résulter, appartiennent aux avaries particulières, dans le sens de l'article 403.

La raison et l'équité commandent cette distinction, puisque, dans le dernier cas, les frais que chacun fait sont dans son propre intérêt, et la conséquence d'un dommage particulier qu'il importe de faire cesser, et duquel sont nés des dangers dont il est urgent de se préserver. Les intérêts sont les mêmes, à la vérité, dans le cas d'échouement volontaire ; mais, ici, la mesure était indispensable pour le salut commun ; il est donc naturel que les choses soient remises en état à frais communs.

M. Benecke fait entendre que, dans le cas d'une voie d'eau considérable, le capitaine a la faculté de jeter à la mer une partie de sa cargaison : il n'en est point ainsi dans notre législation. L'article 410 du Code, conforme en cela à l'ancienne ordonnance, restreint la faculté du jet aux cas de tempête et de poursuite d'ennemi, et la voie d'eau ne me semble autoriser que l'échouement dans l'intention d'éviter la perte totale.

Tous les droits résultant d'un abordage étant suffisamment établis par l'article 407, je ne m'arrête à ce genre de dommage que pour signaler aux armateurs le danger qu'ils courent de ne point être indemnisés des pertes qu'ils peuvent en éprouver, attendu la négligence de presque tous les capitaines à se mettre en règle. Ceux-ci, comptant sur les dispositions de l'article 407, oublient que, par les articles 435 et 436, leur action est déclarée non recevable si la protestation et la réclamation n'ont été faites et signifiées dans les 24 heures à l'auteur du dommage, et suivies, dans le mois de leur date, d'une demande en justice. Plusieurs jugemens ont appliqué en toute rigueur cette fin de non recevoir ordonnée par la loi; et il est évident que la péremption que le capitaine aurait occasionée par sa faute, priverait l'armateur de tout recours sur son assureur, puisque la négligence seule l'aurait privé de l'indemnité qui lui était due par l'auteur du dommage [1].

---

[1] *Voyez* Émérigon, tome II, page 304.

Les articles 263 et 400 ayant réduit aux pansement et nourriture des matelots blessés, l'admission en avaries communes des dommages éprouvés en défendant le navire, il n'est pas douteux que, dans notre législation, toutes autres pertes occasionées par la défense, sont avaries particulières restant à la charge de celui qui en souffre, sauf son recours sur son assureur. On peut regretter que, par l'article 265, la loi ait réduit aux gages entiers, en cas d'arrivée à bon port, l'indemnité à accorder aux veuves ou aux enfans de matelots tués à la défense du navire. L'humanité, ce me semble, exigeait plus, si surtout la résistance avait sauvé les intérêts communs; et ceux-ci n'auraient point à se plaindre, en pareil cas, d'une contribution qui ne saurait jamais être très onéreuse étant répartie sur la masse entière.

Le Code de commerce ne dit rien des sacrifices faits pour n'être point séparé d'un convoi; mais ce cas me paraît être contenu implicitement dans le huitième paragraphe de l'article 400, et il suffit, d'ailleurs, d'un raisonnement fort simple pour résoudre la question. Si le capitaine est tenu de suivre

le convoi, et que faute d'avoir obéi à temps
au signal donné d'appareiller, il se détermine à couper ses câbles et abandonner ses
ancres pour le rallier, ce sacrifice, que sa
négligence seule occasione, ne saurait sans
injustice donner matière à contribution.
Mais si la mesure était commandée, au
moment du signal donné, par la position
même du navire, gêné dans son appareil-
lage par quelque circonstance tenant à la
nature même du mouillage ou à la confusion
existant entre tous les bâtimens du convoi,
elle devrait être considérée comme un sacrifice commun, dans le sens de l'article 400
et dans l'intérêt de tous : c'est du moins ainsi
que je l'entends.

Quarantaine.

L'article 403 range en avaries particulières les loyers et la nourriture de l'équipage pendant la quarantaine, et l'on ne voit
pas, en effet, à quel titre cette dépense eût
pu être admise en avaries communes. Du
reste, il me paraît fort juste qu'elle soit avarie de l'armateur à l'assureur, lorsque la
quarantaine est l'effet d'une mesure générale, extraordinaire et imprévue. Mais si le
navire était parti d'un lieu infecté, ou dont

les provenances étaient notoirement soumises à quarantaine au point de destination,
je pense que ces frais devraient rester, sans
aucun recours, à la charge de l'armateur ;
car le remboursement qui lui en serait fait
par son assureur serait réellement un bénéfice, puisque le capitaine, connaissant la
nécessité de la dépense en traitant de son
fret, n'aurait pas manqué de la prendre en
considération et d'en profiter pour obtenir
un prix plus élevé, dans lequel l'indemnité
devrait dès lors être considérée comme
comprise.

FIN DU TOME PREMIER.

TABLE DES MATIÈRES

CONTENUES

DANS LE TOME PREMIER.

IMPRIMERIE ET FONDERIE DE J. PINARD,
RUE D'ANJOU-DAUPHINE, N° 8.

ERRATA

DU PREMIER VOLUME.

Pag. xx, ligne 10, périlleux, *lisez* périlleuse.

—— 63, —— dernière, usag , *lis.* usage.

—— 65, —— 16 et 17, proportion, *lis.* proposition.

—— 82, —— 5, 400, *lis.* 600.

—— 86, —— 24 et 25, 30 boucauts ordinaires, *lis.* 30 boucauts, ordinaire.

—— 94, —— 17, abord, *lis.* à bord.

—— 110, —— 9, les droits, les, *lis.* les droits. Les.

—— 141, —— dernière, efficaces, *lis.* efficace.

—— 157, —— 9, des pareils abus, *lis.* de pareils abus.

—— 180, —— 19, pour la valeur, *lis.* pour sa valeur.

—— 270, —— 15, la valeur primitive, *lis.* sa valeur primitive.

—— 294, —— 20, page 233, *lis.* pages 233 et 241.

—— 372, —— 9, 50 1/2, *lis.* 51 1/2.

—— 437, —— 13, et parce que, *lis.* parce que.

——*Ibid.*, —— 16, parce que, *lis.* et parce que.

—— 494, —— 6, le prix des, *lis.* les prix des.

—— 496, —— 10, Richard, *lis.* Riccard.